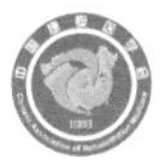
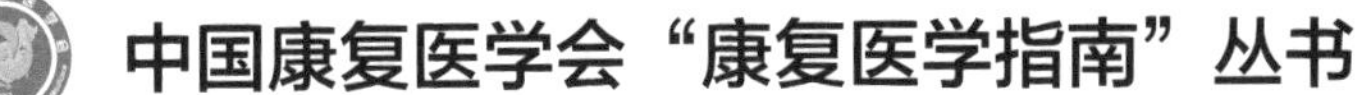

中国康复医学会“康复医学指南”丛书

吞咽障碍康复指南

主　编　窦祖林

副主编　唐志明　张巧俊　冯　珍　潘化平

编　者（按姓氏笔画排序）

万桂芳（中山大学附属第三医院）
卫小梅（中山大学附属第三医院）
王　强（青岛大学附属医院）
王如蜜（中南大学湘雅二医院）
兰　月（广州市第一人民医院）
冯　珍（南昌大学第一附属医院）
安德连（中山大学附属第三医院）
孙建琴（复旦大学附属华东医院）
李进让（中国人民解放军总医院第六医学中心）
李慧娟（中山大学附属第三医院）
吴继敏（中国人民解放军火箭军总医院）
沈淑坤（上海交通大学医学院附属第九人民医院）
张巧俊（西安交通大学第二附属医院）
陈　炳（浙江中医药大学附属温州中医院）
陈秋艳（复旦大学附属华东医院）
招少枫（中山大学附属第八医院）
周惠嫦（佛山市第一人民医院）
庞　灵（吉林大学中日联谊医院）
孟萍萍（青岛大学附属医院）
赵红梅（中日友好医院）
段开亮（浙江大学医学院附属邵逸夫医院）
施红伶（云南省第三人民医院）
席艳玲（新疆医科大学第一附属医院）
唐志明（中山大学附属第三医院）
黄绍春（南京脑科医院）
葛平江（广东省人民医院）
葛慧青（浙江大学医学院附属邵逸夫医院）
温红梅（中山大学附属第三医院）
窦祖林（中山大学附属第三医院）
廖贵清（中山大学附属口腔医院）
潘化平（南京医科大学附属江宁医院）
潘速跃（南方医科大学南方医院）
魏鹏绪（国家康复辅具研究中心附属康复医院）

人民卫生出版社

·北　京·

图书在版编目（CIP）数据

吞咽障碍康复指南 / 窦祖林主编. —北京：人民卫生出版社，2020.11

ISBN 978-7-117-30684-3

Ⅰ. ①吞… Ⅱ. ①窦… Ⅲ. ①吞咽障碍 - 康复 - 指南 Ⅳ. ①R745.109-62

中国版本图书馆 CIP 数据核字（2020）第 196881 号

吞咽障碍康复指南

Tunyan Zhang'ai Kangfu Zhinan

主　　编： 窦祖林
出版发行： 人民卫生出版社（中继线 010-59780011）
地　　址： 北京市朝阳区潘家园南里 19 号
邮　　编： 100021
E - mail： pmph @ pmph.com
购书热线： 010-59787592　010-59787584　010-65264830
印　　刷： 北京盛通数码印刷有限公司
经　　销： 新华书店
开　　本： 787 × 1092　1/16　　**印张：** 16　　**插页：** 4
字　　数： 399 千字
版　　次： 2020 年 11 月第 1 版
印　　次： 2024 年 1 月第 3 次印刷
标准书号： ISBN 978-7-117-30684-3
定　　价： 78.00 元

中国康复医学会“康复医学指南”丛书

序言

受国家卫生健康委员会委托，中国康复医学会组织编写了“康复医学指南”丛书（以下简称“指南”）。

康复医学是卫生健康工作的重要组成部分，在维护人民群众健康工作中发挥着重要作用。康复医学以改善患者功能、提高生活质量、重塑生命尊严、覆盖生命全周期健康服务、体现社会公平为核心宗旨，康复医学水平直接体现了一个国家的民生事业发展水平和社会文明发达程度。国家高度重视康复医学工作，近年来相继制定出台了一系列政策文件，大大推动了我国康复医学工作发展，目前我国康复医学工作呈现出一派欣欣向荣的局面。康复医学快速发展迫切需要出台一套与工作相适应的“指南”，为康复行业发展提供工作规范，为专业人员提供技术指导，为人民群众提供健康康复参考。

“指南”编写原则为，遵循大健康大康复理念，以服务人民群众健康为目的，以满足广大康复医学工作者需求为指向，以康复医学科技创新为主线，以康复医学技术方法为重点，以康复医学服务规范为准则，以康复循证医学为依据，坚持中西结合并重，既体现当今现代康复医学发展水平，又体现中国传统技术特色，是一套适合中国康复医学工作国情的“康复医学指南”丛书。

“指南”具有如下特点：一是科学性，以循证医学为依据，推荐内容均为公认的国内外最权威发展成果；二是先进性，全面系统检索文献，书中内容力求展现国内外最新研究进展；三是指导性，书中内容既有基础理论，又有技术方法，更有各位作者多年的实践经验和辩证思考；四是中西结合，推荐国外先进成果的同时，大量介绍国内开展且证明有效的治疗技术和方案，并吸纳中医传统康复技术和方法；五是涵盖全面，丛书内容涵盖康复医学各专科、各领域，首批计划推出 66 部指南，后续将继续推出，全面覆盖康复医学各方面工作。

“指南”丛书编写工作举学会全体之力。中国康复医学会设总编写委员会负总责，各专业委员会设专科编写委员会，各专业委员会主任委员为各专科指南主编，全面负责本专科指南编写工作。参与编写的作者均为我国当今康复医学领域的高水平专家、学者，作者数量达千余人之多。“指南”是全体参与编写的各位同仁辛勤劳动的成果。

“指南”的编写和出版是中国康复医学会各位同仁为广大康复界同道、

为人民群众健康奉献出的一份厚礼，我们真诚希望本书能够为大家提供工作中的实用指导和有益参考。由于“指南”涉及面广，信息量大，加之编撰时间较紧，书中的疏漏和不当之处在所难免，期望各位同仁积极参与探讨，敬请广大读者批评指正，以便再版时修正完善。

衷心感谢国家卫生健康委员会对中国康复医学会的高度信任并赋予如此重要任务，衷心感谢参与编写工作的各位专家、同仁的辛勤劳动和无私奉献，衷心感谢人民卫生出版社对于“指南”出版的高度重视和大力支持，衷心感谢广大读者对于“指南”的关心和厚爱！

百舸争流，奋楫者先。我们将与各位同道一起继续奋楫前行！

中国康复医学会会长

方国恩

2020年8月28日

中国康复医学会“康复医学指南”丛书

编写委员会

中国康复医学会“康复医学指南”丛书

目录

序号及书名		主编		
1. 颈椎病诊治与康复指南	主编	刘晓光		
2. 骨与关节康复指南	主编	徐　林		
3. 脊柱脊髓疾病康复指南	主编	李建军	邱　勇	
4. 骨质疏松防治与康复指南	主编	杨惠林		
5. 修复重建外科康复指南	主编	曹谊林	侯春林	徐永清
6. 心血管疾病康复指南	主编	胡大一		
7. 呼吸疾病康复指南	主编	王　辰	赵红梅	
8. 肾脏病康复指南	主编	马迎春	李贵森	左　力
9. 血液病康复指南	主编	王健民	侯　健	
10. 消化道常见疾病康复指南	主编	郑鹏远		
11. 颅脑创伤康复指南	主编	张　皓	凌　锋	
12. 脑血管病康复指南	主编	张　通		
13. 脑卒中上肢功能障碍康复指南	主编	吴　毅		
14. 帕金森病康复指南	主编	邵　明		
15. 阿尔茨海默病康复指南	主编	吕泽平		
16. 老年病康复指南	主编	郑洁皎	高　文	
17. 儿童常见疾病康复指南	主编	李晓捷		
18. 儿童心脏病康复指南	主编	孙　锟		
19. 重症康复指南	主编	宋为群	张　皓	
20. 风湿病康复指南	主编	曾小峰		
21. 肿瘤康复指南	主编	凌昌全	李　柏	
22. 减重与代谢康复指南	主编	张　频		
23. 创伤康复指南	主编	王　彤	张　俊	
24. 烧伤康复指南	主编	吴　军	朱家源	
25. 加速康复外科临床应用指南	主编	孙培春	魏　立	
26. 放射损伤康复指南	主编	史春梦	程　飚	
27. 器官移植康复指南	主编	王正昕		
28. 慢性皮肤病康复指南	主编	张建中		
29. 口腔疾病康复指南	主编	唐国瑶		

30. 精神疾病康复指南　主编　贾福军
31. 生殖健康指南　主编　匡延平
32. 产后康复指南　主编　邹　燕
33. 疼痛康复指南　主编　毕　胜
34. 手功能康复指南　主编　贾　杰
35. 视觉康复指南　主编　卢　奕
36. 眩晕康复指南　主编　刘　博
37. 听力康复指南　主编　周慧芳
38. 言语康复指南　主编　陈仁吉
39. 吞咽障碍康复指南　主编　窦祖林
40. 康复评定技术指南　主编　恽晓萍
41. 康复电诊断指南　主编　郭铁成
42. 康复影像学指南　主编　王振常
43. 康复治疗指南　主编　燕铁斌　陈文华
44. 物理治疗指南　主编　王于领　王雪强
45. 运动疗法指南　主编　许光旭
46. 作业治疗指南　主编　闫彦宁　李奎成
47. 水治疗康复指南　主编　王　俊
48. 神经调控康复指南　主编　单春雷
49. 高压氧康复指南　主编　潘树义
50. 浓缩血小板再生康复应用指南　主编　程　飚　袁　霆
51. 推拿技术康复指南　主编　赵　焰
52. 针灸康复技术指南　主编　高希言
53. 康复器械临床应用指南　主编　喻洪流
54. 假肢与矫形器临床应用指南　主编　武继祥
55. 社区康复指南　主编　余　茜
56. 居家康复指南　主编　黄东锋
57. 心理康复指南　主编　朱　霞
58. 体育保健康复指南　主编　赵　斌
59. 疗养康复指南　主编　单守勤　于善良
60. 医养结合康复指南　主编　陈作兵
61. 营养食疗康复指南　主编　蔡美琴
62. 中西医结合康复指南　主编　陈立典　陶　静
63. 康复护理指南　主编　郑彩娥　李秀云
64. 康复机构管理指南　主编　席家宁　周明成
65. 康复医学教育指南　主编　敖丽娟　陈健尔　黄国志
66. 康复质量控制工作指南　主编　周谋望

前言

2017 年 12 月 7 日中国康复医学会吞咽障碍康复专业委员会在北京国家会议中心隆重成立，从此，中国吞咽障碍的康复掀开了新的篇章，借此由本专业委员会组织编写的《吞咽障碍康复指南》出版之际，我们不妨回顾一下中国吞咽障碍康复的发展历程，温故知新，了解出版本指南的意义与价值。

我国吞咽障碍的康复与欧美、日本等国家相比，真正起步到发展不过 20 年的时间，大致可分为初步探索、快速发展与深入研究 3 个阶段。早期能查阅到的吞咽障碍评估的中文文献见于 2004 年，当时普遍使用的吞咽障碍评估洼田饮水试验如今看来只是吞咽障碍的筛查而已。尽管在 2006 年已有报道吞咽造影检查用于脑卒中吞咽障碍的评估，但其真正作为“金标准”在临床广泛应用已是 2010 年。在初步探索阶段，我们采用球囊扩张治疗技术治疗脑干梗死后环咽肌失弛缓症所致的吞咽障碍，经过十几年的不断应用与改进，这项适宜技术已成为从事吞咽的治疗师、护士的基本功，但如今也大有泛用、滥用之嫌。

经过近 20 年的发展，从事吞咽障碍评估与治疗的专业队伍不断发展壮大，在我国不仅有康复医学科的主力军，还有神经科、耳鼻咽喉科、口腔科、营养学科、呼吸及危重症科等专业人员，医生、护士、言语 - 语言治疗师组成了一支跨学科的专业团队。临床吞咽障碍评估与治疗新知识、新技术层出不穷，国内期刊发表的文献呈指数级增长，中文出版的专著也已形成系列，多项应用基础研究在国家自然科学基金中也占有一席之地。临床实践是一个不断认识与提高的过程，在这个过程中，任何专业都是汲取精华、弃其糟粕，吞咽障碍康复也不例外。事物都有两面性，专业空前发展也难免“鱼龙混杂”。

为了更好地为广大吞咽障碍康复从业人员提供专业指引，设定规范，指明方向，服务医患，中国康复医学会有计划地安排所属各专业委员会编写指南，我认为很及时而且非常必要。尽管我们在此之前发表了《中国吞咽障碍康复评估与治疗专家共识（2013 年版）》《中国吞咽障碍评估与治疗专家共识（2017 年版）》，我们的临床诊疗行为还是需要不断规范。经过本专业委员会的不懈努力，《吞咽障碍康复指南》即将面世，在此首先要感谢本届中国康复医学会领导层的大力推进，特别是方国恩会长、牛恩喜书记的勉励与支持；其次感谢本专业委员会所有委员会的齐心协力，为了高质量完成指南编写任务，本专业委员会多次开会讨论，主任委员、副主任委员单位明确分工，选派精兵强将，查阅文献，严格筛选，张巧俊、冯珍、李进让、赵红梅、庞灵、周惠嫦等多位副主任委员以及多位常务委员亲自执笔撰写，保证了指南内容的严谨性、指导性、实用性；我还要特别感谢我的同事、学生们的默默奉献，尤其是专业委员会的秘书长唐志明博士，在任务的分工落实、进度的把控、初审返修、文稿质量的把关等方面做了大量工作。正因为有这些志同道合的同仁们的努力与奉献，这本指南才得以出版。

希望在实际使用中，这本指南不负我们的初衷：提供指引、设定规范、指明方向、服务医患。

中国康复医学会吞咽障碍专业委员会主任委员
窦祖林
2020年4月于广州

目录

第一章 概 述

第一节 吞咽障碍的基本概念

一、定义

吞咽(swallowing)是指人体从外界经口摄入食物并经食管传输到达胃的过程,是人类最复杂的行为之一。吞咽障碍(dysphagia,deglutition disorders,swallowing disorders)是指由于下颌、双唇、舌、软腭、咽喉、食管等器官结构或功能受损,不能安全有效地把食物由口送到胃内的异常状况。由此可见,经口到胃的通道中,任何疾病均可引起吞咽障碍,如口咽腔、食管肿瘤等占位性病变,及化学性烧灼伤、神经系统疾病、咽肌无力等。广义的吞咽障碍概念应包含认知精神心理等方面的问题引起的行为和行动异常导致的吞咽和进食问题,即摄食吞咽障碍。本指南主要讨论的是狭义的吞咽障碍,行为和行动异常导致的摄食障碍暂不列入本指南范围。

吞咽障碍尚无统一的诊断标准,一般应符合下列情况:①食物或饮品从口腔输送至胃部过程中出现问题;②口腔及咽喉肌肉控制或协调不灵而未能正常吞咽,引起营养不良;③食物误入气管,引起反复肺部感染,吸入性肺炎。

二、分类

(一)按有无解剖结构异常分类

依据解剖功能结构的变化情况,吞咽障碍可分为神经性吞咽障碍和结构性吞咽障碍两类。

1. 神经性吞咽障碍　当吞咽障碍是由神经性疾病所致时,称为神经性吞咽障碍。目前临床上最常见、研究最多的是脑卒中后的吞咽障碍,本书将用大量篇幅介绍有关的评估和治疗。此类型的吞咽障碍解剖结构没有异常,属于口咽、食管运动异常引起的障碍,多由中枢神经系统及末梢神经系统障碍、肌肉病变等病理因素所致。包括:①中枢神经系统疾病,如脑卒中、帕金森病、放射性脑病、脑外伤、第四脑室肿瘤、脑干或小脑病变(卒中、外伤、炎症或肿瘤)、脑瘫、手足口病脑干脑炎、舞蹈病、脊髓灰质炎累及球部、严重认知障碍或痴呆等。②脑神经病变,如多发性硬化症、运动性神经元病、吉兰-巴雷综合征等。③神经肌肉传递障碍的自身免疫病,如重症肌无力、肉毒毒素中毒、兰伯特-伊顿(Lambert-Eaton)肌无力综合征。④肌肉疾病,如多发性肌炎、硬皮病、代谢性肌病、张力性肌营养不良、环咽肌痉挛、口颜面或颈部肌张力障碍、脊髓灰质炎后肌萎缩等。

2. 结构性吞咽障碍　口、咽、喉、食管等解剖结构异常引起的吞咽障碍。常见有:吞咽通道及邻近器官的炎症、损伤,头颈部的肿瘤,外伤手术或放射治疗等。

(二)按发生的时期分类

1. 口腔期吞咽障碍　口腔期吞咽障碍患者临床表现为唇运动明显不对称,流涎,食物或水从一侧口角漏出；舌运动障碍时则表现为舌肌无力，饮水前呛咳，进餐时间延长或口内食物残留，分次吞咽等；软腭运动障碍的临床表现为构音障碍，鼻反流及鼻音，软腭上抬功能差等。临床上常见于大脑皮层及皮层下受损的患者。

2. 咽期吞咽障碍 咽期吞咽障碍常见于咽缩肌、食管上括约肌（upper esophageal sphincter，UES）功能障碍。患者吞咽时常见会厌谷或梨状窝大量残留，多次吞咽后不能完全清除，常伴吞咽动作不协调、重复吞咽、腭咽闭合不全、喉结构上抬不充分、环咽肌开放不全等症状。临床上常见于脑干受损的患者。

3. 食管期吞咽障碍 临床表现多为食物滞留，常见于胃食管动力性病变的患者，如胃食管反流病、食管-贲门失弛缓症、弥漫性食管痉挛、食管憩室、机械性梗阻。

三、不良后果

充分了解吞咽障碍的潜在影响对患者的照护非常必要。吞咽障碍可通过各方面来影响患者的日常生活，即使是轻度的吞咽障碍，都会影响生活质量。进食足够的食物对维持营养及保持健康是必不可少的，并且进食也是一种社交活动，对人们的心理产生不可估量的影响，不能正常进食将会带来一系列后果。

（一）临床的不良后果

1. 误吸（aspiration） 由于气管和食管的毗邻关系，固体食物、流质、口咽分泌物都可通过声门进入气道。在大部分正常人中，也会偶尔出现误吸的情况，但可通过咳嗽反射将其排出。吞咽障碍患者，由于吞咽生理机制受损，误吸比较常见和频繁，导致脱水、营养不良、肺部感染的发生率增高，同时食之愉悦的良好心理状态也会受影响，从而降低了日常生活质量。

2. 吸入性肺炎（aspiration pneumonia） 固体或流质食物，口咽分泌物急性或慢性误吸，及胃内容物反流都会导致吸入性肺炎。治疗吸入性肺炎的费用非常高，同时也会增加患者的住院天数，增加患者的致残率，导致患者在住院期间更差的营养状况，需引起高度重视。

有关误吸和吸入性肺炎将在本书第十一章中详述。

3. 脱水（dehydration） 脱水是指体液容量的明显减少（超过体重的2%），并出现一系列功能、代谢变化的病理状态。入量不够是脱水的重要原因之一。对于神经损伤的患者，进食固体或流质食物易导致误吸，会给患者带来进食的恐惧感，造成进食量降低，导致脱水。反之，脱水也会影响吞咽功能。例如，口腔内缺乏足够的唾液时，咀嚼更困难，食物不容易形成食团，分离成散在的微粒，需要多次吞咽。

4. 营养不良（malnutrition） 与吞咽障碍有关的营养不良常由进食恐惧（因吞咽障碍所致）、吞咽困难、消化不良引起。一旦不能安全的吞咽，维持健康的能量将减少。对于需要长期康复的术后患者、脑卒中患者或其他久病虚弱者，一旦营养状况恶化，补充营养在其康复过程中，将显得十分重要。反之，营养不良状况的改善也会提高患者生活质量。

有关营养不良的评估和治疗详见第十章。

（二）社会心理的不良后果

张口进食是令人愉悦的行为，共同进餐是社交互动的重要环节：“一起吃顿饭吧”、一起吃生日蛋糕、享受夜宵、去最喜欢的餐厅，这些行为都必须拥有完好的吞咽功能。吞咽困难会限制患者社会化的行为，导致患者日常生活方式发生改变。对于误吸呛咳的恐惧与伴随的不安感会导致患者沮丧与逐渐的社会孤立，因潜在的社会化限制，其配偶与家庭成员同样会受到影响。即使在饮食特征上作出微小的改变以适应吞咽障碍患者，也会导致患者情感上的不满。进食不再令人愉悦，仅仅是获取营养的手段。进食时需要特殊准备提供帮助，特殊的膳食补充剂长期使用价格不菲，也会产生额外的经济负担。

第二节 吞咽障碍的流行病学

很多疾病进展过程中都可出现吞咽障碍，包括自然老化、神经系统疾病、颅脑外伤、退行性变、自身免疫性疾病、全身系统疾病、肿瘤、传染病等。医源性上诸如外科手术，放、化疗，慢性反流性喉炎治疗中的忽略等也会影响正常的吞咽功能。头、颈部肿瘤患者的吞咽功能处于动态变化之中，放、化疗早期通常都会造成严重的吞咽障碍，但随着时间的推移，早期急性损伤症状可以逐渐改善，后期随着放疗带来慢性病理生理的影响，又可能会出现不可逆转的吞咽功能障碍。由于复杂多变的病因，很难确定各种状况下吞咽障碍的发生率。本节从流行病学角度，重点介绍几种常见病吞咽障碍的发生率。

一、神经系统疾病

1. 脑血管意外（cerebrovascular accident） 又称脑卒中（stroke），脑卒中后吞咽障碍的发生率因卒中后时间长短而异，据报道，急性卒中后吞咽障碍发生率高达64%~78%，脑干卒中康复期吞咽障碍发生率达37%~45%。除此之外，卒中后有吞咽困难患者误吸发生率为51%~73%，吞咽困难造成72%的住院患者出现吸入性肺炎，吞咽困难及误吸是吸入性肺炎最主要的危险因素。吸入性肺炎在急性期卒中相关死亡病因中占34%，是卒中后第一个月内患者死亡的第三大原因。另外，卒中后吞咽障碍是营养不良的独立危险因素，卒中患者入院时已经存在营养不足的占9.3%~19.2%，住院1周新增营养不足的占10.1%，如果伴有吞咽障碍则营养问题更加严重。研究认为，脑卒中后吞咽障碍可从发病后48h持续到6个月。一般而言，缺血区域越大，吞咽障碍越明显。虽然病变部位不一定和吞咽障碍类型及严重程度相关，但吞咽障碍更常见于皮质、脑干卒中。

2. 痴呆（dementia） 痴呆患者通常都伴随吞咽障碍。吞咽造影检查结果表明，只有7%痴呆患者具有正常吞咽功能。痴呆患者很难进行各项功能性评估，治疗性训练的效果也较差。随着疾病的进展，吸入性肺炎反复发生，体重减轻，拒绝进食。此类吞咽障碍的患者最终需考虑非经口的营养措施。

3. 头/颈肿瘤（head/neck cancer） 头/颈肿瘤造成吞咽困难的主要原因有：肿瘤占位性病变形成的机械性梗阻，肿瘤浸润造成头颈部软组织柔软性下降，肿瘤直接扩散导致重要的咽喉肌肉麻痹，神经受损导致感觉缺失，疼痛等。手术、放疗或化疗是恶性肿瘤的常规治疗方法，手术切除肿瘤及其周围结构超过50%，或较大肿瘤单独接受放射治疗者，都有较高的吞咽障碍风险。如咽肿瘤切除和涉及舌的肿瘤切除，都可能会产生吞咽障碍。

4. 脑外伤（head injury） 重度脑外伤之后，吞咽障碍很常见。当患者处于半昏迷状态时进食，患者不能集中注意力或配合进食，易发生呛咳、误吸。在重症监护病房（ICU）中，由于患者使用呼吸机或气管切开，其吞咽能力将会受到干扰。Logemann等人对一组接受康复治疗的脑外伤幸存患者，用吞咽造影检查发现，大约50%合并有吞咽障碍。经过9个月的康复治疗之后，仍有 45% 的患者有吞咽障碍体征，需进一步评定。在进入康复治疗的另一组脑外伤患者中，Winstein 发现 33% 的患者入院时有吞咽障碍，经过 5 个月的康复治疗之后，只有 6% 的患者吞咽障碍未获改善。由此可见，脑外伤患者吞咽障碍的影响因素较多，预后波动较大。

5. 帕金森病（Parkinson' s disease） 帕金森病继发吞咽障碍很常见，据估计至少 50% 的患者有吞咽障碍。如果有明显的痴呆，这种患者的吞咽障碍发生率更高。

6. 肌萎缩侧索硬化（amyotropic lateral sclerosis，ALS） 当 ALS 影响到延髓支配的肌肉组织时，吞咽障碍可能是首发症状。Caroscio 发现诊断为 ALS 的患者中，与延髓有关的症状占 25%。并非所有的 ALS 患者都表现为特定的延髓体征，所以很难准确地估计吞咽障碍的发生率。

7. 多发性硬化（multiple sclerosis，MS） 在多发性硬化患者中，Hartelius 等人发现，超过 33% 的患者有咀嚼和吞咽问题，由于 MS 具有运动失调的发展趋势，吞咽和呼吸之间的不协调可能把这些患者误以为是口咽肌肉无力。

二、老年患者

研究发现，独居老年人吞咽障碍发生率达 30%~40%，接受急症护理的老年人吞咽障碍发生率达 44%。高达 50% 的老年人有进食困难，导致营养不良，体重减轻；由于体质弱，增加了跌倒的风险，对其他疾病的易感性增加。体重减轻，进食时间延长，抑郁和疲劳是吞咽障碍的前兆。

三、其他

在心脏疾病中心，急性监护设备的使用及各种手术导致吞咽障碍的患者增多，2004 年，Aaiv 等人进行了一次大规模流行病学调查，通过软管内镜下咽喉感觉功能测定（flexible endoscopic evaluation of swallowing with sensory testing，FEESST）确诊了 1 340 例吞咽障碍患者，分析其吞咽障碍评估的安全性。这批住院或门诊患者筛查的结果表明吞咽障碍患者中脑卒中后患者位居第一，然而，令人惊讶的是心脏疾病患者位居第二，发生率约 22.2%。急性住院的心脏病大多数是行心内直视手术后的患者，约占 60%，其余为心绞痛、充血性心力衰竭、心律失常患者。研究发现，在评估心脏病患者时提示迷走神经感觉紊乱者比例较高，有导致隐性误吸的风险。

第三节 吞咽障碍的处理原则

前文述及，吞咽障碍的分类、病因及流行病学都离不开患者所处的环境。根据疾病的转归，大部分吞咽障碍患者要经过 5 个不同的护理阶段或照顾环境，即急性期、亚急性期、康复期、长期照顾期、家庭照顾期。很显然在这个过程中，需要转往不同的场所，医护人员、家属和照顾者通力合作，才能使吞咽障碍患者恢复到较好的水平，顺利地回归家庭和社会，过正常人的生活，改善其生活质量。由此可见，吞咽障碍的处理因病而异，因所处的不同阶段与环境而不同，详见后文。

一、不同阶段的处理原则

（一）急性期

急性期患者病情比较危急，这些患者常被收治于神经科或重症监护病房（intensive care unite，ICU），或急性护理单元（acute care setting）。根据病情的需要，常使用呼吸机或气管切开协助呼吸及使用管饲维持营养，患者的精神状况也不稳定。此期患者住院时间一般为2~5d，应对其吞咽功能给予快速评估。因为时间有限，不能预约复杂的实验室检查，在这种环境下，医生需结合患者病史和临床状况做出诊断，制订治疗计划。如果实施实验室检查，患者能够配合并需要进一步的康复时，医生可通过吞咽造影检查和喉镜吞咽功能检查确诊吞咽障碍。

（二）亚急性期

转入到亚急性期护理单元（subacute care setting）的患者，通常还没有确定实施一个周密的康复计划，他们仍需医学监护。如果在ICU已制订康复目标，在此阶段可实施达到这个目标的康复计划。例如，如果目标是拔除气管套管以保证吞咽安全性，吞咽治疗小组则需要向此目标努力。如果患者离开ICU后需要继续管饲，吞咽治疗小组的目标是尝试开始恢复其经口营养。在亚急性护理单元的患者可能停留5~28d。然后，他们可能出院回家，转往康复机构，或有专业技术的护理之家。

（三）康复期

进入康复机构（rehabilitation setting）的患者，多数被认为有足够体能接受训练，旨在恢复失去的功能。大多数情况下，患者也有能力学习新的技能。吞咽障碍患者可能需要学习或强化他们已学到的新吞咽技巧。此时，言语治疗师要担当重任，需要教会患者掌握吞咽策略，包括吞咽姿势或特殊手法操作，也可能需要给予特殊的饮食指导。在保证吞咽安全的前提下，康复目标是尽可能让患者恢复正常或接近正常水平的饮食。吞咽安全是指没有并发症的情况下，维持营养和水分的摄入。如果发生误吸，将影响营养和水分的摄入，不能维持人体的正常功能。例如，缺乏营养和水可能导致过度疲劳、精神状态的变化、厌食症（anorexia），正在发生的感染会加重等。

在康复机构，成功的康复一个月后，患者通常出院回家，在康复期间发生了并发症或者难以达到部分自理水平的患者，可能被转送到有专业技术的护理之家。

（四）长期照顾期

进入长期照顾机构（long-term care setting）的患者有下列各种情况：①康复效果不佳；②急性期出院后不需要康复；③太虚弱不能回家；④慢性病需要在良好环境下监护。在此阶段吞咽障碍的发生率较高，介于50%~66%之间，这是由引起吞咽障碍的多种医疗问题所致。在此阶段，一些患者吞咽障碍有所恢复，另外一些不得不依赖管饲的患者，需重新评估他们经口进食的可能性。其中，有些患者可能难以恢复经口营养。

众所周知，在长期照顾机构里的患者通常为老年人群，他们不仅承受导致吞咽障碍的老年病（如脑卒中、帕金森病）影响，而且还要忍受吞咽功能的损害，味觉和在吞咽肌力和速度上的退化。

长期照顾机构中的言语治疗师负责管理吞咽障碍患者，只要患者处于适当的进食水平，或能够遵照推荐的进食策略，许多患者可以安全进食。但是在基础代谢方面的变化、新的神经性创伤，都可能抵消他们已获得的吞咽技能。所以，即使在吞咽障碍可疑的情况下，治疗的重点也是让患者尽可能的安全进食，预防吞咽障碍。这种预防性措施需要直接的行为干预、饮食治疗策略、观察进食活动，确保有误吸风险的患者能执行既定的吞咽障碍治疗计划。

患者的精神和身体状况变化会妨碍配合正常吞咽评估，医务人员只能依赖病史记录和每餐进食时的详细观察制订治疗计划。如果患者不能经口进食，医务人员必须依赖查体判断患者口腔期吞咽功能情况。

（五）家庭照顾期

离开医院或康复机构回到家里的患者，还需要监测和治疗师指导治疗，若有必要，治疗师应到患者家中上门服务、提供电话或视频咨询服务。不能吞咽的患者须定期接受是否可经口进食的评估，除非治疗小组认定不能经口进食。在家庭环境中，负责处理吞咽障碍的医务人员要保证患者按吞咽方案去做，应考虑如何提高进食能力。在咨询患者和家人，基于体格检查和进食观察的基础上，做出调整。

二、小组工作模式

（一）组成人员

吞咽障碍的临床评估与治疗常需要一个多专业人员参与并密切合作的团队，这个团队的组成人员常包括临床相关科室（急诊科、重症监护室、康复医学科、神经内 / 外科、口腔颌面外科、耳鼻咽喉 - 头颈外科、消化科、老年医学科、呼吸科、肿瘤科、营养科等）的医师、言语治疗师、作业治疗师、物理治疗师、放射科技师、护士、护理员、家属等，每位成员都有其相应的职责。

（二）小组的沟通方式

为达到共同的目标，小组成员间必须进行沟通与交流。沟通方式有很多种，包括会诊制度、定期病例讨论、电话及电子邮件沟通等。沟通质量十分重要，团队中各位成员必须尊重对方的专业，用简便、快速的方式与对方沟通。如果某位成员花了一个星期的时间才回复另一位成员的咨询，沟通将会失效。如果成员间不尊重彼此的专业，就会降低对患者治疗的质量。吞咽障碍团队必须定期评估工作情况，并商量如何促使成员间的沟通更有效率，确保提供的服务能达到最佳效果。

（三）工作程序

1. 团队成员的工作职责与分工　首先由受过专业训练的护士进行吞咽障碍筛查，判断有无吞咽障碍；由相关医师进行临床评价，进行体格检查、全身营养状态评价、摄食吞咽障碍相关的评价和检查；在治疗上，执行医学治疗和管理，风险管理（感染、误吸、营养不良等），营养管理，设定治疗目标，决定和总结治疗方针，对患者及家属进行说明，进行手术与影像学分析。确定患者有吞咽障碍后，通知言语治疗师（speech therapist，ST）做进一步吞咽障碍的评估。负责的 ST 确定吞咽器官的功能受损程度、发声、构音和交流能力的检查及直接评价进食食物的功能状况，决定进食的姿势、体位和食物的种类、性状、速度及量，交待有关注意事项及安全进食问题，实施针对性治疗。在治疗过程中，ST 还要负责直接和间接进食训练，指导护理员或家属如何协助。作业治疗师（occupational therapist，OT）负责日常生活能力（activities of daily living，ADL）评价、高级脑功能评价，改善手功能，进食姿势设定和进食训练，辅助具制作，进食环境调整，失认、失用的治疗，ADL 训练等。物理治疗师负责运动能力评价，移动能力评价，姿势评价，呼吸功能评价；呼吸训练，头颈及四肢肌力训练，增加体力的训练，坐位保持训练。放射技师（radiologist）按照ST的要求，执行吞咽造影检查的操作。护士的职责除进行筛查外，还要做好患者一般状态、营养状态和每天摄食状态的评价（进食方法、进食速度、进食量、是否存在呛咳等），ADL评价，口腔状态评价。口腔护理，ADL指导和训练，给药，输液，精神支持和家属指导，辅助患者摄食和训练。卫生宣教，监督和指导护理员给患者喂食。护理员（caregiver）为患者调配适合的食物，监督患者执行饮食计划，协助进食。护理员在履行这项职责时必须接受ST和OT的指导或培训。家属负责口腔护理、辅助摄食、精神支持等。

2. 病例讨论会　召开第1次正式病例讨论会时，有关的医生、ST、OT、护士、护理员及家属均应参加。小组成员在一起讨论患者情况，决定治疗方案，明确分工，以便于以后治疗过程的互相合作。讨论会上，由负责训练的ST或护士向各位成员重点汇报患者进食情况，包括食物成分、性状、每次入量、一天的总量、每天进食所需的时间、进食后的反应（包括呛咳、呼吸、声音、脸色）等，通过进食观察记录，各成员应了解患者的吞咽功能改善或恶化的情况。

3. 团队成员间的合作　团队成员间既有明确的分工，又要密切的合作，才能为吞咽障碍患者提供优质服务。图1-3-1团队间合作的流程图，供读者参考。

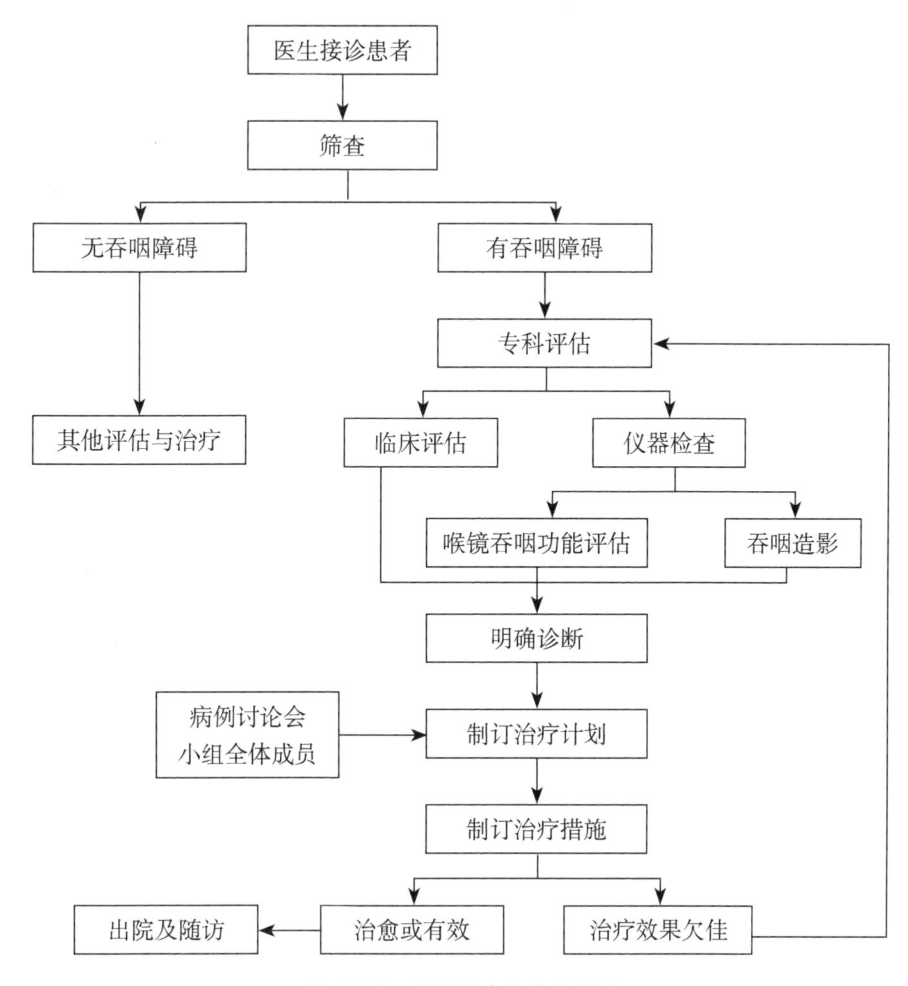

图1-3-1　团队间合作的流程图

（四）对外宣教

1. 目的与内容 当多专业人员的吞咽团队建立起来后，这个团队应该对机构中其他医护人员与医疗相关人员，提供短期与系统性的宣传教育。其目的是提高其他人员对吞咽问题及其表现的觉察能力，并告知他们转诊患者给吞咽治疗团队的方法。宣教内容包括吞咽治疗团队提供的服务种类，如评估措施和康复训练内容。

2. 宣教对象 医院内工作的医务人员和患者及其家属都是吞咽障碍宣教对象。

（1）对医务人员的宣教：宣教最好以小型会议的形式进行，通常深入到各科部门人员会议中。首先将急诊科、重症监护室、康复医学科、神经内外科、口腔颌面外科、耳鼻咽喉 - 头颈外科、消化科、老年医学科、呼吸科、肿瘤科、营养科等纳入。在宣讲会上，介绍申请吞咽障碍造影的流程及实施步骤，强调这样做是基于对误吸患者的安全考虑，准确判断病理与生理性吞咽障碍的价值。简单讲解针对特定吞咽障碍的各种治疗方案，参与宣教的成员必须接受询问并回答各种问题。

（2）对患者及其家属的宣教：除此之外，还可以举办针对吞咽障碍患者的健康讲座，吞咽治疗团队中的成员先做好授课的准备，当这种讲座有大量的患者涌入时，详细了解真正需要吞咽障碍处理的人数比例，以便安排适当的人员和时间进行宣教。

参考文献

[1] Groher ME, Crary MA. Dysphagia: clinical management in adults and children. 2nd edition. New york: Mosby, 2015.

[2] 中国吞咽障碍康复评估与治疗专家共识组. 中国吞咽障碍康复评估与治疗专家共识（2013 年版）. 中华物理医学与康复杂志，2013，35（12）：916-929.

[3] Murry T, Carrau RL. Clinical management of swallowing disorders. 2nd edition. San Diego: Plural Publishing, 2012.

[4] Ickenstein GW. Diagnosis and treatment of neurogenic dysphagia. Europe: International Medical Publishers, 2011.

[5] Kwon M, Lee JH, Kim JS. Dysphagia in unilateral medullary infarction: lateral vs medial lesions. Neurology, 2005, 65: 714-718.

[6] Gall IJ, Val EV, D' Alatri L, et al. Postoperative dysphagia versus neurogenic dysphagia: scintigraphic assessment. Ann Otol Rhinol Laryngol, 2003, 112: 20-28.

[7] Perlman PW, Cohen MA, Setzen M, et al. The risk of aspiration of pureed food as determined by flexible endoscopic evaluation of swallowing with sensory testing. Otolaryngol Head Neck Surg, 2004, 130: 80-83.

[8] Rees CJ. Flexible endoscopic evaluation of swallowing with sensory testing. Curr Opin Otolaryngol Head Neck Surg, 2006.

[9] 窦祖林，兰月，万桂芳. 神经性吞咽障碍的康复治疗及其进展. 中华物理医学与康复杂志，2006，28：788-791.

[10] Spadotto AA, Gatto AR, Cola PC, et al. Swallowing quantitative analysis software. Radiol Bras, 2008, 41: 25-28.

[11] 万桂芳,窦祖林,丘卫红,等. 小组工作模式对吞咽障碍评价与治疗的作用. 中国康复医学杂志,2003, 18(9): 539-541.

[12] 窦祖林. 中国吞咽障碍临床与科研十年回眸. 中国康复医学杂志,2014,29(6): 403-405.

[13] Baijens LWJ, Clavé P, Cras P, et al. European society for swallowing disorders-european union geriatric medicine society white paper: oropharyngeal dysphagia as a geriatric syndrome. Clinical Interventions in Aging, 2016, 11: 1403-1428.

第二章 吞咽障碍的功能解剖和临床表现

吞咽涉及包括口腔、咽、喉和食管等结构，正常吞咽过程的口腔期、咽期和食管期的划分与食团在吞咽时所经过的解剖部位和相关的神经调控有关。熟悉头颈部正常的解剖结构，及其在吞咽中的相互协调作用、吞咽基本生理过程，对理解吞咽功能及评估与治疗吞咽障碍患者是非常必要的（表 2-0-1）。

表 2-0-1 正常吞咽过程的解剖及其作用

时期	相关解剖	作用
口腔期	唇	取食物并将其放入口中
	牙齿	咀嚼食物
	硬腭及软腭	混合食团与唾液
	颊	将食团放于舌上准备进行吞咽
	口底	将食团推挤后送至硬腭
	腭	当食团通过咽弓后触发咽期
	舌	
	咽弓	
咽期	咽肌肉	软腭上抬
	软腭	喉头向上、向前然后向后移动，闭合以保护气道
	会厌	咽缩肌将食物向下推挤食物使其通过咽
	会厌谷	环咽肌松弛使食团进入食管
	梨状隐窝	
	舌骨	
	喉	
	环咽肌	
食管期	环咽肌（部分 UES）	喉头降低
	食管	食管蠕动使食物通过食管下端括约肌进入胃
	食管下段	环咽肌收缩防止食物反流

第一节 口 腔 期

口腔期是指食物进入口腔后经过咀嚼形成的食团被送入咽部的短暂过程。

一、口腔功能解剖

口腔（oral cavity）由唇、上颌、下颌、牙、舌、口底、颊、硬腭、软腭、悬雍垂、腭舌弓、腭咽弓等组成（图 2-1-1）。口腔的这些结构与相邻部位借助肌肉、黏膜形成袋或侧沟，如牙槽和上、下颌与唇部肌肉组织所形成的前沟，牙槽和上、下颌与颊部肌肉组织所形成的侧沟，口颜面肌瘫痪时，食物容易滞留在侧沟中。

颞下颌关节是人体所有关节中结构最复杂、生理功能最多的双侧联动关节（图 2-1-2），位于颅骨和下颌骨之间，分左右两侧，其神经支配主要是三叉神经下颌支的分支。颞下颌关节在语言、咀嚼、感情的表达中起着重要作用。颞下颌关节紊乱、脱位、强直等均可导致相关运动受限。出现张口不能、咀嚼不协调等口腔期吞咽功能障碍。同时因咀嚼肌、舌骨上肌群等附着于上颌骨，下颌关节的功能紊乱势必对整个吞咽过程产生影响。

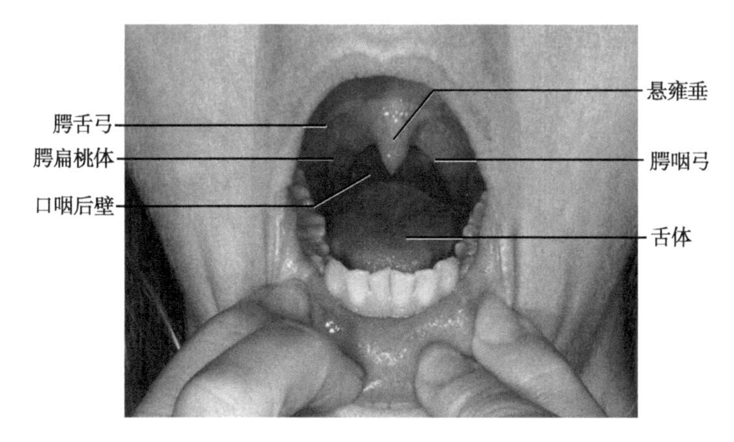

图 2-1-1 口腔结构

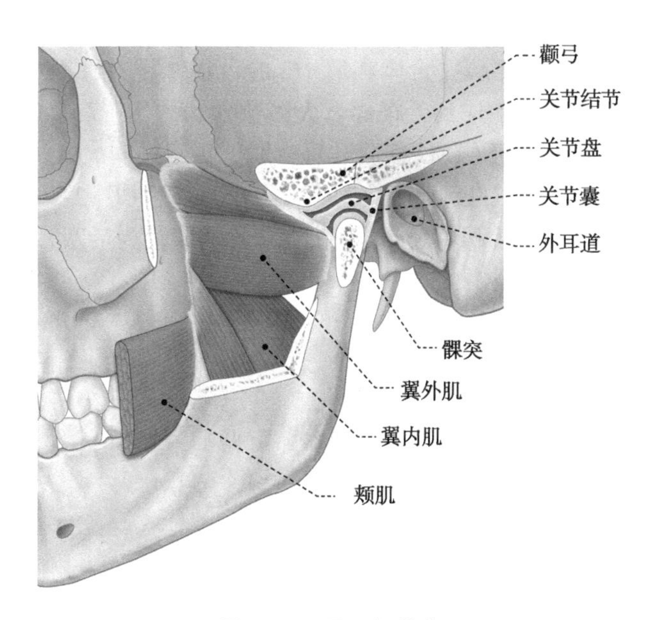

图 2-1-2 颞下颌关节

与吞咽有关的面部及口腔内肌肉有颞肌、颊肌、咬肌、口轮匝肌、翼内外肌、腭肌、舌肌、舌骨肌等，食团在舌面上和牙齿间咀嚼时，面部肌肉也起着重要作用（表 2-1-1）。

表 2-1-1　与吞咽有关的面部及口部肌肉解剖、功能及神经支配

肌肉	起点	止点	功能	神经支配
咬肌	颧弓	下颌骨外侧面	抬高下颌骨而发挥闭颌作用	三叉神经
颞肌	颞窝及筋膜	冠状突及下颌骨支前缘	抬高下颌骨而发挥闭颌作用	三叉神经
翼内肌	蝶骨、腭骨及上颌骨	下颌骨支及下颌角内侧面	抬高下颌骨而发挥闭颌作用	三叉神经
翼外肌	蝶骨及翼突外侧板外面	下颌骨髁状突、TMJ 关节盘前缘	辅助开口；向前牵拉髁状突及关节盘(研磨动作)	三叉神经
口轮匝肌	无骨附着；环状肌	口角	闭唇及缩拢唇	面神经
颊肌	上颌骨及下颌骨的牙槽突	口角	使嘴角上下运动，例如笑 与面颊共同保存食物，由唇间排出空气(例如吹喇叭 - 颊肌)	面神经
颏肌	下颌骨	颏部皮肤	抬高或皱起颏部皮肤，降低和伸下唇	面神经
唇下方肌	下颌骨斜线	下唇皮肤	向下及向侧方降下唇	面神经
口三角肌	下颌骨斜线	口角	降口角(颧肌拮抗肌)	面神经

舌(tongue)分为前 2/3 的舌尖、舌体和后 1/3 的舌根。舌在吞咽中的主要功能是将食物搅拌形成食团，并由舌前部输送到舌根部。大多数食团的位置和运动由舌肌来完成。除 4 对舌内肌位于舌内(上纵肌、下纵肌、横肌和垂直肌)外，还有 4 对舌外肌(颏舌肌、舌骨舌肌、茎突舌肌、腭舌肌)，与相关的颈部肌共同组成舌内外肌群(图 2-1-3、图 2-1-4)。舌的后 1/3 为咽腔部，也就是舌根，受舌咽神经支配，在吞咽的咽期较为活跃，舌内外肌群起、止点，功能和神经支配见表 2-1-2 和表 2-1-3。

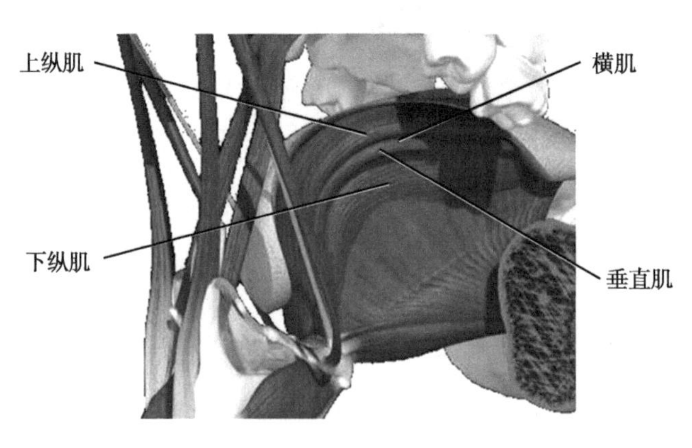

图 2-1-3　舌内肌群

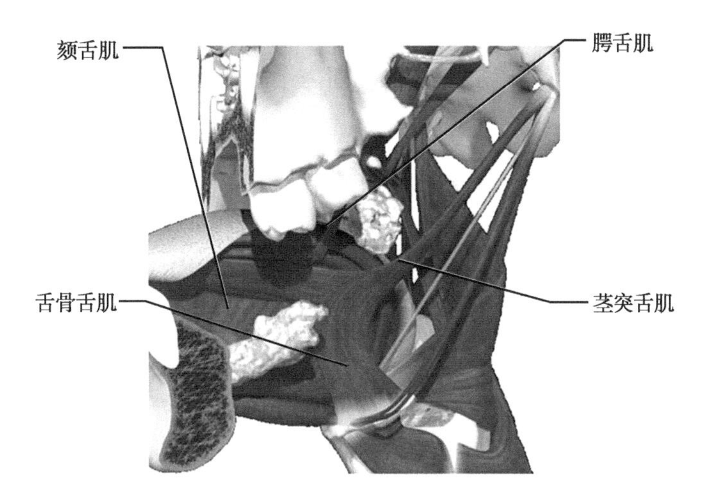

图 2-1-4　舌外肌

表 2-1-2　舌内肌群

<table>
<tr><th>肌肉</th><th>起点</th><th>止点</th><th>功能</th><th>神经支配</th></tr>
<tr><td>上纵肌</td><td>舌底</td><td>舌尖</td><td>水平方向和纵向走行；使舌缩短</td><td rowspan="4">舌下神经</td></tr>
<tr><td>下纵肌</td><td>舌底、舌两侧</td><td>舌尖</td><td>水平方向和纵向走行；使舌缩短，舌尖向下翻转</td></tr>
<tr><td>横肌</td><td>舌正中部</td><td>舌侧缘黏膜下组织</td><td>舌侧向走行；使舌变窄</td></tr>
<tr><td>垂直肌</td><td>舌背部</td><td>舌侧及舌底</td><td>垂直向下走行，使舌展平</td></tr>
</table>

表 2-1-3　舌外肌群

<table>
<tr><th>肌肉</th><th>起点</th><th>止点</th><th>功能</th><th>神经支配</th></tr>
<tr><td>颏舌肌</td><td>下颌骨颏棘</td><td>上肌肉纤维插入舌部，由舌根至舌尖。中间纤维附着于咽侧壁，下肌肉纤维附着于舌骨体</td><td>向后呈放射状走行，根据其走行，具有伸舌和降舌作用，或上抬舌骨</td><td rowspan="2">舌下神经</td></tr>
<tr><td>舌骨舌肌</td><td>舌骨体及舌骨大角</td><td>舌侧</td><td>垂直放射状走行；降舌，在舌固定和抬高时，升高舌骨</td></tr>
<tr><td>茎突舌肌</td><td>颞骨茎突</td><td>舌侧</td><td>下前走行，使舌抬高和缩回</td><td>舌咽神经咽丛</td></tr>
<tr><td>腭舌肌</td><td>前软腭</td><td>舌侧及舌背部</td><td>形成前腭弓，上抬舌</td><td>迷走神经</td></tr>
<tr><td>二腹肌前腹</td><td>颌骨内面下方的二腹肌窝</td><td rowspan="2">两中间腱相连，中间腱借筋膜形成滑车系于舌骨</td><td>提高舌骨、口腔底。舌骨固定时降低下腭</td><td>三叉神经</td></tr>
<tr><td>二腹肌后腹</td><td>乳突内侧</td><td>提高舌骨和舌根部</td><td>面神经</td></tr>
</table>

口腔的腺体主要由腮腺（parotid gland）、下颌下腺（submandibular gland）、舌下腺（sublingual gland）等 3 大唾液腺组成，它们分别位于脸颊沟及唇沟中，其解剖位置及功能见表 2-1-4。

表 2-1-4 口腔三大腺体解剖位置及分泌物

名称	解剖位置	功能
腮腺	位于耳郭前下方的腮腺床，导管出口平对上颌第二磨牙的颊黏膜处	分泌水状液体
下颌下腺	位于下颌下三角内，开口于舌下阜	分泌较稀的水状液体
舌下腺	位于口底舌下襞深面，大管开口于舌下阜，小管开口于舌下襞表面	分泌黏稠液体

吃饭对唾液分泌是一种强烈的刺激。食物摄入时一系列的感觉受体即被激活，包括味觉感受器、压力感受器、伤害性感受器和嗅觉感受器。酸、咸、甜、苦四种味道均可以诱发唾液分泌（味觉唾液反射），其中酸是最有效的刺激，其次为咸。味蕾位于舌乳头，咸的感受在舌尖尤其丰富，苦味感受在舌背，甜和酸的感受在两侧。除了舌以外的区域，软腭以及会厌、食管、鼻咽、颊壁也存在味蕾分布区域。咀嚼使牙齿侧向移动，从而刺激牙周韧带机械性受体（咀嚼唾液反射）。另外，牙龈黏膜组织机械性受体在咀嚼过程也被激活。嗅觉受体位于筛板，即鼻腔顶面，负责对鼻及鼻后部流动空气（来自口腔或咽部）挥发性分子做出反应。下颌下腺可以被“嗅觉唾液反射”调节，而腮腺不能。伤害性感受器可能被辛辣食物如辣椒、胡椒等激活。

鼻（nose）是呼吸道的起始部，又是嗅觉器官，分为外鼻、鼻腔和鼻旁窦三部分。具有通气、过滤、清洁、加温、加湿、共鸣、反射、嗅觉等功能。其中嗅觉功能起着识别、报警、增进食欲、影响情绪等作用。

二、口腔期吞咽的基本生理过程

口腔期包括口腔准备期和口腔推送期，口腔准备期吞咽的生理过程见图 2-1-5，这一时期，咽与喉是处于静止状态，气道开放且鼻呼吸持续存在。假如口部的控制和协调能力差，将导致一部分食物在吞咽开始之前就过早滑入了咽，引起误咽。在这一阶段，口轮匝肌是吞咽系统维持口腔功能的第一道阀门，唇维持闭合状态以防止食物由口漏出；颊肌收缩避免食物滞留于齿龈与面颊之间，起到了保持食团在舌面上和牙齿之间以便咀嚼的作用。周围的其他肌肉如颞肌、咬肌、翼内外肌负责下颌骨、唇及面颊的运动。肌肉的收缩完成咀嚼、吞咽及其他可能的口运动功能。上述肌群活动由三叉神经、面神经、舌下神经支配。而大多数食团的位置和运动由舌肌来完成。

口腔推送期（oral propulsive phase）是指咀嚼形成食团后运送至咽的阶段，主要是食团的形成和运送到咽的过程（图 2-1-6）。

口腔期有关的代表肌肉包括三个解剖区域的肌群：提舌骨肌群、围绕腭弓的肌群和关闭鼻咽的肌群。在吞咽的口腔期，面部肌群（特别是唇肌、颊肌）、舌肌和上咽缩肌、茎突舌

肌、茎突舌骨肌、颏舌骨肌、下颌舌骨肌肌群放松，随后是腭舌肌群和腭咽肌群收缩运动，二腹肌也参与了舌骨和喉的抬升活动。

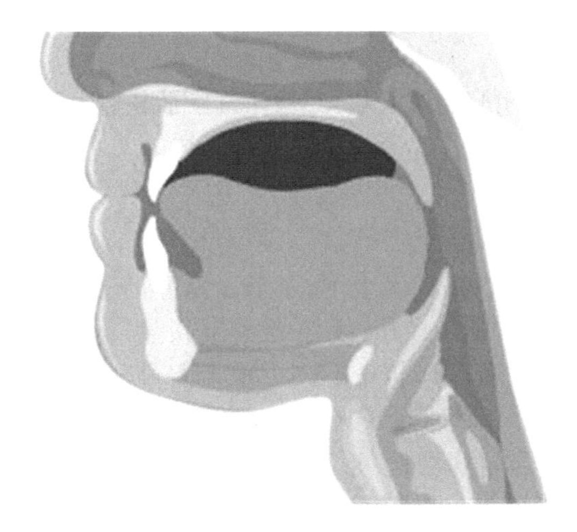

图 2-1-5 口腔准备期吞咽的生理过程

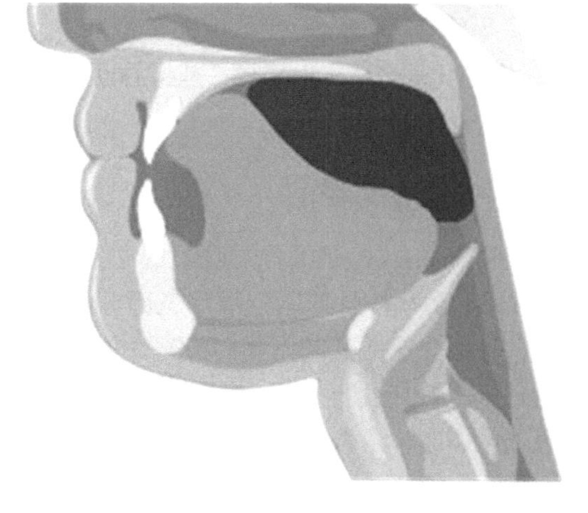

图 2-1-6 口腔推送期吞咽的生理过程

腭的抬升是腭提肌收缩的结果，腭提肌由迷走神经的咽丛支配。由舌下神经支配的舌骨舌肌和茎突舌肌控制舌后部的下降。舌前部快速地从上颌骨后的牙槽嵴向硬腭前部挤压，把食团移至舌面上。此时，口轮匝肌和颊肌收缩避免压力向前、向口腔外及向两侧面分散。软腭的抬升使食团通过腭弓。一旦软腭抬升完全，与咽后壁接触，则像阀门一样关闭鼻咽，阻止食物进入鼻咽。鼻咽侧壁由上咽缩肌组成，也是关闭鼻咽的重要组织。迷走神经的运动纤维的咽丛支配上咽缩肌及腭肌。接着，在进入咽期前三叉神经的运动支支配的下颌舌骨肌收缩使舌骨轻度抬升。

唾液对食物的湿润和稀释作用能够调节食物的黏稠度使之适合吞咽，因此唾液对食物的混合作用是使食物能够成功地从口腔进入食管的重要保证。唾液包含了两种主要成分，即消化淀粉酶和润滑液。正常的唾液分泌每天为 1.0~1.5L。唾液的分泌由脑干的涎核控制，发出的神经冲动经副交感神经系统的神经纤维传出支配腮腺、下颌下腺和舌下腺等唾液腺的分泌。

综上，正常的口腔期需要①完好的双唇肌肉力量，确保适当的密闭，阻止食物从口腔流出；②很好的舌运动，将食团往后推送；③完好的两侧颊肌运动，以控制食物不残留于两侧颊沟；④正常的腭肌确保顺畅的呼吸。如果上述某一个功能结构异常，将会产生不同程度的口腔期吞咽障碍。

三、口腔期吞咽障碍主要表现

1. 嘴唇无力，出现唇漏出。
2. 面颊无力，食物堆积在侧沟，咀嚼无力，食团形成障碍。
3. 舌协调能力不足，吞咽前误吸。
4. 吞咽启动时间延迟。此外，口腔期功能障碍还可能出现伴发症状：①鼻反流；②构音障碍；③口腔味觉、温度觉、触觉等实体觉减退或消失。

第二节 咽 期

咽期(pharyngeal phase)是指吞咽反射启动,食团开始进入咽,结束于环咽肌松弛,食团进入食管。

一、咽部功能解剖

咽(pharynx)是消化与呼吸的必经通道,为肌性管道,上宽下窄,前后壁紧邻,略呈扁的漏斗形,分为鼻咽、口咽、喉咽三部分(图 2-2-1),由舌咽神经和迷走神经支配。

鼻咽介于颅底与腭帆(第 2 颈椎体下缘高度)之间,鼻咽向前经鼻后孔与鼻腔相通。口咽介于腭帆与会厌之间,相当于第 3~4 颈椎高度。向前经咽峡通口腔,向前下通喉腔,向下通喉咽,向上经鼻咽峡通鼻咽。位于舌根与会厌之间的黏膜,形成三条矢状位的皱襞,分别是舌会厌正中襞和两侧的舌会厌外侧襞。三襞之间的凹陷称会厌谷(epiglottis, vallecular spaces),通常会厌谷的容积为 8~10ml,在正常吞咽过程中,食物与水也可滞留于此。喉咽位于喉的背侧,介于会厌软骨上缘与环状软骨下缘之间。相当第 4~6 颈椎高度,上宽下窄,其下段是咽腔最窄处,宽约 1.5cm。喉口由杓会厌襞围成,前高后低,将喉咽上段分隔为左右,喉口与咽侧壁间呈凹窝状下陷,称梨状隐窝(piriform fossa),俗称梨状窦(piriform sinuses),在吞咽时食物可滞留于此凹陷中(图 2-2-1B)。在梨状隐窝底,可见一横向的黏膜襞,称喉

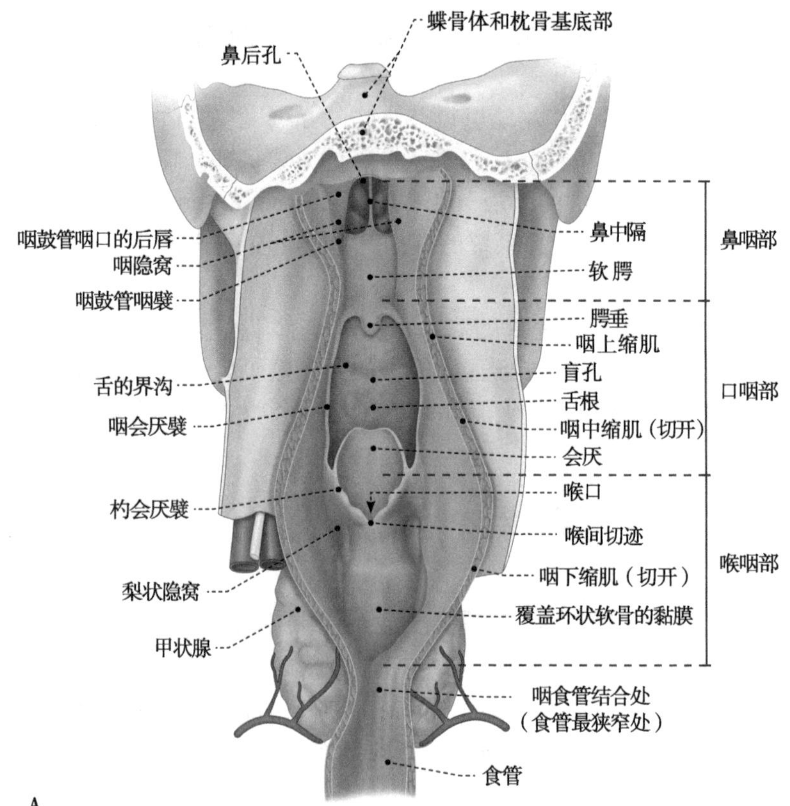

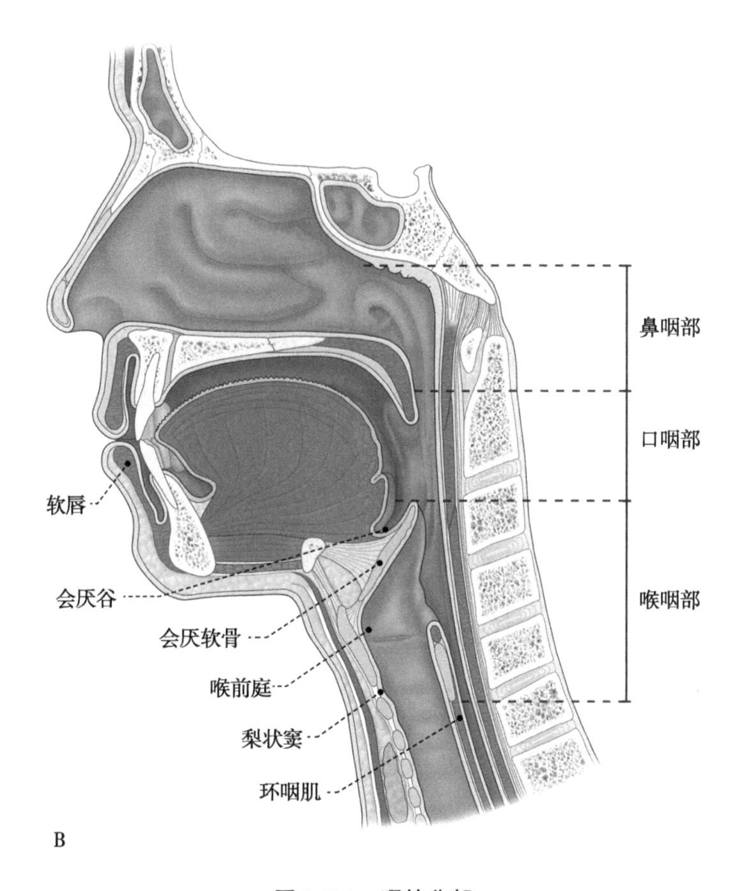

图 2-2-1　咽的分部

A. 后面观（后壁切开）；B. 侧面观

神经襞，是喉上神经的内侧支自外上向内下入喉的途径，临床可用此处做神经阻滞麻醉。在喉口前缘，会厌软骨上缘两侧，还有一横向皱襞，自会厌呈弧形绕至咽侧壁，称咽会厌襞，由茎突咽肌的部分纤维经过黏膜之深面构成，可视为口咽与喉咽的分界。

咽是肌性器官，由斜行的咽缩肌和纵行的咽提肌构成（图 2-2-2）。

环咽肌起括约肌作用，是食管上段括约肌（upper esophageal sphincter，UES）主要肌肉成分。此肌肉在食管上方充当双向阀门作用，使食团进入食管，也可以使呕吐物和气体由食管进入咽。此肌纤维在休息状态下呈收缩状态，维持一定的紧张性收缩，以避免呼吸时空气进入食管。环咽肌在吞咽前瞬间与吸气时的压力最大。吸气时，压力的增加是为了确保空气不能吸进食管。在吞咽适当时刻，环咽括约肌打开，持续约 2s，让食团通过食管后，继之以强力收缩，即刻关闭，防止食管内食物反流到咽。

咽肌在吞咽时，咽缩肌自上而下依次收缩，迫使食团向下运行。咽提肌收缩，上提咽、喉，在喉肌配合下，关闭喉口；腭帆后移，封闭鼻咽峡。从而使食团自舌根与会厌之间，分别流经喉口两侧进入梨状隐窝，而后汇合经喉咽进入食管。

喉肌可以分为两组，一组是喉与周围结构相连的肌，如舌骨上、下肌群及咽下缩肌、茎突咽肌等，见前述；另一组是喉的固有肌群，起止于喉软骨之间，用以调控喉的发音。固有肌群以甲状软骨板为界，又可分喉外肌和喉内肌两组，喉外肌只有一对，即环甲肌，其余都属于喉内肌（图 2-2-3）。喉肌主要作用是使声带运动，在吞咽时，协助声带关闭，避免食物误吸入肺。

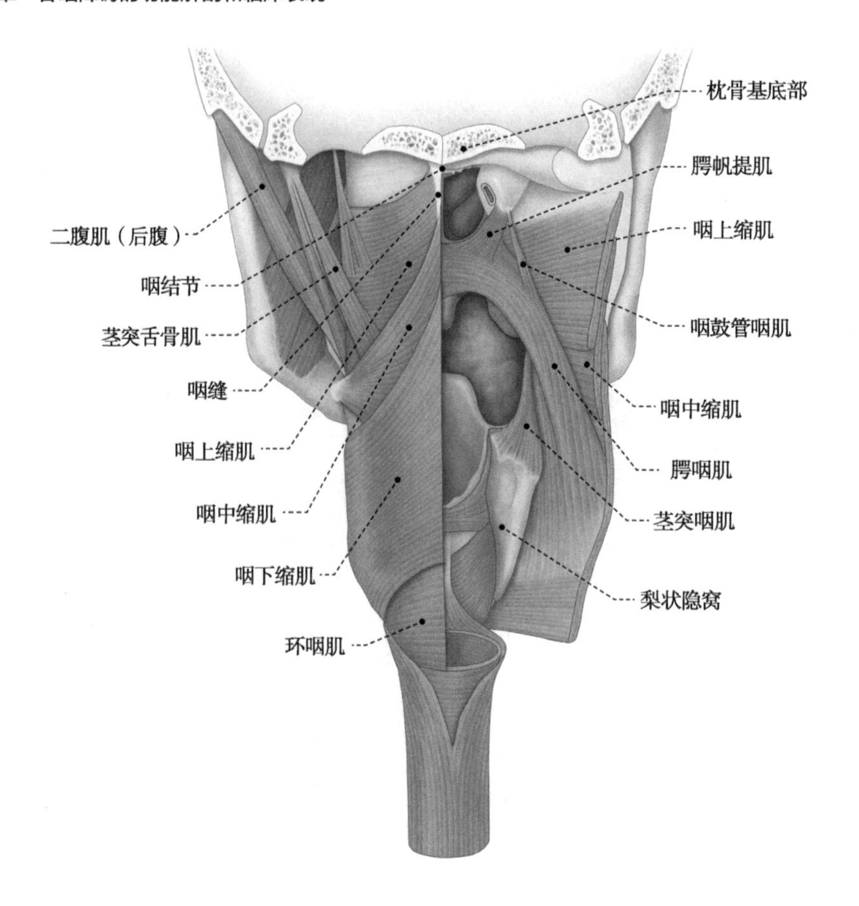

图 2-2-2　咽肌

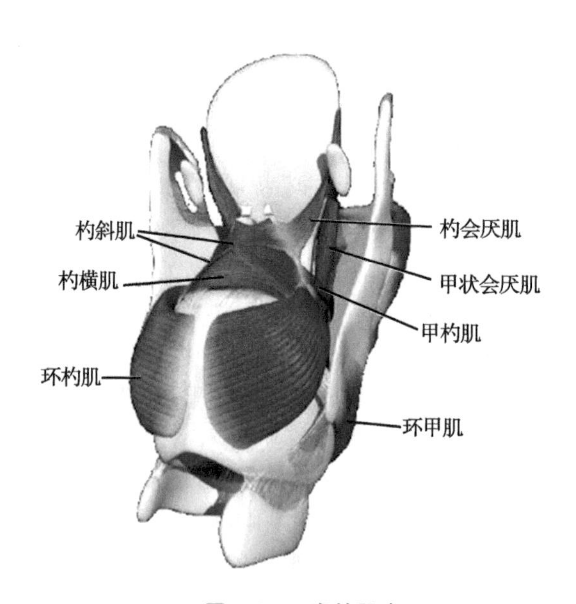

图 2-2-3　喉的肌肉

二、咽期吞咽的基本生理过程

咽期是吞咽的最关键时期，食团通过咽仅持续 0.8~1.0s，此期运动是不受随意控制的非自主性运动，一旦启动，则是不可逆的，最容易发生误吸。

口腔里要有食物、液体或是唾液，才能诱发咽期吞咽的启动点产生吞咽，正常的咽期吞咽需要主动吞咽意识与启动咽期吞咽的参与，两者缺一不可。咽期吞咽的生理过程见图 2-2-4。

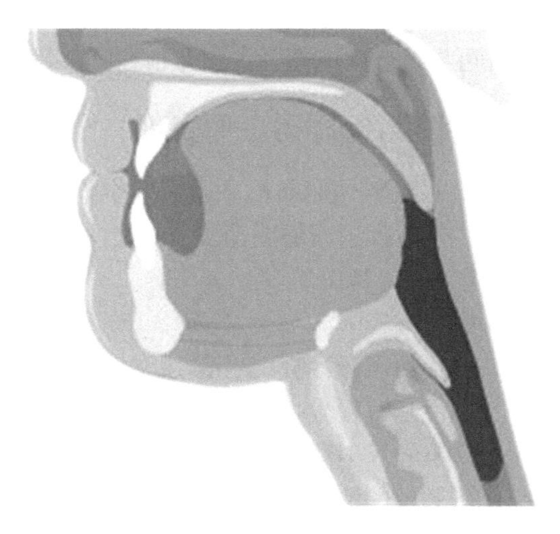

图 2-2-4　咽期吞咽的生理过程

1. 软腭上抬与后缩而完全闭锁腭咽，阻止食物进入鼻腔　正常吞咽者腭咽闭锁和舌骨和喉的上抬前移几乎是同时发生。腭咽闭锁可增加咽的压力，若其他所有咽期吞咽生理（特别是舌根和咽壁的移动与接触）皆正常，即使没有腭咽闭锁，功能性的吞咽亦可完成。

2. 舌骨和喉部上抬以及前移　这项活动包括：①上抬可关闭呼吸道入口，正常人舌骨上抬约 2cm。②前移可使食管上括约肌打开。③喉部的上抬以及前移，使会厌基部增厚协助喉前庭闭合；扩大咽；在下咽产生真空，向下推进食团；松弛环咽肌。

3. 喉部闭合　喉部闭合始于声带，继而延伸至喉前庭。闭合的产生由下到上，可将漏入喉部内的食物由喉前庭推至咽，预防误吸的发生（例如食物、液体等，进入呼吸道真声带上方）。当呼吸道的前庭闭合时，杓状软骨会有向下、往前及内缩的摇摆动作，促使喉部的通道缩小。同一时间，喉部将上抬与往前拉，上抬会使会厌基部增厚，协助喉前庭的闭合。正常人单次吞咽，呼吸道闭合时间为 0.3~0.6s，用杯子连续饮水，呼吸道闭合时间可超过 5s。

4. 舌根下降和后缩与前突的后咽壁接触，闭锁上咽腔，增加咽推动食团的动力，防止食物重新进入口中。

5. 咽缩肌规律地由上到下收缩，控制食团前进的三个因素造成食物向下运动　包括：①“咽舌部”的推进作用；②咽缩肌的挤压作用，吞咽时咽缩肌的收缩呈次最大强度；这些肌肉收缩的速度和启动时间比收缩的力量更为重要；③咽呈现负压，与食团中或其上方正压相比，食管应呈现较低压力。一旦食管上括约肌开放，这将使食物直接进入食管内。

6. 会厌反转，覆盖喉前庭　这样可以：①保护气道；②在会厌两侧形成“滑道”使食物向下滑落；③使食团绕道进入梨状隐窝。有学者认为，由舌产生的推进力（也称为舌驱动力）是其中的最重要因素，因其在上咽产生压力。

7. 环咽肌开放，使食团进入食管　环咽肌（cricopharyngeus，CP）与下咽缩肌远侧部、食管近端环行肌共同构成食管上段括约肌（upper esophageal sphincter，UES），是长度为 3~5cm 的高压带。环咽肌在咽的缩肌中是独特的。生理状态下，在其他咽缩肌休息放松时，环咽肌保持连续张力性收缩，其作用是关闭食管入口，防止食物由食管反流入咽；当在咽期未让食团通过时、嗳气（打嗝）或呕吐期间可呈生理性放松状态。尽管目前对此过程不甚明了，但下列三个因素影响环咽肌的开放：①受迷走神经支配；②通过喉部的上抬以及前移牵拉肌肉使其开放；③咽缩肌收缩，形成咽缩窄压力挤压食团，被动启动环咽肌开放。

如果咽缩肌无力，咽推进食团的力量下降，食团较难通过 UES。如果咽肌不协调，当 UES 在吞咽过程中处于紧张状态而无法放松（失弛缓）时，将会发生吞咽的协同困难，食物容易反流。如果吞咽时喉部的上抬以及前移运动不足或不能，将导致环咽肌开放不完全或完全不开放。如果支配环咽肌的迷走神经功能障碍，也严重影响环咽肌的开放。这几种情况都可导致全部或部分食团滞留在咽并且在吞咽后引起误吸。

三、咽期吞咽障碍主要表现

1. 吞咽前、吞咽时、吞咽后发生呛咳。
2. 咳嗽反射减弱或消失。
3. 有口、鼻反流。
4. 喘鸣音。
5. 说话声音沙哑、变沉，进食费力。
6. 吞咽时发生哽咽，有食物黏着于咽喉内的感觉。
7. 呕吐反射减弱或消失。
8. 频发的清嗓动作。
9. 进食时呕吐。
10. 肺部感染隐性误吸。

第三节 食 管 期

食管期（esophageal phase）是指食物通过食管进入胃的过程。此期自喉部下降、环咽肌开放开始，食物经贲门进入胃内结束，持续 6~10s。

一、食管功能解剖

食管是胃肠道上部一个富有伸缩性近乎塌陷的肌性管道，长 23~25cm（图 2-3-1）。食管分为颈段、胸段和腹段。在颈段，食管位于气管的后方，与气管的膜性腔壁有疏松结缔组织相连。因此，气管的后壁也是食管的前壁。当食管异物较大时，推移气管膜性腔壁压迫气管，引起呼吸困难，气管外伤时也常伴有食管损伤，可引起吞咽困难。

食管有三个生理性狭窄：第一狭窄是食管入口处，在环状软骨下缘，因环咽肌强有力的收缩将环状软骨拉向颈椎，使其成为食管最狭窄处；第二狭窄相当于第 4 胸椎平面，是主动脉弓和左主支气管横过食管前壁之处；第三狭窄相当于第 10 胸椎平面，是穿过横膈食管裂孔，为膈脚压迫处。这三个比较狭窄的部位是食管最易受伤和异物最易停留的部位，尤其以第一狭窄处更为突出。

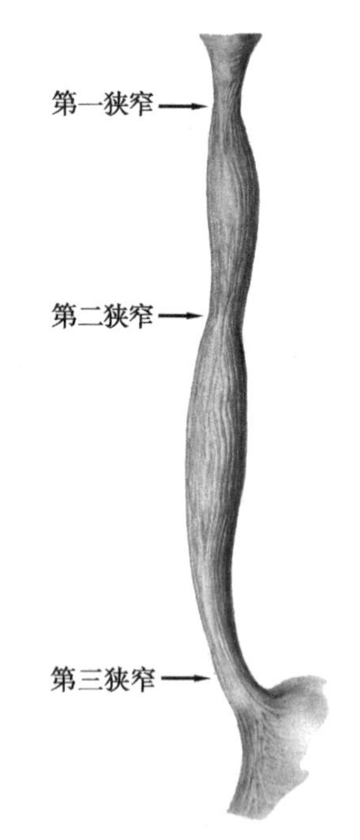

图 2-3-1 食管

食管的肌层和括约肌：食管由两层肌肉组成，内层为环状，外层为纵向。每层上 1/3 为横纹肌，下 1/3 为平滑肌，中层为横纹肌和平滑肌，通过节律性蠕动，推挤食物入胃。食管上、下两端各有一个括约肌，食管上括约肌（upper esophageal sphincter，UES）和食管下括约肌（lower esophageal sphincter，LES）。

UES 包括下咽缩肌远侧部、环咽肌和食管近端肌肉。UES 能使咽与食管分隔，是涉及口咽期吞咽的第三处也是最后一处括约肌所在位置。休息时，环咽肌收缩使其关闭。抑制紧张性收缩，使其松弛和括约肌开放，开始口咽期的吞咽并持续到环咽肌又紧张性收缩，从而使食团进入食管。喉的升高（使环状软骨板离开咽后壁）和环咽肌松弛对正常的咽食管段的开放是必要的，有利于食团通过。未吞咽时平滑肌紧张性收缩，在食管和胃的交界处压力升高，形成食管下括约肌。括约肌处升高的压力可阻止胃内容物反流入食管。吞咽时，食管下括约肌的张力被抑制，括约肌松弛，食团进入胃。

在食管和胃之间，虽然在解剖上并不存在括约肌，但用测压法可观察到，在食管至胃贲门连接处以上，有一段长 4~6m 的高压区，其内压力一般比胃高 0.67~1.33kPa（5~10mmHg），因此是正常情况下阻止胃内容物逆流入食管的屏障，起到了类似生理性括约肌作用，通常将这段食管称为食管 - 胃括约肌。当食物经过食管时，刺激食管壁上的机械感受器，可反射性地引起食管 - 胃括约肌舒张，食物便能进入胃内。食物入胃后引起的胃泌素释放，则可加强该括约肌的收缩，这对于防止胃内容物逆流入食管可能具有一定作用。

二、食管期吞咽基本生理过程

食物通过食管进入胃的过程，是由食管肌肉的顺序收缩实现的。食管肌肉的顺序收缩又称蠕动，它是一种向前推进的波形运动。在食团的下端为一舒张波，上端为一收缩波，加上重力作用，食团很快被推送前进运送到胃内。食管的蠕动波在速度和强度上都有比较大的变化，一旦启动，并不是“全和无”现象，它可以在到达食管下括约肌前消散。依赖于食物的特性，感觉反馈在调节蠕动波的速度和强度中起到了重要的作用。

食管蠕动波分三种，第一蠕动波亦称原发蠕动，由吞咽动作诱发，为推进食物的主要动力；第二蠕动波亦称继发性蠕动，与吞咽动作无关，由食物进入食管，食管扩张对食管感受器产生刺激引起，常始于主动脉弓水平，在收缩强度和速度上有别于初级蠕动；第三蠕动波亦称第三收缩波，为食管下端环状肌的局限性不规则收缩运动所形成，是非推进性蠕动。食管下段是一高压力区，源自组成括约肌的平滑肌紧张性收缩。括约肌压力的增加有助于防止食物从胃部反流入食管。吞咽时食管下段括约肌放松，使食物能够通过到达胃部。

三、食管期吞咽障碍

临床多表现为食物滞留，常见于胃食管动力性病变的患者，如食管炎、胃食管反流病、食管 - 贲门失弛缓症、弥漫性食管痉挛、食管憩室、机械性梗阻等。以下是引起食管期吞咽障碍的常见病因：

（一）炎症

1. 食管炎　典型症状有疼痛、吞咽障碍，食管动力低下患者可能会有食物黏在颈部的症状，有的患者可能出现呕血的症状。食管炎可分非特异性食管炎和反流性食管炎。

2. 缩窄性食管炎　重度食管炎会形成缩窄阻止食物通过，缩窄上方则扩张和静止不动，食管蠕动减缓而使正常动力受损。患者常诉食物黏在胸部或颈部，重度缩窄会引起食物反流。

（二）胃食管反流病

胃食管反流的临床表现可分为四组。

1. 胃食管反流症状　主要表现反酸、打嗝，轻者反酸苦味的胃液，或弯腰时向上反流，反酸重者可在夜间熟睡时，酸性刺激物喷射性反流至咽喉部引起呛咳、气喘或窒息感，还可因食管酸反流反射地引起唾液分泌过多。反流食物一般见于较重者，所反食物有强烈的酸味。

2. 反流物刺激食管引起的症状　主要表现为胃灼热、胸痛或吞咽时胸痛。胃灼热是胃食管反流疾病常见的症状，表现胸骨后烧灼感或不适，常在餐后 30min 出现，尤其是在饱餐后、躯体前屈位或用力屏气时加重。反流的刺激可引起食管痉挛性疼痛。反酸刺激引起食管上括约肌压力升高时表现有癔球感。食管炎，特别是食管黏膜糜烂患者常有吞咽性胸痛。有的胸痛酷似心绞痛，疼痛向肩背、上肢、颈部或耳后放射。

3. 食管以外的刺激症状　肺对胃内容物的误吸而产生酸和酶的损伤容易引起咽喉炎，继发感染；胃反流后刺激食管继发神经调节的反射性支气管收缩可引起咳嗽、支气管哮喘、窒息等症状。有的患者以呼吸道症状为主，咽喉痛、声嘶、发音困难及口咽症状，流涎过多、牙齿受损、牙周病、中耳炎等，反流症状可不明显。

4. 并发症的症状　包括①食管狭窄：长期胃食管反流可引起食管炎，导致纤维化，食管壁的顺应性丧失或形成明显狭窄，常发生在食管的远端或胃食管交界处。患者常逐渐出现吞咽困难，进干食后有噎感，进一步发展进流食也困难或出现食物嵌顿。有食管狭窄时胃灼热症状有时反而减轻。②出血和穿孔：反流性食管炎可引起少量渗血，表现为大便隐血阳性或缺铁性贫血，弥漫性食管炎或食管溃疡时可发生较大量出血，严重的食管炎或巴雷特（Barrett）食管溃疡可并发食管穿孔。③ Barrett 食管：为长期慢性胃食管反流的并发症，由于长期反流，下段食管的鳞状上皮可被化生的柱状上皮所代替，患者常有典型的反流症状。其中部分患者可发展为食管癌。④食管外并发症：以肺的并发症多见如支气管炎、支气管扩张、吸入性肺炎、肺气肿等。

（三）食管运动功能失调

1. 食管 - 贲门失弛缓症　典型表现为长期的、持续性的、缓慢进展的进食固体和液体的吞咽困难。无痛性吞咽困难是本病最常见也是最早出现的症状，多呈间歇性发作，后期则转为持续性。在进食过程中或结束不久常出现无诱因的反流，体重下降；类似心绞痛的胸痛在临床上的报道也很常见，而胃食管反流的胃灼痛感并不常见。患者常会抱怨有苦味感或反酸，这是由于食物残留在食管中发酵并导致乳酸酸中毒。主要的病理特征是食管缺乏蠕动，食管下段括约肌压力增高（静息压比正常人高出 2~3 倍）和对吞咽动作的松弛反应减弱。

贲门失弛缓症属于器质性疾病的范畴，但国内一项调查研究表明，63.9% 贲门失弛缓症患者发病有明显诱因，51.2% 为情绪因素，48.8% 患者症状加重受情绪影响。实验研究证实，非心源性胸痛患者和健康对照者在应激时，食管收缩幅度较平静状态时明显增加，上食管括约肌压力增加并伴随焦虑症状，表明精神心理因素可影响食管动力。

2. 弥漫性食管痉挛（diffuse esophageal spasm，DES）　主要临床特点是间歇性吞咽困难、胸痛和反复性食管收缩。心绞痛样胸痛是最常见的症状，在通过测压检查确诊的患者中发生率为 80%~90%。疼痛可能与吞咽有关，但不在进食时也会发生。吞咽障碍患者有 30%~60% 合并有 DES。

临床上，吞咽困难是间歇性的，每天的严重程度都有不同。食物堵塞和体重下降很少发生。此病可在任何年龄发生，平均的发病年龄为40岁左右，女性人群更为多见。DES的病因学目前并不明确。据报道在一些严重病例中食管远端的肌肉出现弥漫性的增厚，在电镜下可观察到迷走神经纤维不一致的改变。

3. 环咽肌失弛缓症（cricopharyngeal achalasia）　又称环咽肌功能障碍（cricopharyngeal disorder，CPD）临床表现为患者感觉喉咙中有块状物，或食物黏着于食管内；咳嗽，饮水呛咳；常有口、鼻反流病史；可能出现喉部上抬降低及舌基部回缩等。

环咽肌失弛缓症是由于环咽肌不能及时松弛或发生肌肉痉挛所致。环咽肌位于食管上部，环绕食管口。食管上括约肌（upper esophageal sphincter，UES）的顺应性降低可导致吞咽过程中的松弛不够，从而引起咽腔底部压力的增高，进食后呕吐是本病最主要的临床特征，常见于脑干病变患者。

（四）食管憩室

食管壁局限性向外突出，形成与食管腔相通的具有完整覆盖上皮的盲袋称为食管憩室（esophageal diverticulum），多为后天性，先天性憩室罕见。按发生部位及机制分三类：咽食管憩室、食管中段憩室及膈上憩室。前两种又称假性憩室，其突出盲袋，仅为食管黏膜而非食管全层，也称膨出型憩室。后者又称真性憩室，其突出的盲袋，包含食管壁全层。

食管中段憩室和膈上憩室临床症状轻或无症状，在影像学检查中才发现。咽食管憩室发生于咽食管交界处，也称咽下部憩室（Zenker憩室），是咽食管处形成的一个囊袋，常使食物正常流经咽食管段受阻，导致食物或分泌物积聚在此，最常见于老年人。临床表现为缓慢进行性吞咽困难，挤压颈部或吞咽时可听到响声，患者常诉颈部食物黏着感伴反流和口臭，反流物常为刚咽下的食物并不伴苦酸味。

（五）机械性梗阻

食管的机械性梗阻原因多种多样，包括食管内外的良性病变和恶性病变。

1. 食管异物　异物停留的位置常因异物大小、形状、食管解剖和有无原发病变等而定，常见于食管入口处，如位于第二狭窄可出现穿心痛；如为尖锐异物或未能在3d内取出，有可能发展成致死性主动脉破裂。诊断依靠病史和食管吞钡X线检查（怀疑有食管穿孔时，忌用钡剂而应改用泛影葡胺进行食管造影），食管镜检查和胃镜检查均可确定诊断并可同时取出异物。

2. 邻近结构异常对食管的压迫　甲状腺癌、巨大甲状腺肿；纵隔良恶性肿瘤包括神经鞘膜瘤、神经纤维瘤、畸胎瘤、纵隔转移癌等；主动脉瘤、支气管囊肿；第5~7颈椎骨质增生或椎前韧带骨化，可压迫颈段食管，引起咽异物感和吞咽障碍。茎突过长或方向异常，或是茎突舌骨肌韧带骨化引起反复咽痛、咽异物感、吞咽障碍等。

3. 食管腔狭窄　食管自身肿块，如食管癌使管腔狭窄，邻近组织压迫食管造成的机械性梗阻引起的吞咽障碍常为进行性加重，随着肿块的生长，吞咽障碍症状变得越来越明显。

此外，食管气管瘘患者，因食物直接进入气道引起呛咳，患者恐惧吞咽，也可引起吞咽障碍。

第四节　不同脑神经损伤后吞咽障碍的临床表现

在吞咽活动中，12对脑神经均参与吞咽反射活动，其中三叉神经、面神经、舌咽神经、迷走神经、副神经、舌下神经6对脑神经为主要参与神经(图2-4-1),与吞咽有关的脑神经损伤主要导致咽肌推进力弱、喉关闭不全、环咽肌功能障碍和咽阶段延长。脑神经损伤的吞咽障碍临床表现见表2-4-1。

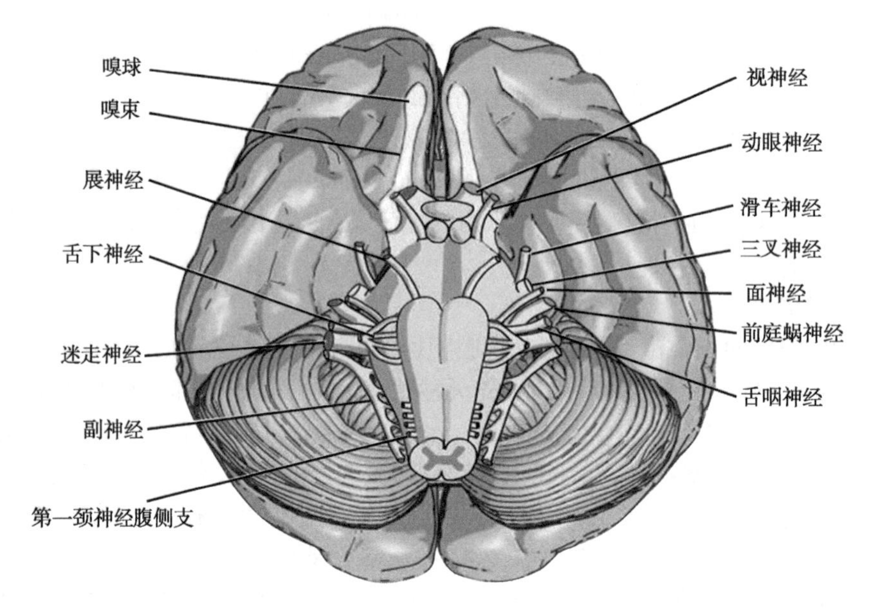

图2-4-1　与吞咽反射有关的脑神经

表2-4-1　脑神经损伤的吞咽障碍临床表现

脑神经	损伤后临床表现
嗅神经(内脏感觉)	无法感知食物香味,可能引起食欲下降
视神经(躯体感觉)	食物色泽及位置定位障碍,可能出现食欲下降、进食动作不协调
动眼神经、滑车神经、展神经(运动)	食物定位障碍,可能出现进食动作不协调
三叉神经(混合神经)	轻微咀嚼无力
面神经(混合神经)	食团控制能力轻微下降,嘴唇闭合无力,味觉障碍
前庭蜗神经(感觉)	平衡障碍,进食动作不协调
舌咽神经(混合神经)	吞咽时,咽期启动不能,食物由口进入气道,味觉障碍
喉上神经(感觉)	失去声门关闭的保护和咳嗽反射的保护,无法防止食物从声门上进入气道
迷走神经(运动)	腭咽关闭不全,鼻反流;咽下残留食物清除不全,声带水平以上食物的滞留,声带开放时误吸 喉部转运时声门关闭不全
舌下神经(运动)	食团控制问题,两侧损伤将吞咽不能

参考文献

[1] 窦祖林. 吞咽障碍评估与治疗[M]. 北京：人民卫生出版社，2017.

[2] 梁艳桂，吴海科，谭峰，等. 电视荧光吞咽功能检查及预见性治疗对脑卒中后并发吸入性肺炎的影响[J]. 中国老年学杂志，2016，36(11)：2630-2632.

[3] 中国吞咽障碍康复评估与治疗专家共识组. 中国吞咽障碍评估与治疗专家共识(2017年版)[J]. 中华物理医学与康复杂志，2018，40(1)：1-10.

[4] 姚志彬. 医用解剖学[M]. 北京：人民卫生出版社，2009.

[5] 汪华侨. 功能解剖学[M]. 北京：人民卫生出版社，2008.

[6] 吴江. 神经病学[M]. 北京：人民卫生出版社，2010.

[7] Ramchandani M, Nageshwar Reddy D, Nabi Z, et al. Management of achalasia cardia: expert consensus statements [J]. J Gastroenterol Hepatol. 2018, 33(8): 1436-1444.

[8] Prades JM, Timoshenko AP, Asanau A, et al. The cricopharyngeal muscle and the laryngeal nerves: contribution to the functional anatomy of swallowing [J]. Morphologie. 2009, 93(301): 35-41.

[9] Mittal R K. Motor function of the pharynx, esophagus, and its sphincters [J]. Colloquium Series on Integrated Systems Physiology: From Molecule To Function, 2011, 3(3): 919-950.

[10] Leibbrandt RE, Dinning PG, Costa M, et al. Characterization of esophageal physiology using mechanical state analysis [J]. Front Syst Neurosci. 2016, 17; 10: 10.

[11] Laura WJ B, Pere Clavé, Patrick C, et al. European society for swallowing disorders european union geriatric medicine society white paper: oropharyngeal dysphagia as a geriatric syndrome [J]. Clinical Interventions in Aging, 2016, 11: 1403-1428.

[12] Serra-Prat M, Palomera M, Gomez C, et al. Oropharyngeal dysphagia as a risk factor for malnutrition and lower respiratory tract infection in independently living older persons: a population-based prospective study [J]. Age Ageing, 2012, 41(3): 376-381.

[13] Clavé P, Verdaguer A. Arreola oral-pharyngeal dysphagia in the elderly [J]. Med Clin Barc, 2005, 124: 742-748.

[14] M Cabre, Serra-Prat M, Palomera E, et al. Clavé Prevalence and prognostic implications of dysphagia in elderly patients with pneumonia [J]. Age Ageing, 2010, 39: 39-45.

[15] Ekberg O, Hamdy S, Woisard V, et al. Social and psychological burden of dysphagia: its impact on diagnosis and treatment [J]. Dysphagia, 2002; 17(2): 139-146.

[16] Tibbling LGB. Dysphagia and its consequences in the elderly [J]. Dysphagia,1991, 6(4): 200-202.

[17] Verdonschot RJCG, Baijens LWJ, Serroyen JL, et al. Symptoms of anxiety and depression assessed with the hospital anxiety and depression scale in patients with oropharyngeal dysphagia [J]. J Psychosom Res, 2013, 75(5): 451-455.

第三章 吞咽障碍筛查与临床评估

根据患者的主诉，诊断吞咽障碍并不困难，但决定吞咽障碍的部位和性质则需要仔细的临床评估与仪器检查，由受过专门训练的专业人员再次加工或是给予确认的医疗信息，这些信息通过观察、测量、功能性检查、实验室仪器检查获得，必须以专业术语描述。常规的吞咽障碍评估流程见图3-0-1。本章侧重于吞咽障碍的临床评估，包括：吞咽障碍主观评估、客观评估和摄食评估。

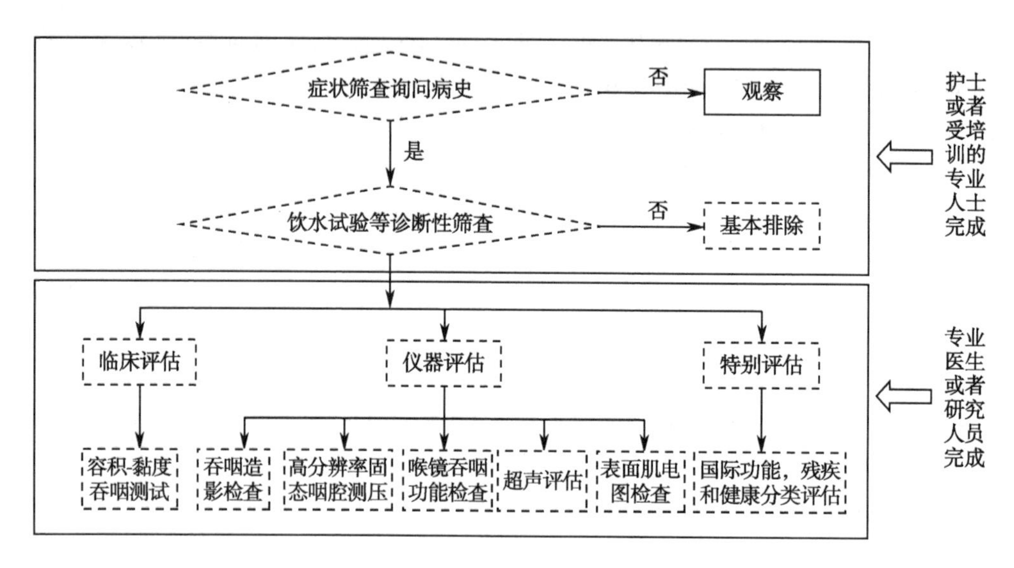

图3-0-1 吞咽障碍的评估流程

第一节 吞咽障碍筛查

筛查（screening）可以了解到患者是否有吞咽障碍，以及障碍所导致的症状和体征，如咳嗽、肺炎病史、食物是否由气管套管溢出等症状，筛查的主要目的是找出吞咽障碍的高危人群，是否需要进一步做诊断性的检查。加拿大、美国、英国、澳大利亚卒中指南均要求对卒中或怀疑卒中的住院患者尽早进行吞咽障碍临床筛查，且使用标准筛查工具，筛查结果阳性的患者应该保持非经口进食，并在24h之内行吞咽功能全面检查，对吞咽障碍患者早期诊断、早期治疗，不仅可以减少卒中恢复周期，还可以减少康复费用支出。

一、问卷调查

（一）自我筛查量表

吞咽障碍的筛查不仅针对住院患者进行，也可在家中或社会生活中进行。通过表3-1-1

的筛查，患者及照顾者可以发现患者存在吞咽障碍的可能性，尽早进行相关的诊治，避免由于吞咽障碍发生的并发症。

表 3-1-1　吞咽障碍患者的自我筛查

问题	有	没有	备注
1. 你有吞咽障碍吗？何时有过？日期：			
2. 你对什么性质的食物存在吞咽障碍：			
唾液？			
液体？			
粥或类似的食物？			
固体食物？			
3. 你有鼻胃管吗？			
4. 过去的一年你有消瘦吗？如果有，瘦了多少千克？			
5. 总体来说，你吃的或喝的有比以前减少吗？			
6. 你有得过肺炎吗？多长时间一次和何时得的？			
7. 你有得过慢性呼吸道疾病吗？			
8. 你有过无明显原因的突发性高热吗？			
9. 你有咳嗽变多吗？			
10. 你有经常清嗓子吗？			
11. 你有注意到在你嗓子里有很多痰吗？			
12. 你有不断增多的唾液吗？			
13. 你的嗓音有变化吗？			
14. 你感觉到你的喉咙有肿块或异物吗？			
15. 你害怕吞咽吗？			
16. 当你吞咽的时候觉得疼痛吗？			
17. 你吃饭或喝水的时间有变长吗？			
18. 当你吃饭和喝水时有改变头或身体的姿势吗？			
19. 你咀嚼时有困难吗？			
20. 你有经常觉得口干吗？			
21. 当你吃饭或喝水时有感觉到不一样的冷或者热吗？			
22. 你有嗅觉或味觉改变吗？			
23. 你把咀嚼后的食物送到喉咙的时候有感觉困难吗？			
24. 当你咀嚼或吞咽食物时，食物有从口腔溢出吗？			
25. 当你吞咽完毕时一些食物或液体遗留在你的口腔内吗？			
26. 当你吞咽时，一些食物或液体进入到你的鼻腔吗？			
27. 当吃固体食物时，有一些固体食物卡在嗓子里吗？			

续表

问题	有	没有	备注
28. 当你吃饭或喝水时有窒息感吗?			
29. 你需要为了让残留的食物或水吞咽而反复多次吞咽吗?			
30. 在吃或喝水时或者之后你有咳嗽吗?			
31. 你通过小口进食或鼻胃管补充食物?			
32. 当你吞咽之后有感觉嗓音听起来不一样吗?			
33. 你有感觉胸部中部有压迫吗?			
34. 你有感觉在你的胸中部或喉部有灼热感吗?			
35. 你有食物反流吗?			

（二）临床筛查

吞咽障碍的识别首先是对患者进行筛查。在欧美等发达国家，患者入院后 24h 内，由护士完成吞咽障碍的筛查工作，这是一种快速、有效并安全的检查方法，能够识别出存在高度口咽吞咽障碍风险的患者，帮助临床医生分析吞咽过程中是否存在风险，是否需要进一步评估。国内目前对临床筛查工作尚未给予足够重视，也没有明确的可操作规范。国内已有报道建立了以护士为主导的高危科室吞咽障碍患者筛查及分级干预模式后，能早期识别吞咽障碍高危患者，提供个体化的评估与治疗方案，有效改善了患者的临床结局。

以下介绍一些常用的吞咽障碍筛查工具供读者参考：

1. 项目筛查量表　许多疾病均可引起吞咽困难，症状包括咳嗽、吞咽时清嗓动作（经口进食时）、进餐时唾液分泌增加、吞咽一口食团时因口或咽清除食物能力降低而出现的反复数次吞咽动作等。筛查时，首先应列出与吞咽障碍有关的疾病与症状，表 3-1-2 可供参考。

表 3-1-2　吞咽障碍筛查项目列表

临床资料		是否存在与吞咽障碍有关的疾病与症状	
基本情况	具体说明	是	否
1. 曾反复发作肺炎			
2. 具有高度口咽吞咽可能并有误吸风险的疾病	（1）部分喉切除		
	（2）头颈部曾接受放射治疗		
	（3）脑卒中		
	（4）帕金森病 / 帕金森综合征		
	（5）其他可能引起吞咽障碍的疾病		
3. 长期或创伤性插管，或曾进行紧急气管切开			

续表

临床资料		是否存在与吞咽障碍有关的疾病与症状	
基本情况	具体说明	是	否
4. 严重的呼吸困难			
5. 浑浊的嗓音或细湿声			
6. 主诉在吞咽前 / 中 / 后咳嗽			
7. 对口水的控制差			
8. 吞咽频率低（5min 内没有吞口水）			
9. 肺部经常有大量分泌物			
10. 正在进食，观察他的进食情况。若不在进食，观察吞口水的情况。判断是否有以下状况，特别考虑这些状况在进食时或进食后不久是否有改变	（1）呼吸困难		
	（2）分泌物增多		
	（3）嗓音改变（浑浊嗓音）		
	（4）单一食团需多次吞咽		
	（5）喉部上抬不足		
	（6）清喉咙		
	（7）咳嗽		
	（8）易疲倦		

表 3-1-2 筛查约需 15min，所有住院患者必须尽快完成此项筛查，针对每个项目勾出合适的描述。如果没有经过筛查，则应尽量避免经口进食，直至完成临床或者仪器评估。

筛查表所列项目 10 是对患者的饮水及进食进行观察。临床工作中，患者入院后常常无法了解实际的吞咽功能，所以不建议让患者直接经口进食，应进行详细的进食筛查试验，通过筛查试验才能得出项目 10 所要求的结果。

2. 进食评估调查工具 -10（eating assessment tool-10，EAT-10） 是由 Belafsky 等人 2008 年编制的吞咽障碍筛查工具，包含 10 个吞咽障碍相关问题，每个条目评分为 0~4 分，各条目得分相加得总分，见表 3-1-3。总分≥ 3 分表示可能在吞咽的效率和安全方面存在问题。EAT-10 有助于识别误吸的征兆和隐性误吸以及异常吞咽的体征，其与饮水试验合用，可提高筛查试验的敏感性和特异性。EAT-10 已被西班牙、瑞典、中国等多个国家本土化，且都证明 EAT-10 具有很好的信度和效度，使用方便，护士和患者容易掌握，患者进行自评具有可行性，一般能在 2min 内完成。国内有学者将其应用于急性期脑卒中患者，并以吞咽造影检查为效标进行检验，结果显示具有良好的信度，敏感度为 77.9%，特异度为 66.1%。

值得注意的是，从 EAT-10 内容分析，该量表仅适用于已有饮水和进食经历的患者，所以在使用前需确定患者卒中后是否进食（表 3-1-3）。

表 3-1-3 进食评估问卷调查工具(EAT-10)

姓名　　　　年龄　　　　性别　　　　记录日期　　　　　　科室

病床　　　　住院号

目的:EAT-10 主要在测试有无吞咽障碍时提供帮助,在您与医生就有无症状的治疗进行沟通时非常重要。

A. 说明:将每一题的数字选项写在后面的方框,回答您所经历的下列问题处于什么程度? 0:没有,1:轻度,2:中度,3:重度,4:严重

1. 我的吞咽问题已经使我体重减轻	0	1	2	3	4
2. 我的吞咽问题影响到我在外就餐	0	1	2	3	4
3. 吞咽液体费力	0	1	2	3	4
4. 吞咽固体食物费力	0	1	2	3	4
5. 吞咽药片(丸)费力	0	1	2	3	4
6. 吞咽时有疼痛	0	1	2	3	4
7. 我的吞咽问题影响到我享用食物时的快感	0	1	2	3	4
8. 我吞咽时有食物卡在喉咙里的感觉	0	1	2	3	4
9. 我吃东西时会咳嗽	0	1	2	3	4
10. 我吞咽时感到紧张	0	1	2	3	4

B. 得分:

将各题的分数相加,将结果写在下面的空格。

总分(最高 40 分)

C. 结果与建议:

如果 EAT-10 的总评分≥ 3 分,您可能在吞咽的效率和安全方面存在问题。建议您带着 EAT-10 的评分结果就诊,进一步做吞咽检查和/或治疗。

3. 吞咽功能性交流测试评分(functional communication measure swallowing,FCM) FCM 由美国言语和听力协会(American Speech-Language-Hearing association,ASHA)编制,目前已经得到国际认证并被广泛应用。FCM 能敏感地反映出经口进食和鼻胃管进食之间的变化,治疗师根据临床检查结果来确定吞咽功能是否受损。1~3 级是严重的吞咽功能障碍,必须插鼻胃管进食全部或部分流质食物;4~6 级为采用某个稠度的食物吞咽或采用代偿方法吞咽是安全的;7 级表明吞咽功能完全未受损,可正常进食。

1 级:患者不能安全吞咽任何东西。所有的营养品和水不能经口摄入。

2 级:患者不能安全的经口进食营养品和水,但是可以仅在治疗时进食一定稠度的食物。

3 级:当患者经口摄入的营养和水分不到 50% 时需要进食的代偿方法。吞咽时使用适当的吞咽代偿方法治疗和最大程度的饮食改变是安全的。

4 级:至少需要以下一个帮助吞咽才是安全的。适当的代偿方式、适当的饮食改变、鼻胃管或增稠剂。

5 级:通过少量的饮食改变或较小的吞咽代偿方式改变吞咽是安全的,少量个体可以自愈。全部营养和水分都可以经口摄入。

6 级:患者独立摄入食物和水都是安全的,患者通常可以自愈,少量患者需要轻微的治疗。当有吞咽障碍时需要特定的食物以及进食时间的延长。

7级：患者可以独立进食，无吞咽功能障碍。吞咽是安全有效的，如有需要可以采用吞咽代偿方式。

二、饮水筛查试验

文献报道许多吞咽障碍的饮水筛查试验具有相似的方法，所有筛查方法都是由一组临床特征构成的，这些临床特征都是吞咽功能异常的重要表现。

（一）要求

一个典型的饮水筛查试验方法应该做到：首选观察患者的意识水平，观察姿势控制程度。如果患者可主动配合并能在支持下保持直立位或坐位，需要在确定患者无严重的呼吸困难，痰量少且可通过咳嗽排出，吞咽反射存在的情况下才可进行。

（二）内容

筛查的内容包括：①口腔卫生情况；②患者口腔唾液的控制情况；③如果允许，给予饮水筛查测试。筛查测试后应该清楚写明各种可能结果的执行措施，例如进一步需要哪些会诊、能/不能经口进食等。

（三）方法

目前临床上使用的吞咽障碍的饮水筛查试验方法有许多种，除常用的洼田饮水试验外，护士在临床护理实践中，还可采用适合不同患者的其他改良饮水筛查方法。

1. 洼田饮水试验

（1）方法：先让患者单次喝下2~3茶匙水，如无问题，再让患者一次性喝下30ml水，然后观察和记录饮水时间、有无呛咳、饮水状况等。饮水状况的观察包括啜饮、含饮、水从嘴唇流出、边饮边呛、小心翼翼地喝、饮后声音变化、患者反应、听诊情况等。

（2）评价标准（分级）

Ⅰ级，可一次喝完，无呛咳。

Ⅱ级，分两次以上喝完，无呛咳。

Ⅲ级，能一次喝完，但有呛咳。

Ⅳ级，分两次以上喝完，且有呛咳。

Ⅴ级，常常呛住，难以全部喝完。

（3）诊断标准

正常：在5s内喝完，分级在Ⅰ级。

可疑：饮水喝完时间为5s以上，分级在Ⅰ~Ⅱ级。

异常：分级在Ⅲ、Ⅳ、Ⅴ。用茶匙饮用，每次喝一茶匙，连续两次均呛住属异常。

2. 改良饮水试验　以下介绍临床上选用的7种改良的饮水筛查试验，供检查者针对不同情况选用。

筛查试验1：如果患者意识状态好，自主咳嗽正常，确保患者处于坐位或由其他方法支持坐姿下，先给5ml水，嘱患者喝下。如果没有咳嗽，给予水杯让受试者正常饮一口水。如果患者呛咳，或显示任何误吸症状，则认为存在吞咽障碍的风险。如果上述筛查测试是满意的，无呛咳，可给予进一步测试。5ml糊状食物，自由饮50ml水，然后给一小块饼干。如果均正常，则允许经口进食。

筛查试验2：分2个阶段进行。第1阶段：每次给予患者5ml水，嘱患者喝下。吞咽3次共15ml，如果3次中出现2次呛咳或吞咽后声音嘶哑可判断有吞咽障碍风险。如果没有达到上述指标就进入第2阶段。第2阶段：给予患者60ml水，限定于2min内饮完。如果出现了呛咳或吞咽后声音嘶哑也可判断存在吞咽障碍风险。

筛查试验3：任意程度的意识水平下降，饮水之后声音变化，自主咳嗽减弱，饮一定量的水时发生呛咳，限时饮水试验有阳性表现。其中有一种异常即认为有吞咽障碍存在。

筛查试验4：这一试验是给予患者90ml水，在没有干预的条件下要求患者从杯中饮用，如果吞咽过程中出现咳嗽，或吞咽完毕1min后咳嗽，或者吞咽之后出现声音嘶哑，判断为异常征象。患者必须足够清醒，能坐起，并能拿住杯子，自己饮水，以保证测试安全。

筛查试验5：即冰水试验（标准的床旁吞咽评估）。首先检查患者的进食状态、进食姿势、呼吸、合作程度，然后检查口肌、口反射、咽吞咽，然后给予5~10ml水进行测试。患者坐直，首先给予3ml冰水含在口中，评估口的运动。然后嘱其吞咽，观察有无吞咽障碍的指征：如呛咳，吞咽延迟（$>2s$）或缺乏吞咽，喉提升差或缺乏，有痛苦表情，或呼吸困难，声音变化，口内残留冰水等。如果无上述表现，视为基本正常，然后要求吞咽两次5ml冰水。如果仍然正常，给予50ml冰水进行吞咽。患者对这些测试有任何一种吞咽障碍的表现，判定为存在吞咽障碍。

筛查试验6：即布克吞咽障碍筛查试验（the burke dysphagia screening test，TBDST），①双侧脑卒中；②脑干卒中；③脑卒中急性期的肺炎病史；④进食引起的咳嗽或90ml饮水试验时咳嗽；⑤不能完成进餐的一半食物；⑥进餐时间延长；⑦准备实施非口进食计划。如果出现上述一项或多项阳性指标，就认为未通过该试验，有吞咽障碍。

筛查试验7：先进行口腔湿润，然后空吞咽，观察在一定时间内空吞咽的次数，一般中老年5次（50岁以上），高龄患者3次（80岁以上）为正常，30s内少于2~3次为吞咽异常。

（四）应用评价

1. 洼田饮水试验　由日本人洼田俊夫在1982年提出，主要通过饮水来筛查患者有无吞咽障碍及其程度，灵敏度为42%~92%；特异度为9%~91%。该试验不但可以观察到患者饮水的情况，而且可以作为能否进行吞咽造影检查的筛选标准，但对隐性误吸患者容易漏筛。

2. 改良饮水试验　通过吞咽造影检查对7种筛查方法进行评价研究，结果表明：敏感度最高的是筛查试验3、4、6（95.8%），特异性最好的是7（70.7%），筛查试验2的阳性预测值最好（70.0%），试验3、4的阴性预测值最高（90.0%）。筛查试验3和4各项指标完全一致，因此实际使用中二者可以相互替代。

（五）注意事项

筛查试验判断患者可经口进食后，护士还需要观察患者一次或更多次经口进食过程。要了解患者的实际吞咽功能，需要观察患者一天中不同时段的进食过程，在患者运动或服用药物前后。任何由于疲劳、药物治疗或其他因素所导致的吞咽功能变化，都需要记录下来。与家属交流患者的情况，和与照顾者讨论，可以获得更多重要的信息。由此所获得的信息并不都是可靠的，要记住这些检查用于判断患者是否存在吞咽障碍有一定的局限性，还需与言语治疗师等吞咽障碍小组其他诊疗人员共同探讨进一步的评估及实验室检查的必要性，以明确患者的吞咽功能。在观察患者进食过程中，需要注意以下几点：

1. 在进食过程中，嗓音发生改变（可疑喉前庭有食物残留）。

2. 在吞咽中或吞咽后咳嗽（可疑误吸）。

3. 在呼吸时，发出痰声和咕咕声（可疑无能力清除咽喉中食物和液体，因而误吸气道中）。

4. 吞咽和进食困难时明显的代偿方式。比如，多次吞咽，一口量和浓度的控制、避免或倾向于选择某种食物，或采用代偿姿势进食，如点头吞咽、转头吞咽。

5. 进食疲劳或进食时间延长。

6. 喉部听诊中可听见正常呼吸气流的改变。

三、多伦多床旁吞咽筛查试验

多伦多床旁吞咽筛查试验（Toronto bedside swallowing screening test，TOR-BSST）是为护士制订的筛查工具，国内报道中文版TOR-BSST判断吞咽障碍的灵敏度为61.8%，特异度为87.1%，对于有鼻饲喂养、意识障碍和肺炎等并发症患者的评估准确度有限。要求在患者清醒、能在支撑下坐直，并能执行简单指令的情况下，进行舌的活动、咽部敏感度、发声困难（饮水试验之前、之后）、Kidd 50ml吞水试验。

筛查前准备一杯水和一把茶勺，确保患者口腔清洁及患者能坐直至90°。首先，让患者发"啊"音并维持5s，观察声音中的呼吸声、咕噜声、嘶哑或是过清音，如发现任何一种，哪怕程度较轻，也记为异常。然后抽取10ml水置于茶勺给患者，在每勺水咽下后发"啊"音，同时轻柔触诊喉部以检查最初几次吞咽时喉部的运动。如发现呛咳、流涎、湿性嗓音（类似于含少量水同时说话的嗓音）或嘶哑等改变，停止喂水；如正常，让患者使用杯子喝水。最后在水被咽下后等待1min，再次让患者发"啊"音。只要以上任何一项出现异常，均视为有吞咽功能障碍。

四、染料测试

染料测试（dye test）对于吞咽障碍尤其是气管切开患者，可以利用果绿、亚甲蓝等测试，是筛检有无误吸的一种方法。

1. 方法　给患者进食一定量的蓝色染料混合食物，吞咽后，观察或用吸痰器在气管套中抽吸，确认是否有蓝色染料食物。

2. 结果　若有咳出蓝色染料食物或从气管套中吸出有蓝色染料食物，应安排做吞咽造影检查。如果稍后才从气管套中吸出蓝色分泌物，就不一定是误吸所致。因为正常的分泌物也会流经口腔和咽，蓝色染料混合分泌物流经上述器官并覆盖于气管壁，吸出蓝色分泌物并非异常，应视为假阳性结果。这一测试最好给患者尝试各种形状和质地的食物，筛选出有误吸危险的食物进行测试，以免假阳性结果。

第二节　主观评估

主观评估（subjective assessment）是指由患者本人、照顾者、家属及其重要的他人所提供的病历资料，包括主诉、既往有关的主客观检查及其医疗处理等相关评估。医生及治疗师、护士每次与患者面谈所涉及的有关症状及功能不佳的描述都被视为主观资料，应做好相应的记录。在首次接诊患者时，医师应了解患者的主诉、询问病史，从主观上发现患者是否存在吞咽障碍。

一、主诉

临床评估的第一步是从患者叙述他们的症状开始。吞咽障碍可能有各种不同的症状，或有不同的症状组合。许多病例的症状与吞咽或进食的关系较明显，而在另一些病例中，吞咽和症状的关系可能不明显。仔细分析患者的这些主诉，可以初步鉴别口咽性或食管性病变，有助于推导吞咽障碍的病因诊断（表3-2-1、图3-2-1）。

表 3-2-1 吞咽障碍主诉询问要点

发生的部位和时间
口内：咀嚼、食团聚集、吞咽起始等方面有困难
咽：症状出现在吞咽时；或噎呛发生于吞咽完成后，提示为咽内残余食物的再误吸
食管：症状由吞咽引起；胸骨后痛
发病频度与进程
持续时间：与某种事件（如脑卒中、服食药丸时梗堵）有关的突然发病
频度：间断的还是持续的
症状的进程和严重程度
诱发因素和代偿机制
食物硬度：固体/半固体和/或液体
进食的一口量和速度
愿意接受的食物温度，热、冷的影响
是否用吸吮法，有无头颈部转动或倾斜以及特定的身体姿势或位置
症状出现是间隔性或经常性，是否出现在疲劳时
合并症状
语言或声音的改变
衰弱；肌肉控制力缺失，特别在头颈部
噎呛或咳嗽
反复多次吞咽，或“清嗓”动作增加
呕吐：咽性，鼻性，食管性或胃性；进食后即刻或延迟发生；呕吐物为未消化食物，腐烂物质或分泌物
咽喉部梗阻感，粘贴感
疼痛：局部性或放射性
吞咽痛（食团通过时痛感）
次要症状或发生并发症的证据
体重减轻，缺少活力，包括因脱水而致者
对食物的态度、食欲等较差
呼吸症状：咳嗽，痰量增多，气短，呼吸道感染，反复肺炎
睡眠障碍（继发于清理分泌物或反呕）
唾液分泌：流涎过多或口干

（一）口咽性吞咽障碍

由表 3-2-1 可见，口腔期常表现为流涎（drooling），主诉食物从口中洒落，食物含在口中，嚼来嚼去不下咽，口腔内颊沟有食物残留。咽期吞咽障碍患者常主诉吞咽时呛咳或作呕、泛酸；进食时咽异物感，食物梗在咽喉部有残留感；不能吐出口内或咽内的分泌物；进食时或进食后立刻出现呼吸异常、声音变化、痰量增多；吞咽时疼痛等。

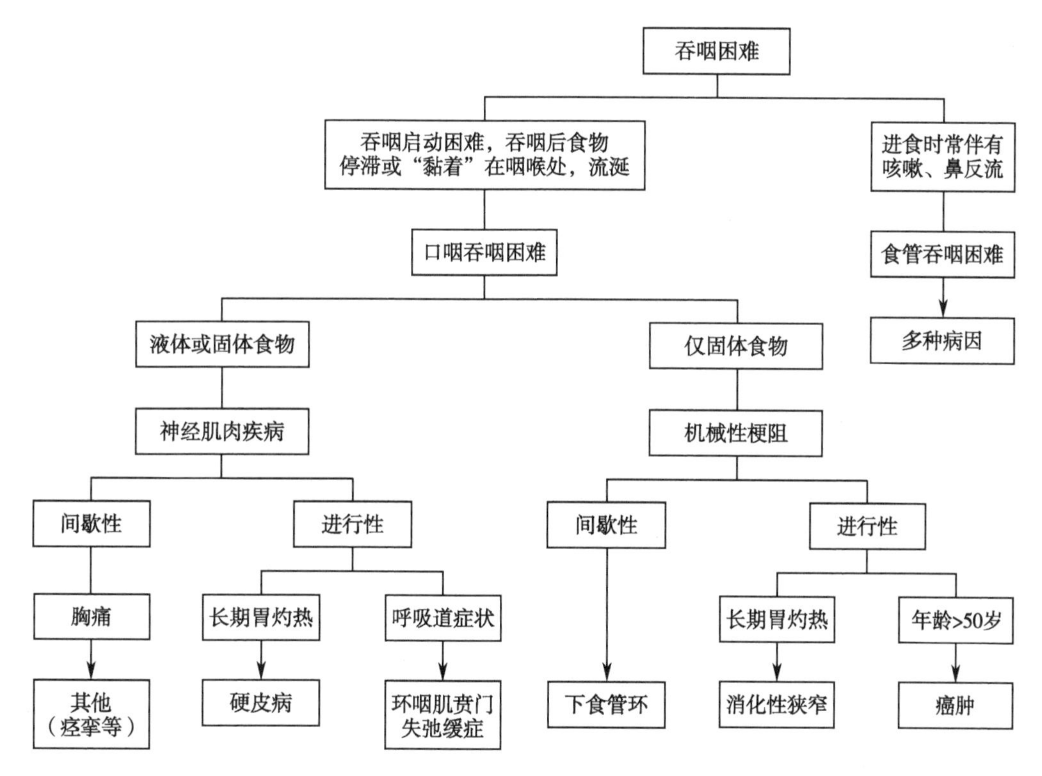

图 3-2-1 分析症状，推导吞咽障碍诊断的流程图

1. 咳嗽（cough）或呛咳（choking） 这是对起源于咽、喉部或肺部各种刺激的一种非特异性反应。当咳嗽发生在吞咽时或吞咽后即刻发生，则强烈提示吞咽有问题。然而，由于人类吞咽动作的持续发生，患者可能没有意识到咳嗽和吞咽的联系。此外，其他掩盖这种联系的因素还可能有口腔食物过早流入咽，咽腔内食物的清除不完全和食管内容物反流至咽。这些因素使患者难以意识到其与吞咽的关系。如果出现咳嗽或者呛咳，要询问发生的频率和严重性，是痒痒的咳嗽还是不可控制的咳嗽？有没有影响呼吸？

2. 梗阻感 吞咽障碍患者常见的主诉是梗阻感（obstructive），患者常常将这种感觉描述为食物或液体黏附（get stuck）在咽或胸部。有些患者使用“饱满感（fullness）”，偶尔会用“窒息”一词描绘同样的感觉。一般认为尽管患者能准确指出吞咽困难的梗阻位置，但事实上并不完全准确，约三分之一的患者指出的位置比吞咽造影检查记录高出许多，指出部位远在梗阻部位以下的较少。

梗阻感或咳嗽剧烈时，患者有时也描述有“窒息”感。尽管这两者都可发生在有吞咽障碍的患者中，它们却意味着疾病的不同机制。在分析症状时，决定患者用词的真正意义很重要。

3. 隐性误吸 吞咽障碍的临床表现很典型，但有些患者即使食物进入气管，仍然一点症状也没有，称为隐性误吸（silent aspiration）或无症状性误吸。临床上必须高度警惕患者发生隐性误吸。

隐性误吸表现为食物、液体或唾液进入声门下未引发咳嗽。据统计，隐性误吸在吞咽困难患者中可高达 40%，而临床上很难确认。如果患者有气管切开，有肺炎病史，咳嗽无力或无咳嗽，进食后声音湿润嘶哑，出现低热等症状应注意有隐性误吸的可能。

（二）食管性吞咽障碍

食管性吞咽障碍的特征性主诉包括胸痛、胸部堵塞感、延迟反流胃内容物、慢性胃灼热感。其中，进食后呕吐、有鼻腔反流史是最重要的主诉。

1. 反流（reflux） 是指食物或液体已通过口腔或咽以后再返回去或返至鼻腔的现象。正常吞咽的生理机制保证了吞咽时食物的单向协调性运动。反流时，不需要用力食物就回到口腔或咽。患者常主诉有胃灼热感、胸痛。这与呕吐不同，后者常有恶心、干呕、腹部肌肉和膈肌收缩等重要作用。当反流物味道有酸臭味，患者则通常有吞咽障碍。酸苦或酸臭味的食物或液体提示至少一部分反流物来自胃，当有酸臭味反流出现时，患者的问题可能是由于胃食管反流疾病导致的吞咽困难。

2. 其他问题 除反流外，尚有3个主要问题，应引起足够的重视，这3个最主要的问题是：

（1）是否仅为进食固体食物困难还是进食液体时也困难：对液体和固体食物都存在吞咽困难，尤其是间歇性发作伴胸痛者，提示食管动力障碍；如只有在进食固体食物时发生吞咽困难，则提示机械性梗阻可能，且食管内径＜15mm。

（2）吞咽障碍呈间歇性还是进展性：如呈进行性加重，要怀疑消化性狭窄或癌肿。

（3）是否与胃灼热感关联：消化性狭窄的患者常常有长期胃灼热和反流病史而无体重减轻；食管癌患者多见于老年男性并伴有体重减轻。其他如夜间症状（睡眠障碍、呼吸暂停）等，对诊断也有帮助。需要注意的是有些食管性吞咽困难患者，如环咽肌失弛缓症，也可能主诉颈部不适，类似于口咽性吞咽困难的症状。

（三）合并症

1. 呼吸系统 吞咽障碍患者可表现为喉咙痛、嘶哑、气短和胸部不适等症状，但要注意吞咽与这些症状的关系可能不明显，所有这些症状也可能由其他各种因素引起，与吞咽障碍没有特异性关联。

2. 神经系统 由于吞咽障碍常继发于神经性疾病，合并言语问题、认知障碍、痴呆、心理迟钝，有可能影响到患者沟通能力。

应详细记录吞咽障碍发生的时间及日期、是渐进性还是突发，是否与其他疾病并发或在其之后发生。

（四）其他表现

气管插管、气管切开、镇静、麻醉类药物使用的患者无法主诉，因此，并非所有患者都可以叙述他们的症状，有些可能给出的描述不可信或虚构。临床医师也可直接或通过家属、照顾者或喂食者等有关人员注意观察了解患者是否有下列提示吞咽障碍的表现：

1. 进食时摆弄食品、咬下食物块的大小不适当、试图吞咽时有情绪变化。

2. 进食环境和选择食物的变化，不愿在公众餐厅用餐；偏食，不吃某种质地较硬或较软的食品；进食时间很长或进食时停顿、中断；进食时头颈部常做某种运动。

3. 咀嚼费力，反复多次吞咽。

4. 发音困难；声音“潮湿”，嘶哑；面部两侧不对称，颈部发生痉挛性倾斜。

（五）继发症状

吞咽障碍患者最常见的继发症状是体重减轻，反复发生的肺部感染，其次有饮食习惯改变、食欲改变、味觉变化等。

二、病史询问

病史询问侧重于收集与吞咽有关的既往病史及其相应的检查、治疗情况。由于主要是患者和/或家属提供，既往病历记载，仍是主观评价的一部分。通常包括如下内容：

1. 神经系统　尤需注意患者神经系统疾病史，如卒中、脑外伤、神经系统感染、脱髓鞘性神经疾病、老年痴呆症、帕金森病、神经肌肉萎缩等，神经系统疾病史影响吞咽的感觉及运动功能。

患者的高级脑功能和意识状态对吞咽过程亦有影响。认知功能如定向力、理解力、记忆力、计算力等可初步在病史询问过程中获得。

2. 心血管系统　心血管系统的问题会影响患者的身体状态，使患者容易疲劳。

3. 呼吸系统　吞咽障碍的患者常有食物或液体误吸的现象，因此常有吸入性肺炎或肺功能障碍的病史。下列症状之中有三项即为有肺炎的征象：①白细胞增高；② X 线有炎症的表现；③长期不明原因体温持续在 38℃左右的低热；④带有脓性分泌物的咳嗽；⑤血氧分压降低 $PO_2 < 70mmHg$；⑥呼吸道、肺听诊有异常，如支气管音、大小水泡音。

4. 胃肠消化系统　临床表现也很重要，尤其是有胃食管反流病，可影响口腔、咽喉及食管的功能。

口腔护理及牙齿的状况也很重要，口臭提示进展期失弛缓症或者食管长期梗阻致口腔内有缓慢分解的食物残渣积聚。

5. 药物　很多药物可影响吞咽功能，在病史询问中应予注意。抗抑郁药引起黏膜干燥，嗜睡；镇静剂可影响精神状态；利尿剂会使患者觉得口干；肌松剂使肌力减退；抗胆碱药导致口干，食欲差；黏膜麻醉药抑制咳嗽反射等。

6. 其他　需记录的病史如鼻咽癌、口腔癌、咽喉部切除或放射治疗后、烧伤等，往往造成咽、食管平滑肌炎症、纤维化或增生，使管腔变窄；既往住院史、手术史，既往声音、语言或吞咽问题及其医疗干预等均需详细记录。

社会活动包括独立性及可获得的支持程度，也会影响诊断及治疗过程，应注意询问与记录。

三、营养状态

详见第十章第三节相关内容。

四、心理问题

吞咽是对于生理和心理健康都有着重大影响的复杂运动功能。进食不但对保证营养起重要作用，它也是社会交际的一个重要方面。吞咽障碍影响的是人类最基本的社会生物学功能，即进食和饮水的能力。只有当不能吞咽时，才会真正认识到进食与饮水作为我们社会活动的一部分所具有的重要意义。如果不能控制流涎，患者与他人相互交流的能力将严重受限，使个体变得孤立。因此吞咽障碍可引发许多心理问题，如焦虑、羞耻、窘迫、恐惧及自尊心下降等，约 33% 的吞咽障碍患者存在着抑郁状态，如此高比率的精神心理障碍问题在临床上却经常被忽视。所以理解患有吞咽障碍的患者及其家人、感知吞咽障碍对他们生活的影响是非常重要的。

由此可见，在主观资料的收集过程中，应特别注意患者存在吞咽障碍时的自我感受。其内容包括心理压力、不良及恐惧心理、精神健康、社会功能、疲劳及睡眠等出现的情况。

第三节 客观评估

一、概述

（一）目的

上述筛检与主观评估后，可以大致确定患者有无吞咽障碍。为进一步明确障碍的原因及程度，需作与吞咽有关的器官检查，如口腔、咽、喉等结构、运动、感觉及反射功能。吞咽障碍客观评估的目的是确定吞咽障碍的安全性及有效性的风险及其程度；提供吞咽障碍的解剖和生理学依据；确定患者有关误吸的危险因素，预防误吸的发生；明确是否需要改变营养方式，以及改善营养状态；为进一步检查和治疗提供依据。另外，对吞咽障碍后的功能变化和代偿，要进行阶段性或治疗前后的评估；而对吞咽障碍和康复机制的深入研究，则要求有较为全面的检测和更为客观的检查作为评估的基础。

（二）应用价值

能够描述和解释症状，较全面地检查口腔的感觉与运动功能，有助于明确更进一步的诊断。临床评估应当在仪器检查如吞咽造影检查（video fluoroscopic swallowing study，VFSS）、喉镜吞咽功能检查（flexible edoscopic examination of swallowing，FEES）之前进行。相对于仪器检查来说，程序简便，涉及的人员较少，费用也相对低廉。

虽然临床评估对于任何吞咽功能的评价都是非常重要的，但并不是吞咽障碍评价的"金标准"，也有其局限性。第一，它并不能观察到整个吞咽经过的管道，所以不能提供口腔、咽及喉部结构与功能的某些信息。第二，不能提供吞咽所需时间，不能了解咽的力量、压缩食团的能力或是否吞咽后有残留。第三，无法直接观察到患者是否有误吸或误吸是如何发生的。此外，临床评估有时还会受到环境或患者本身的限制，只能做一部分检查。如没有准备好所有评估所需的各种性状的食物，临床医师只能依靠现有的条件收集部分资料。如果患者身体状态较差，则无法耐受整个检查。

（三）评估工具

基本工具是小手电筒、压舌板和棉签。其他所需物品包括：①小喉镜或冰棒棉，用于触觉或冷刺激；②喂食工具，如汤匙和透明塑料杯，有时需要注射器、导管、吸管或移液器等；③食物和液体如水、冰块、浓流质、羹、饼干或其他小块的需咀嚼的固态食物；④接呕吐物的容器，如大纸杯，小塑料桶或盆等；⑤围裙、毛巾或纸巾；⑥抽吸设备以防进食评估食物进入气管；⑦有助于提供非食物刺激的工具包括纱布卷或包着弹性吸管的纱布、柠檬汁、糖水和盐。在检查时如果有正常口颜面解剖学外观图，有助于向患者解释正常吞咽过程。

二、口颜面功能评估

主要包括唇、下颌、软腭、舌等与吞咽有关的肌肉运动、力量及感觉检查。

（一）口腔直视观察

观察唇结构及两颊黏膜有无破损，唇沟和颊沟是否正常，硬腭（高度和宽度）的结构，软腭和悬雍垂的体积，腭、舌咽弓的完整性，舌的外形及表面是否干燥、结痂、瘢痕，牙齿及口腔分泌物状况等（图 3-3-1）。

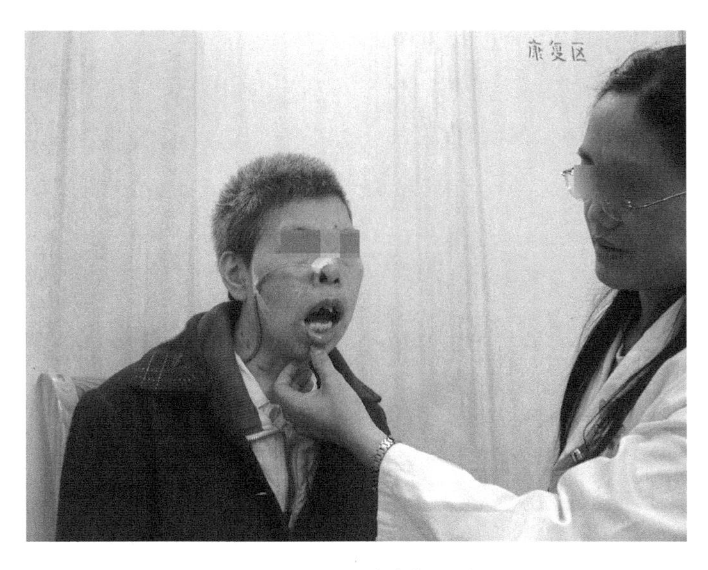

图 3-3-1　口腔直视观察

（二）口腔器官运动及感觉功能检查

1. 唇、颊部的运动　静止状态唇的位置及有无流涎，做唇角外展动作观察抬高和收缩的运动、做闭唇鼓腮、交替重复发“u”和“i”音、观察会话时唇的动作（图 3-3-2）。

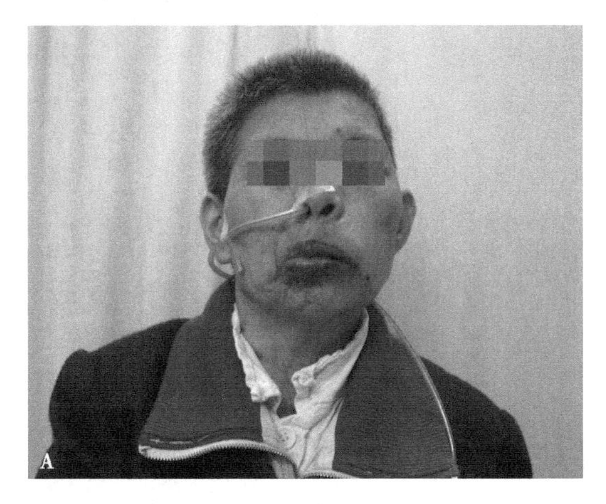

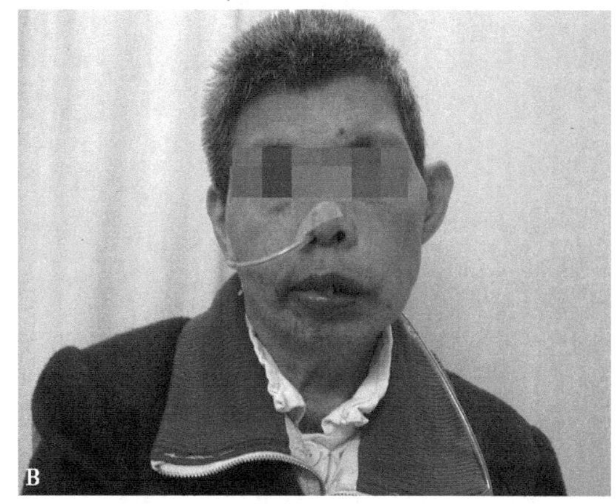

图 3-3-2　唇、颊部运动观察

A. 口唇突出；B. 口唇展开无法完成

2. 颌的运动　静止状态下颌的位置，言语和咀嚼时颌的位置，是否能抗阻力运动（图 3-3-3）。

3. 舌的运动　静止状态下舌的位置，伸舌运动、舌抬高运动、舌向双侧的运动、舌的交替运动、言语时舌的运动。以上各种运动是否能抗阻力运动。舌的敏感程度，是否过度敏感及感觉消失（图 3-3-4）。

4. 软腭运动　发“ɑ”音观察软腭的抬升、言语时是否有鼻腔漏气；软腭抬升差的患者刺激腭弓是否有上抬（图 3-3-5）。

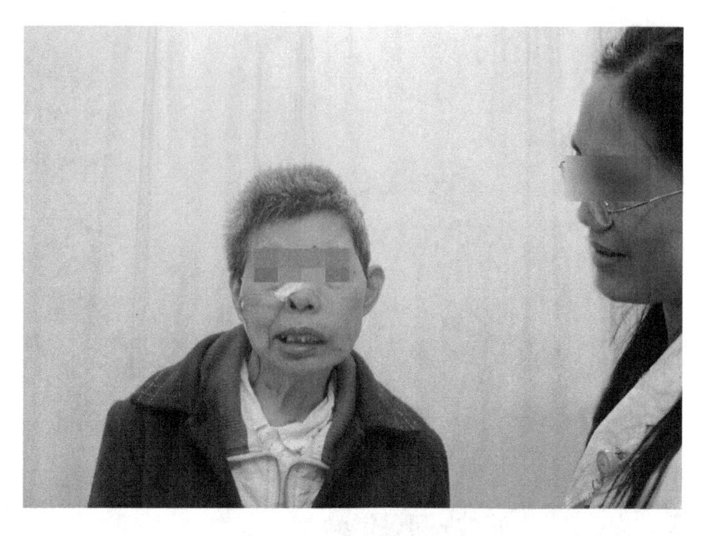

图 3-3-3 颌运动观察

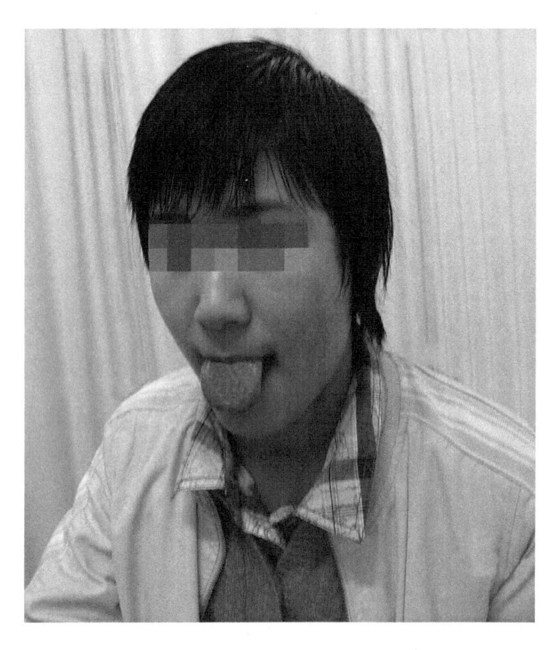

图 3-3-4 舌运动观察
患者舌感觉消失，舌肌萎缩

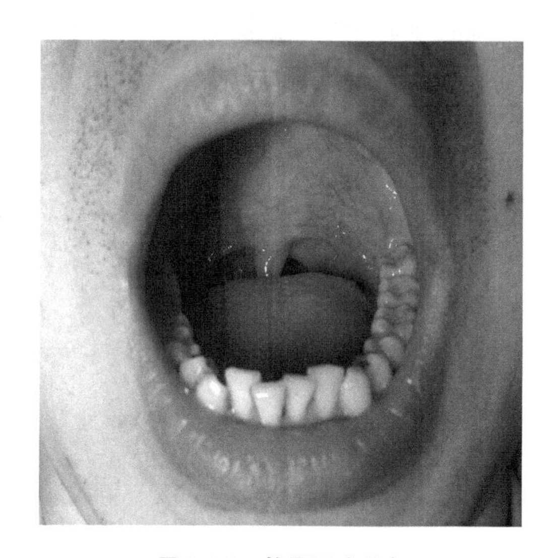

图 3-3-5 软腭运动观察

三、吞咽反射功能评估

吞咽反射包括咽反射（swallowing reflex）、呕吐反射（gag reflex）、咳嗽反射（cough reflex）等。

1. 咽反射 诱发咽反射可用冰冷物，用棉签或尺寸 0 号（直径 1/4）的喉镜，触碰硬腭与软腭的交界处或软腭和悬雍垂的下缘（图 3-3-6A），这样的触碰会引起软腭的向上向后动作，但咽壁不会有反应，也不会造成呕吐的全咽反应。

2. 呕吐反射 正常呕吐反射是由有害物质刺激所启动，如呕吐或食物逆流，引发的动作反应是把食物从咽向上及向外推挤出来，其目的是清除咽的有害物质，这正好和吞咽动作相反。呕吐反射检查是由表面的触觉感受器所启动。常用方法是用棉签触碰舌面或用喉镜触碰舌根或咽后壁，在触碰后，观察此触碰是否能引起整个咽后壁和软腭强劲而对称的收缩。若咽后壁收缩不对称，可怀疑有单侧咽无力现象（图 3-3-6B）。有研究确认呕吐反射的缺失不一定导致吞咽能力下降。

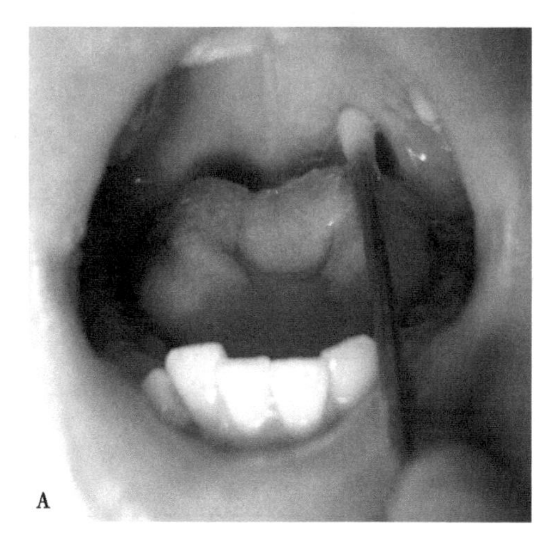

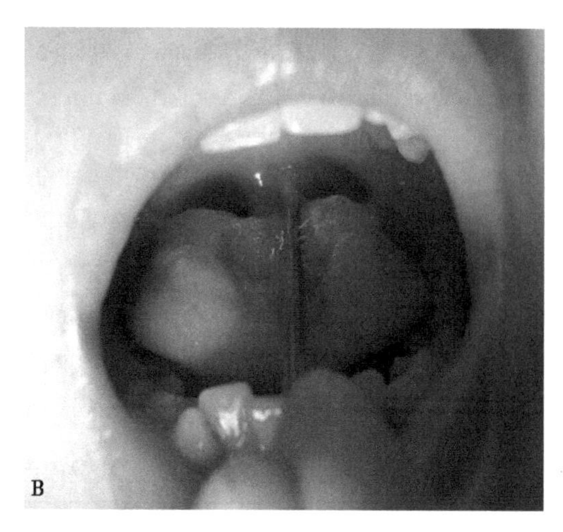

图 3-3-6 吞咽反射检查

A. 咽反射检查点；B. 呕吐反射检查点

3. 咳嗽反射 咳嗽反射是喉、气管和支气管内壁黏膜上皮等部位的感受器能接受机械性和化学性刺激产生的保护性反射。观察患者自主咳嗽以及受刺激后的咳嗽反应。如果咳嗽反射减弱或消失，导致咽及气管内的有害刺激物误吸，容易产生误吸及吸入性肺炎。

以上反射检查主要涉及舌咽神经、迷走神经所支配的反射活动。

四、喉功能评估

喉的评估包括在持续发元音和讲话时聆听音质、音调及音量，如声音震颤和沙哑等情况。吞咽时的吞咽动作（喉上抬的幅度）。评估具体内容如下：

1. 音质 / 音量的变化 嘱患者发“ɑ”音，聆听其发音的变化。如声音沙哑且音量低，声带闭合差，在吞咽时气道保护欠佳，容易误吸。

2. 发音控制 / 范围 与患者谈话，观察其音调、节奏等变化。如声音震颤，节奏失控，为喉部肌群协调欠佳，吞咽的协调性会受到影响。

3. 刻意的咳嗽 / 喉部的清理 嘱患者咳嗽，观察其咳嗽力量变化。如咳嗽力量减弱，将影响喉部清除分泌物、残留食物的能力。

4. 吞唾液，喉部的处理 观察患者有无流涎，询问家属患者是否经常“被口水呛到”，如果有，估计处理唾液能力下降，容易产生误吸或隐性误吸。

5. 喉上抬 通过做空吞咽检查喉上抬运动检查喉上抬的幅度。检查方法如下：治疗师将手放于患者下颏下方，手指张开，示指轻放于下颌骨下方，中指放在舌骨，小指放于甲状软骨上，环指放于环状软骨处，嘱患者吞咽时，感觉甲状软骨上缘能否接触到中指来判断喉上抬的能力（图 3-3-7）。正常吞咽时，中指能触及甲状软骨上下移动约 2cm。

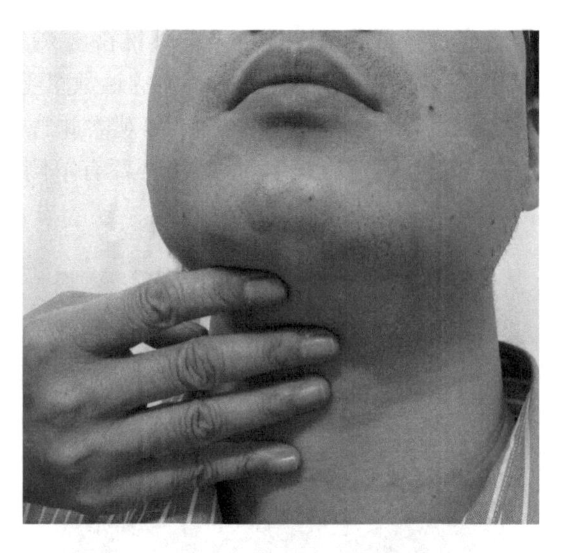

图 3-3-7 喉上抬（吞咽动作）检查手法

五、综合功能评估

曼恩吞咽能力评估量表（Mann assessment of swallowing ability，MASA）是由 Mann 于 2002 年提出，包括意识、认知力、理解力、语言能力、呼吸功能及口咽期吞咽功能评估等 24 个方面，依据每方面的严重程度评分。该量表能确定吞咽困难和误吸，也可作为患者长期吞咽能力的监测工具，大型临床试验证明其是评价吞咽功能的简便、安全、可靠的评估方法。目前国内一般运用改良 MASA（表 3-3-1）。

表 3-3-1 改良曼恩吞咽能力评估量表（MASA）

评估内容	分级标准
1. 意识 任务：观察并评估患者对语言、肢体被动活动或疼痛刺激的反应	10 分：清醒 8 分：嗜睡 - 波动的觉醒状态 5 分：很难被语言或刺激唤醒 2 分：昏迷或没有反应
2. 合作度 任务：吸引患者的注意力并尽量促使患者与检查者交流或主动活动	10 分：合作（可通过某种语言或非语言的形式交流） 8 分：间断合作 5 分：不愿合作 2 分：不合作 / 无应答
3. 呼吸 任务：评估患者的呼吸状况	10 分：呼吸音清晰，无临床或影像学异常的证据 8 分：上呼吸道痰鸣音或其他呼吸系统异常情况（如哮喘、慢性阻塞性肺疾病） 6 分：肺底细小湿啰音 4 分：肺底粗糙水泡音 2 分：可疑肺部感染 / 需经常吸痰应用呼吸机（器）
4. 表达性言语障碍 任务：评估言语表达受限情况	5 分：无异常 4 分：找词 / 表达语义轻度障碍 3 分：只能用有限的方式 / 短语或单词表达自己的意思 2 分：无功能性言语声音或无法理解的单词 1 分：无法评估
5. 听理解力 任务：评估理解基本语言进行交流的能力	10 分：无异常 8 分：进行一般对话有轻度困难 6 分：对重复性简单言语指令可理解

续表

评估内容	分级标准
	2分：提示时偶尔作答 1分：无反应
6. 构音障碍 任务：评估言语清晰度	5分：无异常 4分：变慢伴偶尔停顿或急促不清 3分：言语可被理解但讲话的速度与完整性协调性有明显缺陷 2分：言语不清，无法理解 1分：无法评估
7. 唾液 任务：观察患者控制唾液的能力；注意观察任何从口角边分泌的唾液	5分：无异常 4分：讲话时唾液飞溅、唾液增多随时需吐出 3分：说话、侧躺或乏力时流涎 2分：有时持续性流涎 1分：严重的不能控制的流涎
8. 舌肌运动 任务：评估舌的活动 前伸运动：让患者尽可能向前伸舌然后缩回 侧方运动：让患者用舌触碰口腔的每个角落，然后重复交替进行侧方运动 抬升运动：嘱患者口张大，抬起舌向上触碰上颌，用这种方式交替上抬和下压舌尖	10分：舌活动范围完整，无异常 8分：运动范围轻微受限 6分：运动范围不完整 4分：只能轻微活动 2分：无活动或不能执行
9. 舌肌力量 任务：评估舌两侧的力量，让患者用舌边向侧方和前方用力	10分：无异常 8分：轻微减弱 5分：明显一侧无力 2分：完全无力或不能执行
10. 咽反射 任务：分别刺激每一侧咽后壁	5分：无异常 4分：两侧减弱 3分：一侧减弱 2分：一侧消失 1分：反射消失
11. 咳嗽反射 任务：让患者用力咳嗽，观察咳嗽时的力量和咳嗽音的清晰度	10分：无异常 8分：可用力咳嗽，但音质嘶哑 5分：咳嗽动作完成不充分 2分：不能作咳嗽动作或不能执行命令
12. 软腭 任务：让患者用力发几次“啊”的声音，每次持续数秒，观察有无鼻音过强并注意软腭的抬升运动	10分：无异常 8分：两侧轻微不对称，软腭移动 6分：一侧力量减弱，不能持续保持上抬 4分：活动微弱，鼻腔反流，气体从鼻部漏出 2分：软腭不能上抬或不能执行命令

根据查体结果为患者选择每一项最合适的得分，将每项得分合计得到总分，总分≥ 95分，可经口进食水，观察患者第一次进食情况，如果总分≤ 94分，嘱患者暂禁食水。

六、咳嗽反射试验

咳嗽反射试验又称咳嗽激发试验，由 Bickerman 在 50 年前首先提出，它通过雾化吸入特异性的刺激物诱导人和动物产生反射性咳嗽，然后测定特定浓度特定时间内的咳嗽总次数，或者测定引起一定数量咳嗽所需最低浓度的一种方法。招少枫在国内首次将咳嗽反射试验应用于误吸的筛查，并与“金标准”对比，同时比较了不同浓度梯度柠檬酸对卒中后误吸的诊断价值。研究显示柠檬酸咳嗽反射试验对卒中后吞咽障碍患者的误吸筛查具有较高的敏感性和特异性，是一种颇具前景的评估方法。其中较低浓度柠檬酸刺激对误吸和隐匿性误吸诊断价值最大，这与国外研究结果一致。梯度柠檬酸咳嗽反射试验介绍如下：

1. 仪器　氧动力雾化吸入装置由国产一次性医用雾化器及气源导管构成，气源导管接口端连接氧气压力表，插口端接雾化瓶下部插口，供氧压力 5~13MPa，氧流量 5L/min。

2. 试剂准备　用 0.9% 的生理盐水溶解柠檬酸，配制成低浓度 0.2mol/L、中浓度 0.4mol/L、中高浓度 0.6mol/L、高浓度 0.8mol/L 柠檬酸溶液。

3. 检查流程　受试者自然放松，取坐位或半卧位，面罩边缘紧贴其口鼻处皮肤，平静呼吸 1min。试验时给予提示语“正常呼吸，如果感觉想咳嗽，就请咳嗽”。在试验开始时，首先将 0.9% 生理盐水 5ml 加入雾化器中，让患者雾化 1min，从而适应雾化的感觉，消除紧张情绪。然后从低到高浓度依次给予柠檬酸溶液，每次雾化 15s。每个浓度吸入 2 次，2 次柠檬酸试验之间吸入生理盐水雾化液 1min。整个过程按照欧洲呼吸协会推荐，两次柠檬酸的吸入中给予安慰剂间隔，是为了预防机体对柠檬酸的反应钝化。记录患者在吸入试剂的 15s 内是否有咳嗽及咳嗽的次数。

若 15s 内未出现咳嗽或仅有一次咳嗽则记录该浓度柠檬酸咳嗽反射筛查“阳性”；若 15s 内出现两个或更多的咳嗽反应则记录为“阴性”。

第四节　进 食 评 估

一、目的

进食评估的目的包括：①获得吞咽动力信息；②选取最安全的食物；③制订治疗计划；④均衡营养。我们还要照顾不同患者的饮食喜好、特别注意可提供的环境因素，吞咽障碍的国际功能，残疾和健康分类（综合类目）从躯体功能、结构、活动和参与、环境因素等四大方面全方位描述了患者吞咽功能状况，包含 10 个环境因素，如食品、个人护理提供者和个人助手、直系亲属家庭成员的个人态度以及卫生的服务、体制和政策等。

在整个临床吞咽评估过程中，言语治疗师需要不断整合之前的信息并为下一步的评估工作做出判断。进食评估前，言语治疗师要综合对患者的主观评估、沟通评估及脑神经评估等，在脑海中形成关于患者吞咽情况的一个基本框架。如对于患者是否可以按指令进食、是否可以用手拿餐具、食物的最佳放置位置在哪、先喝水还是先用增稠液体、需要从哪种稠度开始、进食时需要多少帮助等情况，在进食评估之前，言语治疗师要做到心中有数。

二、注意事项

临床中言语治疗师应严格掌握入选标准和禁忌，符合以下几种情况者方可进行进食评估。

1. 意识清楚。

2. 可以最佳姿势饮水和进食。

3. 有保护气道的能力：如患者具有吞咽、咳嗽、清除气道的能力，或已观察到患者有吞咽反射、咳嗽。

4. 有足够的体力 / 耐力完成进食评估，如患者不会在检查过程中因疲乏而睡着。

5. 气管切开患者评估时应有医学助手（如物理治疗师、护士等）帮助，可以为患者吸痰，言语治疗师应接受过吸痰的培训，以确保需要时能够提供支持。

三、评估前选择和决定

（一）选择进食姿势

一般来说，患者可以坐或支持情况下，应尽可能使之保持直立坐位，如 70°~90°。但有研究显示对于那些臀部 / 躯体不能保持稳定性的患者（如发育性障碍的患者），应该区别对待。Dorsey 发现利用坐椅保持躯体稳定 35°~60°，患者可以自主将其重心移到胸部上方。

一般遵循患者原本的体位，如患者长期卧床，一般抬高床头，不能直接将其变成 90°，而是根据医生、物理治疗师等建议调整姿势。但同时也不能忘记患者潜在的姿势调整能力，密切观察检查过程中患者姿势的变化，及时和物理治疗师确定最佳姿势。另还需要根据患者的基础情况确定最佳进食姿势，如食团控制能力差但吞咽启动及幅度均正常的患者，可以先低头以免液体或食物在吞咽前流入咽部，启动吞咽前再仰头吞咽。如一侧口腔感觉、咽部感觉下降的患者，吞咽时宜头偏向健侧，使液体或食物从健侧通过。

（二）选择食物质地

1. 根据口腔肌肉功能和沟通能力选择　食团控制能力、唇闭合能力差的患者宜从增稠的液体开始，再慢慢变稀薄。

2. 根据咽部及喉部功能选择　吞咽启动慢或者声门闭合不全的患者宜从增稠的液体开始。

3. 根据病史选择　如喉切除手术患者造成吞咽启动延迟时宜从增稠的液体开始。痴呆患者宜选择刺激性强的食物。

4. 选择食物放置口中的位置　根据患者口腔结构是否完整以及口腔肌肉功能选择食物放置最佳位置，舌癌舌切除术后患者将食物放置舌根处。舌控制差的患者宜从舌中后部放置食物。

5. 选择最佳吞咽指令　经过以上选择后，言语治疗师应给予患者相应指令，要求患者吞咽，特别是应结合姿势改变、餐具改变给予患者有细分步骤的吞咽指令，让患者最大程度理解并执行指令，对于合并严重认知障碍的患者，更要给予多重刺激的吞咽指令。

四、食物类型

食物的质地和液体增稠已成为吞咽障碍管理的基础。将食物切碎、捣碎或做成泥状，以补偿咀嚼困难或疲劳，可改善吞咽安全、避免窒息。将液体增稠可以减慢其口腔期和咽期转动过程，以避免异物进入呼吸道致误吸及促进进入食管。全世界都存在吞咽困难管理中的食品质地和液体增稠的问题，然而，各个国家的名称、改良等级和特征都有不同，多个名称增加患者的安全风险。将术语和定义国际标准化已成为一种改进患者安全和跨专业交流的重要方法。

五、评估工具准备

（一）基础工具

1. 选择食物分级标准。
2. 水。
3. 凝固粉/增稠剂：用来增加水的黏稠度。
4. 杯/碗。
5. 吸管。
6. 大、小勺子。
7. 手套、压舌棒、手电筒。

注意：以上仅供参考借鉴。也可以就地取材，用患者目前正在食用的食物进行进食评估。

（二）床边吞咽评估辅助工具

临床吞咽评估还可以包括颈部听诊吞咽时和吞咽后的呼吸音和/或血氧饱和度水平。两者同时检测评估可以得到误吸相关信息。

1. 血氧饱和度监测仪

（1）取血氧饱和度基线。

（2）进行临床吞咽评估。

（3）检测血氧饱和度至少 2min（注意：此处的时间并非绝对，部分治疗师进食评估过程中均佩戴脉压血氧饱和度监测仪）。

（4）如血氧饱和度比基线低出 2%，意味着有误吸的情况。

2. 颈部听诊器

（1）将听诊器放在环状软骨下方或喉外边缘。

（2）评估前先聆听呼吸声作基线。

（3）一边听诊一边进行临床吞咽评估。

（4）对比吞咽前后的呼吸音。

（5）分辨呼吸道是否有分泌物或残留物。

（6）吞咽后有水泡音，意味着有误吸的情况。

六、评估策略

（一）视

在尝试进食评估时，治疗师必须注意患者各个方面的情况，从而制订最佳的进食评估方案，重点观察吞咽前、吞咽中及吞咽后的情况，且在整个过程中注意以下几点：

1. 患者对食物的反应。
2. 注意观察唇闭合后是前方泄漏还是唇角左右泄漏。
3. 舌运动。
4. 咀嚼动作。

5. 是否出现咳嗽、清喉咙或呼吸困难、呼吸变化，这些情形出现的频率，以及发生的用餐时段（起始、中途或末尾）。

6. 吞咽后口腔内是否有食物残留。

7. 用餐过程中分泌物的改变量。

8. 用餐费时长和进食量。

9. 呼吸和吞咽的协调。

10. 患者应避免哪些食物和液体。

（二）触

在给患者行进食评估时，治疗师在其进食过程中将手指放置在喉结位置，一方面感受吞咽的动作，另一方面感受是否存在咽期吞咽延迟。

手指放置的正确位置：示指轻放在下颌骨正下方的前端（可以感受舌动作的起始），中指放在舌骨（感受舌骨运动），环指放在甲状软骨的顶端，小指放在甲状软骨的下端。环指和小指可以在咽期吞咽启动时感受喉部的动作，比较出舌开始动作和舌骨与喉部动作的时间差，为言语治疗师提供口腔期通过时间和咽部启动延迟时间总和的粗略值，也可以说是为其提供舌引发吞咽到咽期吞咽启动的时间。需要注意的是，吞咽时喉部触觉结果很主观，不同言语治疗师给出的答案可能不一致，而且整个吞咽过程不是我们肉眼直接观察到的，而是根据各种外部表现间接判断，所以可能存在各种偏差。

（三）听

进食评估过程中，注意听如下声音：

1. 音质　观察吞咽前、中、后的声音质量，可以嘱患者在吞咽前后发“啊”音进行对比，看前后是否有变化。

2. 咳嗽　观察吞咽过程中咳嗽的发生以及发生时间。

3. 嘎音和湿音　观察是否有特定的吞咽异常的声音。

4. 吞口水的声音　观察是否有吞口水的声音。

七、吞咽各期评估

（一）口腔前期和口腔期

口腔前期和口腔期观察要点见表 3-4-1。

表 3-4-1　口腔前期和口腔期观察要点

	无	稍许	严重
主动开口困难	____	____	____
唇闭合困难	____	____	____
咀嚼困难	____	____	____
口腔传送延长	____	____	____
下颌运动困难	____	____	____
食团在吞咽前坠入咽部	____	____	____

（二）咽期

咽期观察要点见表3-4-2。

表3-4-2 咽期观察要点

	无	稍许	严重
吞咽反射延迟	___	___	___
喉上抬幅度及速度下降	___	___	___
喉上抬协调性/顺畅度	___	___	___
反复启动吞咽	___	___	___

（三）食管期

虽然食管期问题不是治疗师处理，但是我们需要了解食管期吞咽障碍的异常表现，并留意观察转诊至胃肠消化科医生。食管期观察要点见表3-4-3。

表3-4-3 食管期观察要点

	无	稍许	严重
食物反流	___	___	___
进食后呕吐	___	___	___
患者自诉有卡住感	___	___	___

（四）吞咽后

吞咽后观察要点见表3-4-4。

表3-4-4 吞咽后观察要点

	无	稍许	严重
咳嗽	___	___	___
喉部清理声音变化（浊水声）	___	___	___
气喘	___	___	___
口腔残留	___	___	___
咽部残留	___	___	___
鼻反流	___	___	___

八、尝试吞咽策略

言语治疗师在没有仪器评估的条件，在观察尝试吞咽时的吞咽障碍症状时，为提高安全性和营养摄入量，可能会在患者摄入过程中尝试控制食团的黏稠度、温度或大小，或改变患者的体位和/或进食行为。有许多代偿策略可以尝试，但在实施这些策略时，保证安全是首要任务。如果这种策略对于食团转运没有明显改善，终止此策略，让患者去做仪器评估是非常有必要的。

1. 喂食/进食速度　如果患者能自行进食，则鼓励患者自己动手，此过程上密切观察患者及照顾者的喂食/进食速度。

2. 喂食/进食用具及餐具　吞咽评估也与喂食/进食用具及餐具密切相关，必要时可以进行记录（表3-4-5）。

表3-4-5　进食/喂食用具选择记录

	杯子	吸管	叉子	勺子	筷子
选择	____	____	____	____	____
说明	____				

3. 自行进食与他人喂食　根据患者的认知能力及肢体活动能力指导其调整喂食或进食方式。

4. 进食/喂食时间　应选择患者有足够的体力/耐力时候进食，尤其高龄患者和认知障碍患者，应选择其最佳状态时间进行评估。

5. 进食/喂食食物质地和量　在临床实践中，用一茶匙（5ml）液体评估患者吞咽功能是较普遍的做法。言语治疗师应仔细询问患者及照顾人员其之前的进食/喂食的一口量和总进食的量，并据此准备进食评估的份量。

6. 代偿性吞咽策略　言语治疗师可根据之前的评估部分预判患者可能存在的生理异常，从而在进食评估中有选择性的改变进食姿势，以便更明确生理异常部位及原因。

参考文献

[1] Lindsay P, Bayley M, Hellings C, et al. Canadian best practice recommendations for stroke care (updated 2008) [J]. Canadian Medical Association Journal, 2008, 179(12): S1-S25.

[2] Intercollegiate Stroke Working Party. National clinical guidelines for stroke[M]. London: Royal College of Physicians, 2004.

[3] National Stroke Foundation. Clinical guidelines for acute stroke management[M]. Australian Government: National Health and Medical Research Council, 2007.

[4] 黄师菊，蔡有弟，李晓玲，等. 护士主导的高危科室吞咽障碍患者筛查及分级干预效果评价[J]. 中华护理杂志，2018，53(11)：1303-1308.

[5] 刘萍，欧翠玲，敖友爱，等. 早期评估与分级管理的康复护理模式对脑卒中后吞咽功能及误吸的影响[J]. 中国物理医学与康复杂志，2017，39(12)：934-936.

[6] Belafsky PC, Mouadeb DA, Rees CJ, et al. Validity and reliability of the eating assessment tool (EAT10)[J]. Ann Otol Rhinol Laryngol, 2008, 117(12): 919-924.

[7] 王如蜜，熊雪红，张长杰，等. EAT-10中文版在急性期脑卒中后吞咽障碍评估中的信效度评价[J]. 中南大学学报（医学版），2015，40(12)：1392-1399.

[8] 王如蜜，李月裳，张长杰，等. 多伦多床旁吞咽筛查试验在急性期脑卒中后吞咽障碍筛查中的筛检效果评价[J]. 中国康复医学杂志，2017，32(11)：1250-1256.

[9] 王如蜜. 成人吞咽障碍临床吞咽评估指导手册. 北京：北京科学技术出版社，2018，53-88.

[10] McCullough G H, Martino R. Clinical evaluation of patients with dysphagia: importance of history taking and

physical exam[M]//Manual of diagnostic and therapeutic techniques for disorders of deglutition. New York: Springer, 2013: 11-30.

[11] Mueller C, Compher C, Ellen DM, et al. A. S. P. E. N. clinical guidelines: Clinical guidelines nutrition screening, assessment, and intervention in adults[J]. JPEN J Parenter Enteral Nutr, 2011, 35: 16-24.

[12] Suiter DM, Leder SB, Karas DE. The 3-ounce (90-cc) water swallow challenge: ascreening test for children with suspected oropharyngeal dysphagia. Otolaryngol HeadNeck Surg. 2009; 140: 187-190.

[13] Terre R, Mearin F. Oropharyngeal dysphagia after the acute phase of stroke: predictors of aspiration[J]. Neurogastroenterology & Motility, 2006, 18(3): 200-205.

[14] Teitelbaum D, Guenter P, Howell WH, et al. Defi nitionof terms, style, and conventions used in A. S. P. E. N. guidelines and standards[J]. Nutr Clin Pract, 2005, 20: 281-285.

[15] Threats TT. Use of the ICF in dysphagia management [J]. Seminars in speech and language, 2007, 28(4): 323-333.

[16] Wang T G, Chang Y C, Chen S Y, et al. Pulse oximetry does not reliably detect aspiration on videofluoroscopic swallowing study[J]. Archives of physical medicine and rehabilitation, 2005, 86(4): 730-734.

第四章 吞咽功能仪器评估

随着科学技术的发展，除传统的颈部听诊外，越来越多的功能性检查被应用于吞咽障碍的评价，目前吞咽障碍仪器检查有影像学检查与非影像学检查，两种方法都可应用在正常和异常的吞咽生理研究。影像学检查包括吞咽造影检查（videofluoroscopic swallowing study，VFSS）、内镜吞咽检查（videoendoscopy swallowing study，VESS）、超声检查（ultrasonography）、放射性核素扫描检查（bolus scintigraphy）等。每一种检查方法都可以提供与吞咽有关的信息，包括口咽腔的解剖结构、吞咽生理功能或患者吞咽不同性状食物的异常表现等。其中，吞咽造影检查、内镜吞咽检查被认为是诊断吞咽障碍首选的和理想的方法，常被认为是评价吞咽障碍的“金标准”，它们不仅可以发现吞咽障碍的结构性或功能性异常的病因及其部位、程度和代偿情况，有无误吸等，而且是选择有效治疗措施（如进食姿势和体位）和观察治疗效果的依据。

第一节 吞咽造影检查

一、概述

1. 概念 吞咽造影检查（videofluoroscopic swallowing study，VFSS）又称改良的钡剂吞咽检查（modified barium swallowing study，MBSS）、电视荧光钡剂检查（videofluroscopic barium study，VFBE）、电视荧光吞咽检查（videofluroscopic swallowing study，VFSS）、动态吞咽检查（dynamic swallow study，DSS）等，是在X线透视下，针对口、咽、喉、食管的吞咽运动所进行的特殊造影。此项检查可以进行点片或录像来记录所看到的影像，并加以分析。

2. 吞咽造影检查与传统的胃肠道造影检查比较见表4-1-1。

表4-1-1 吞咽造影检查与传统胃肠造影比较

	吞咽造影检查	胃肠造影检查
体位	直立位，坐位	多种卧位
造影剂	钡混悬液 泛影葡胺等含碘的水样造影剂	钡剂
造影剂量	少	多
造影剂性状	稀、稠液体，半固体，固体等多种	浓稠液体，单一
造影剂质地	多样，可添加果汁、蜂蜜等，模拟自然食物	单一钡剂，很少添加其他食物
造影剂要求	涂布少，清除快	涂布多，清除慢
观察内容	口、咽、喉、食管在吞咽时的动态运动，包括持续性、协调性及异常吞咽所见	食管、胃的动力性排空，上胃肠道的功能状态，黏膜异常及有无占位性病变

3. 应用价值 自口咽至食管上段的吞咽过程十分迅速，食团（钡团）通过咽的时间仅约0.75s，普通照片无法记录整个吞咽过程，只有X线动态造影录像或快速摄片才能记录其活动，并且可以逐帧慢速回放，仔细分析发现其中活动的异常。

该方法可对整个吞咽过程进行详细的评估和分析，通过观察侧位及正位成像可对吞咽的不同阶段（包括口腔准备期、口腔期、咽期、食管期）的情况进行评估，也能对舌、软腭、咽喉的解剖结构和食团的运送过程进行观察。在检查过程中，言语治疗师可以指导患者在不同姿势下（尤其是改变头部的位置）进食，以观察何种姿势更适合患者；当患者出现吞咽障碍，则随时给予辅助手段或指导患者使用合适的代偿性手段以帮助其完成吞咽。这种检查不仅可以显示咽快速活动的动态细节，对研究吞咽障碍的机制和原因具有重要价值。被认为是吞咽障碍检查的“理想方法”和诊断的“金标准”（golden standard）。

4. 操作人员 吞咽造影是检查口咽吞咽功能最常用的方法，一般由放射科技师和言语治疗师共同合作完成。应当注意的是，该项检查应在主管医生和/或言语治疗师对患者完成吞咽功能的临床评估后进行。具体的职责分工如下：

（1）言语治疗师：言语治疗师的工作包括①基于临床检查的结果明确吞咽造影的大致操作过程，根据患者进行个体化的方案制订，包括造影所用食物的容积、质地等；②选择、准备造影用对比剂；③向患者及其家属告知该检查可能存在的风险，征得其书面同意；④在检查过程中完成操作，并结合观察到的吞咽障碍特点，系统地选取治疗性策略；⑤与放射科医师共同完成吞咽造影的报告撰写，主要针对非经口进食的推荐、进食食物的质地、容积的选择以及必要的治疗策略的建议。

（2）放射科技师：①操作造影机，观察患者存在的解剖学异常；②和治疗师共同完成吞咽造影的报告。

（3）护士：①准备造影中所需要的防护服和造影使用材料；②造影前后辅助患者，协助治疗师完成造影中患者喂食等的操作；③如患者出现误吸等情况，对患者进行吸痰等操作。

5. 适应证与禁忌证 凡是存在口咽期吞咽功能障碍的患者均为吞咽造影检查的适应证。但如存在咽、食管阻塞，高误吸风险，患者意识不清醒，完全不配合检查等情况应当禁行或者慎行该项检查。

6. 意义 吞咽造影检查可以评价吞咽的解剖和生理机制，评价异常吞咽模式，可以观察到临床评估观察不到的咽期功能障碍，通过吞咽造影检查，临床上可以明确患者是否存在吞咽障碍，可以发现吞咽障碍的结构性或功能性异常的病因及其部位、程度和代偿情况。吞咽障碍发生在哪个期、有无误吸，尤其是并发肺炎高度危险的隐性误吸，严重程度如何，评价代偿的影响，如能否通过一些吞咽方法或调整食物的黏稠度来减轻吞咽障碍的程度，为选择有效治疗措施（进食姿态治疗和姿势治疗）和观察治疗效果提供依据。所以，吞咽造影检查对指导临床吞咽治疗工作具有重要的意义。

7. 不足之处 吞咽造影检查也有许多不足之处。如患者被迫接受X射线的辐射；由于舌骨、喉的运动所致，不能反映咽腔横截面积，缺乏中、下咽的分析数据；不能区分神经肌肉源性疾病与其他疾病；不能发现咽喉处是否有唾液残留；不能定量分析咽肌收缩力等生物力学指标；不能反映咽的感觉功能。

二、准备工作

（一）检查设备

造影使用的检查设备大致包括3个组成部分：X线机、视频采集设备、音频采集工具。一般用带有录像功能，具备500mA以上功率的胃肠机，可记录吞咽时从口腔准备期到食物进入胃的动态变化情况。过去在胃肠机无录像功能时，也可用像素较高的数码相机或手机录下检查画面来代替。近年来，由于吞咽造影数字化分析技术的逐渐推广，对检查过程中的视频采集设备也有一定的要求，传统的采集方法所获取的吞咽造影检查视频无法满足需要。目前临床应用的吞咽造影数字化采集系统所采集视频图像的分辨率可达为1 920×1 080，采集帧速为30帧/s，吞咽图像测量指标（点，线，面积）测量准确率＞98%，吞咽运动轨迹跟踪准确率＞80%（图4-1-1）。高质量的检查视频为吞咽造影的分析、患者资料的管理也提供了基础。音频的采集通过麦克风连接采集系统可进行同步录制，音频信息对于吞咽造影视频的分析也具有重要的辅助作用。

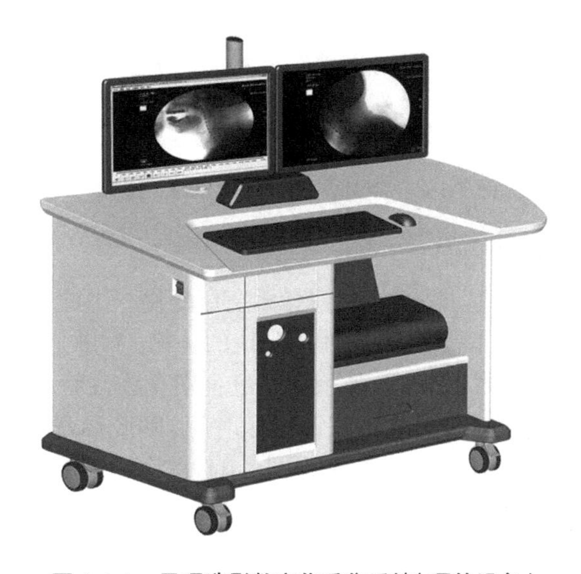

图4-1-1 吞咽造影数字化采集系统（硬件设备）

（二）造影剂

为了使得参与吞咽的各结构能够良好地显影，检查所用食物需加入造影对比剂进行调配。目前可供选择使用的造影对比剂包括：

（1）硫酸钡混悬液：将硫酸钡粉剂加适量的水调制而成，在胃肠造影检查中可采用浓度为45%~60%（重量/体积）的硫酸钡混悬液，但在吞咽造影检查中由于需进一步加入食物调配，建议采用60%的浓度，具体调制方法可用200mg硫酸钡加入286ml水中（图4-1-2）。

（2）含碘的水样造影剂：如20%或76%泛影葡胺、碘比乐、优维显、碘海醇等，因此造影剂味苦，黏滞度高，国外很少使用，特殊情况下如严重误吸、钡剂过敏者可以使用，在国内不推荐使用。

以上两类造影剂各有优缺点，硫酸钡混悬液为临床上最常使用，因其含香草味道患者易于接受，而含碘类对比剂口味苦涩，患者难以接受，而且进食量较多时，容易产生胃肠不适，如腹泻、腹痛等。但由于硫酸钡误吸至肺内后可沉积于肺泡内，若不能有效清除，长期沉积导致肺泡局部机化，损伤肺功能，因而对于误吸风险高且清嗓、肺廓清功能较差的患者，可考虑使用含碘的造影剂。

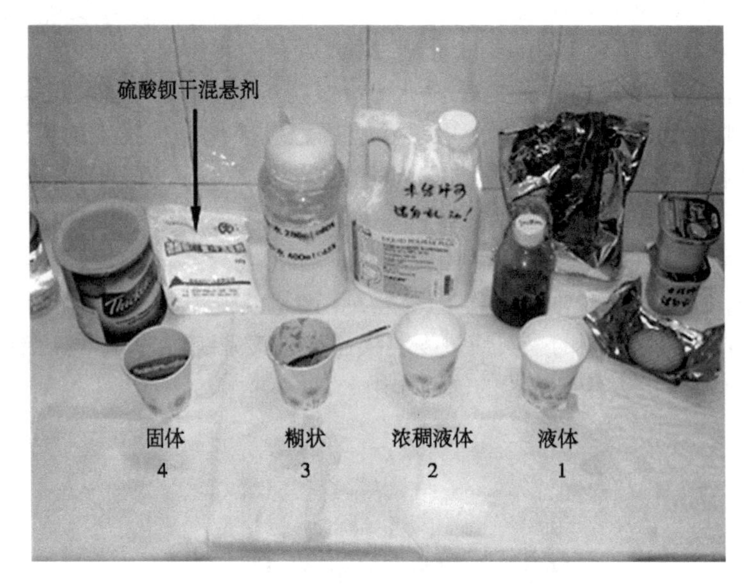

图 4-1-2 含硫酸钡混悬液的造影剂制备

（三）造影用食物的选择与调配

吞咽造影的原则是模拟生理进食，观察有无病理变化。因此，造影用食物的选择与调配至关重要。通常造影需选择多种不同性状质地的食物，判断进食时患者吞咽的安全性和有效性，从而指导治疗方案的制订，如治疗性进食中食物性状的选择。研究发现，每口量食团的黏度、容积等特性对于患者的口腔运送时间、咽腔运送时间、吞咽启动时间、环咽肌开放时间和幅度、误吸发生率可产生不同影响，如吞咽造影中使用的食物与日常治疗性进食的食物性状差异较大，将使得吞咽造影检查的结果影响治疗性进食的指导。因而应当注意造影检查中使用的食物性状需与治疗性进食过程中的食物性状尽可能保持一致。

要调配出不同性状的造影用食物，除硫酸钡粉外，可选用多种食物原料，包括米粉、增稠剂（淀粉类或黄原胶类），及患者喜欢吃的食品。目前造影所配制的造影用食物大致可分为：①低稠食物（液体），即 60% 的硫酸钡混悬液；②中稠食物（浓稠液体），100ml 60% 的硫酸钡混悬液加 3g 黄原胶增稠剂；③高稠食物（糊状），100ml 60% 的硫酸钡混悬液加 6~8g 黄原胶增稠剂；④固体食物，即加有 3 号造影用食物的苏打饼干。

对于造影过程中所调配的食物黏度等性状，还有以下内容需要关注：

（1）视觉：用钡液、甜品、蜂蜜按比例混匀后，倒出来看食物的质地。

（2）口感：配好的造影剂食物事先可用口品尝，尤其是儿童的吞咽造影检查，可选择牛奶、果汁等口感、味道好的食物调配。

（3）操作：在患者造影前和造影过程中，需要反复搅拌、混合，避免钡粉沉积在杯底。

（4）如患者已可进行治疗性进食，可考虑用在日常食用的食物（如馒头等）中加入对比剂进行调配。

三、检查方法

标准的操作是让患者在直立位或坐位下进行，一般选择正位和侧位观察吞咽造影情况。根据患者的病情和造影时所能显示的最大信息体位，通常取侧位像，左前或右前 30°直立侧位最好，颈部较短者此位可更清晰地显示造影剂通过环咽段时的开放情况。此外，可根据需要做正位像。

（一）患者体位摆放

采用何种体位取决于患者当时的身体状况，常用的体位如下：

1. 如果患者可以配合，最好取坐位，造影时侧坐位和前后坐位转换。

2. 如果患者不能自己坐稳，则最好坐在头颈部有支撑物的椅子上并固定好躯干，以免跌倒，此椅子要求与所用 X 线机配套，以便在侧坐位和前后坐位间能够转换（图 4-1-3）。

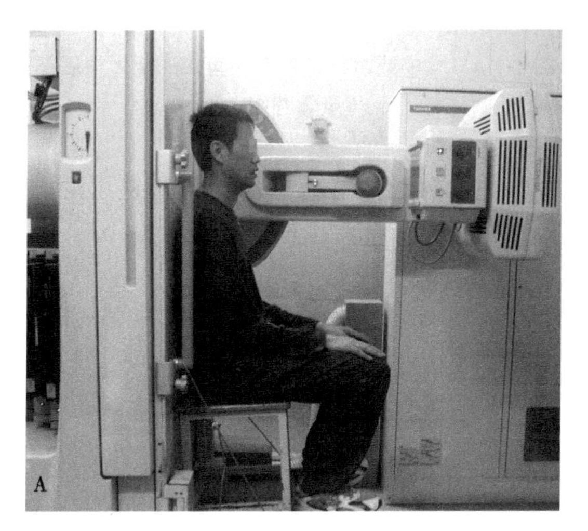

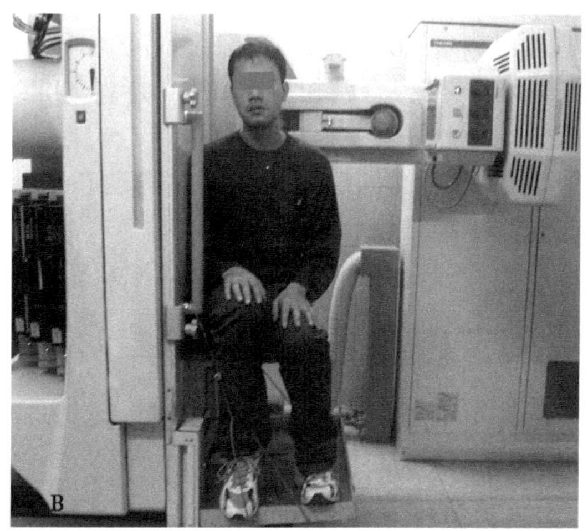

图 4-1-3　坐位造影姿势

A. 前后坐位；B. 侧坐位

3. 如果患者无力，如偏瘫、四肢瘫不能坐站，可以将患者用绑带固定在 X 线机检查台上，为避免发生意外，采取头高脚低的半卧位，并在吞咽造影中调整为侧卧位或斜位。

4. 注意事项　为了保证造影顺利进行，造影前：①患者应清洁口腔、给予排痰处理。②插鼻胃管者，最好把鼻胃管拔掉。因为鼻胃管会影响食物运送速度，并黏附食物，影响吞咽的顺应性和协调性，影响观察。③造影过程中应由言语治疗师或指定的人员（家属等）为患者喂食含造影剂的食物，不允许患者自行食用。

（二）不同质地造影食物的实施方法

根据临床评价结果决定使用含造影剂食物的先后顺序，原则上先糊状，后液体和固体，量由少到多。

1. 如果患者仅发生饮水呛咳，可先喂糊状食物，分次给 3ml、5ml、10ml 造影剂，先在口腔内进行咀嚼动作，观察口腔功能情况，然后嘱患者尽可能一次全部咽下，观察患者咽功能情况、会厌谷及梨状隐窝情况。

2. 进食水样造影剂时，要根据患者情况，先从小量开始，逐渐加量。可以分次给 3ml、5ml、10ml、20ml 造影剂，观察不同剂量时患者的吞咽情况，有无误吸现象发生，一旦发生误吸应停止该性状食物继续检查。

3. 如患者口腔功能减退，尽可能将食团或水样造影剂送至舌根后部，并刺激咽帮助患者完成吞咽动作（图 4-1-4）。

4. 应尽量确保第一次吞咽的造影剂完全通过食管后，再做重复的吞咽检查。

5. 如患者进食后发生呛咳，及时采用拍背、诱发咳嗽（按压胸骨上窝以上气管段）及吸痰等方法，尽可能将误吸的造影剂排出气道或肺。

（三）吞咽造影范围

为了便于造影后影像资料的分析，将所用显影食物进行编号。造影时将此编号放在 X 线机检查台相应处，并在影像上能看见。

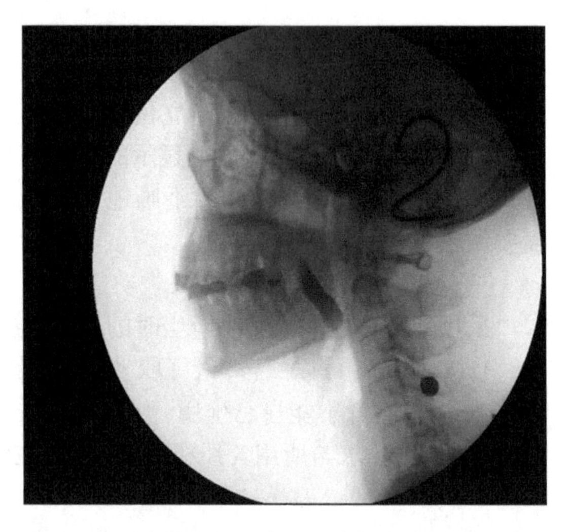

图 4-1-4 食物或水样造影剂被直接送至舌根后部（录像截图）

1. 尽可能同时采用吞咽时的动态录像和吞咽后发声时的静态双对比点片摄影两种方法。

2. 咽造影检查后还要观察食管及贲门开放情况。

3. 咽点片，显示咽的解剖结构。范围应包括软腭、舌骨、环咽段及部分颈椎。

4. 如患者头不能抬起，咽显示不清时，可调整球管的角度，将咽显示清楚。

5. 不论患者有无误吸现象发生，造影结束前均常规进行前后位肺部的透视检查，了解肺内情况。

四、观察内容与分析

（一）观察内容

根据食团在吞咽时所经过的解剖部位，一般将正常吞咽过程分为三个期来观察，即口腔期、咽期和食管期，把口腔准备期和口腔推送期合并在口腔期内观察。

1. 口腔期 口腔期需要重点观察口唇的闭合及随意运动、舌的搅拌运动、舌的运送功能、软腭的活动及有无鼻腔内反流、口腔内异常滞留及残留等（图 4-1-5A）。

2. 咽期 咽期需要重点观察吞咽反射启动的触发时间、咽缩肌收缩活动、喉上抬程度、会咽及声门关闭、会厌谷及梨状隐窝异常滞留及残留，有无误吸、误吸食物的浓度和误吸量（图 4-1-5B）。

3. 食管期 食管期重点需要观察食管上括约肌能否开放、开放程度、食管的蠕动、食管下括约肌的开放等（图 4-1-5C）。

（二）异常表现

在吞咽造影评估过程中，吞咽障碍主要表现在以下几个方面：①吞咽启动过度延迟或不能启动吞咽；②发生与吞咽有关的误吸；③腭咽反流；④吞咽后口咽不同部位（会厌谷、梨状隐窝、咽后壁）食物滞留及残留，现从侧位及正位像详述如下：

1. 侧位像 侧位是从唇到颈段食管吞咽机制的最佳观察位，也是气管与食管分开的最佳观察位，由此位可决定造影剂是否会进入气管。此体位是信息量最大的观察像，由此

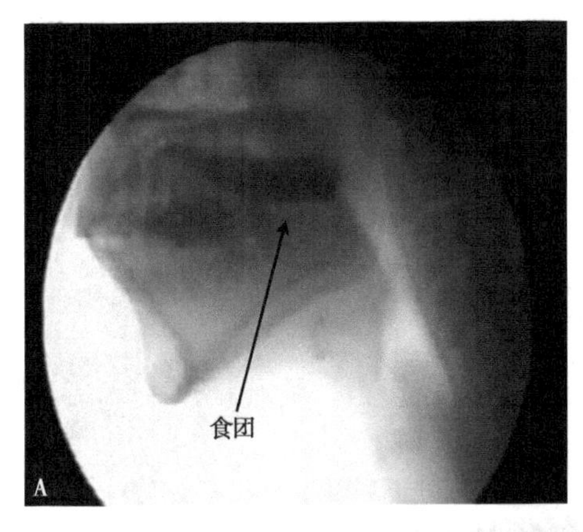

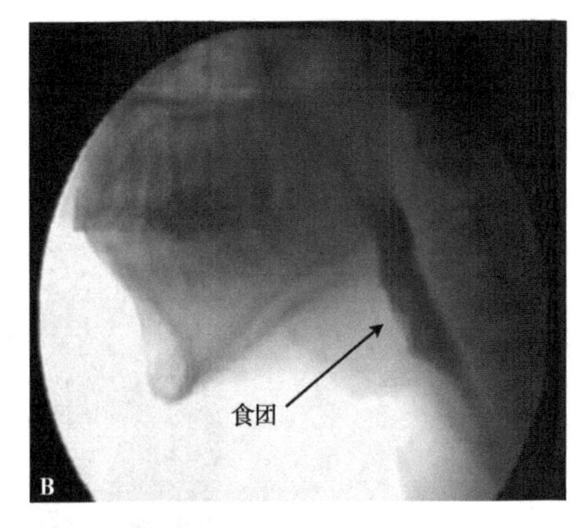

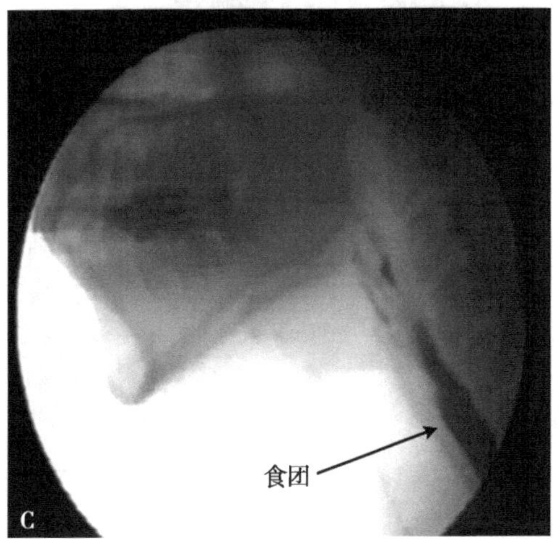

图 4-1-5　正常造影不同阶段表现

A. 造影食物在口腔内形成食团；B. 食团进入咽腔造影所见；C. 食团进入食管造影所见

可见吞咽各期的器官结构与生理异常的变化，包括时序性（timing）、协调性（coordination）、肌肉收缩力（strength）、会厌反转（epiglottic inversion）、环咽肌开放情况以及食物通过咽腔的时间，异常表现包括滞留、残留、反流、溢出、渗漏、误吸、环咽肌功能障碍的情况等。

（1）滞留（pooling）：吞咽前，内容物积聚在会厌谷或梨状隐窝时的状况，即多量造影剂在会厌谷及梨状隐窝内，数次吞咽后能及时排出，称为滞留，也可在环咽段上方或口腔底部发生阻滞和滞留。

（2）残留（residuals）：吞咽完成后内容物仍留在会厌谷或梨状隐窝的状况。即少量造影剂在会厌谷及梨状隐窝内，数次吞咽后不能及时排出（图 4-1-6）。

（3）反流（reflux）：造影剂从下咽腔向上反流入鼻咽腔和/或口咽腔（图 4-1-7）。

（4）溢出（spillage）：在会厌谷或梨状隐窝的内容物积聚超过其容积而溢出，通常情况下会溢入喉前庭（图 4-1-8）。

（5）渗漏（penetration）：造影剂流向喉前庭等声门上部位等处称为渗漏。要注意发生的部位（喉、气管等）、数量（大、中、小、微量）和时间（吞咽前、中或后）。应注意因头位、姿势等影响，正常人偶尔可发生渗漏，在吞咽造影检查中，溢出和渗漏往往同时发生。

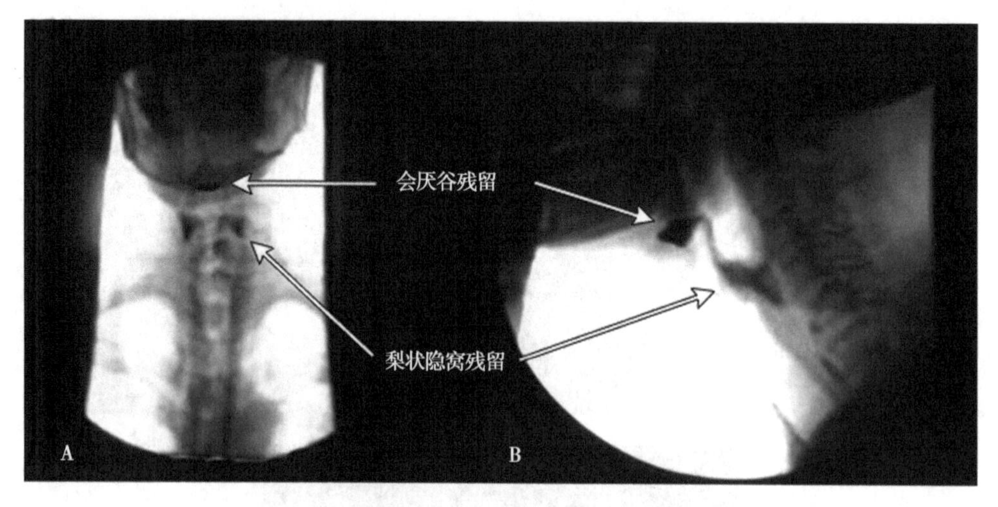

图 4-1-6 双侧会厌谷及梨状隐窝造影剂残留，左侧居多

A. 正位；B. 侧位

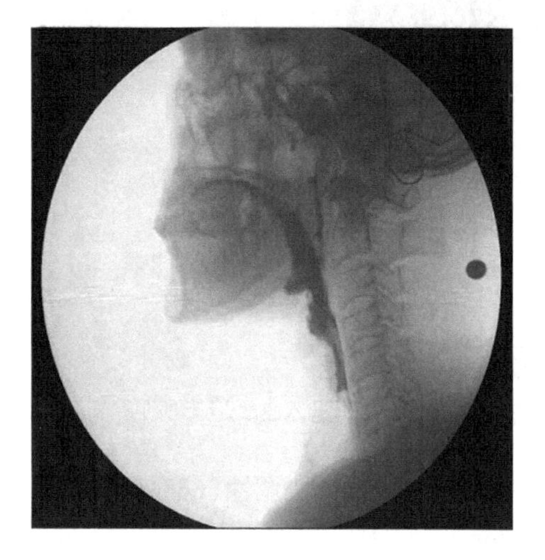

图 4-1-7 造影剂从下咽腔向上反流入鼻咽腔

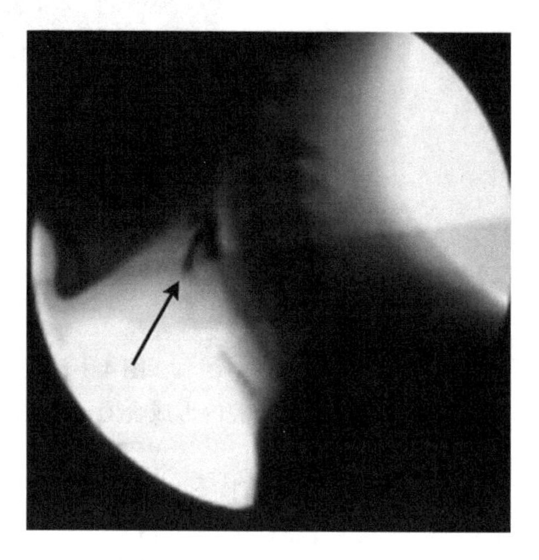

图 4-1-8 造影剂在梨状隐窝积聚过多溢入喉前庭

（6）误吸（aspiration）：造影剂进入气管、支气管及肺泡内。通常以声门为界，未通过声门仍在喉前庭，属于渗漏（图 4-1-9）。

（7）环咽肌功能障碍：环咽肌功能障碍（cricopharyngeus dysfunction，CPD）通常指环咽肌不能及时松弛或发生肌肉痉挛，有①松弛 / 开放不完全；②松弛 / 开放缺乏等表现形式。

1）松弛 / 开放不完全：吞咽造影除可见会厌谷和梨状隐窝有食物滞留和残留外，患者经反复多次吞咽后，少许食物才能通过食管上段入口进入食管中，食物进入食管入口后的流线变细，并有中断，咽腔底部食物积聚过多（图 4-1-10）。提示环咽肌开放不完全（部分失弛缓）。

2）松弛 / 开放缺乏：吞咽造影可见会厌谷和梨状隐窝有食物滞留和残留，咽腔底部有大量食物聚集，食团不能通过食管上段入口进入食管中（未见食物流线）。食物溢入喉前庭，经气管流入肺中（图 4-1-11）。

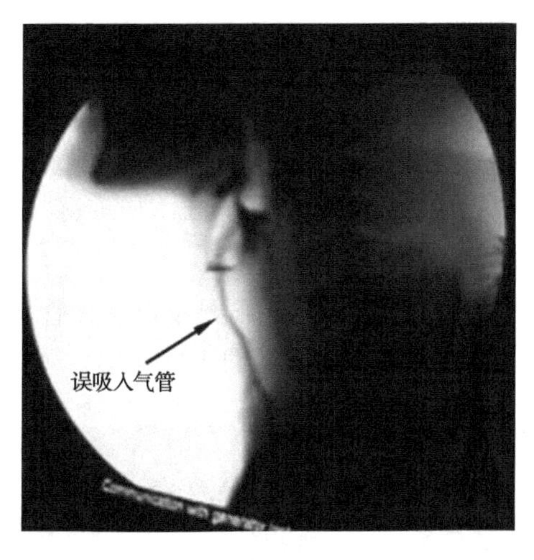

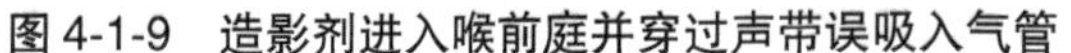
图 4-1-9　造影剂进入喉前庭并穿过声带误吸入气管

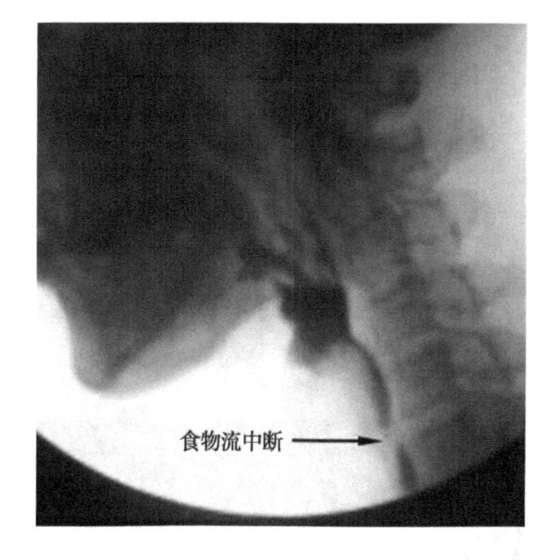

图 4-1-10　环咽肌开放不全，造影剂进入食管

（8）造影剂阻滞：表现为造影剂通过咽的时间> 700ms，阻滞区上方咽缩肌蠕动的代偿性增强，狭窄区（如蹼）下方的喷射（jet）现象。

（9）吞咽时序性紊乱：吞咽过程中，口、咽、食管三者之间的相互关系不协调及吞咽时间延长，时序及协调性差，不符合正常吞咽过程各期表现，也无典型异常特征者为吞咽功能紊乱。应注意找出并在录像报告中描述功能紊乱发生的部位（如环咽段）、时间（如口期、咽期）、代偿情况（良、可）及失代偿程度（轻、中、重度），并尽可能提出导致功能紊乱的结构活动异常情况。例如，喉上升受限、会厌翻转程度减少、咽肌萎缩（颈椎前软组织厚度变薄、咽缩肌蠕动微弱）、舌肌萎缩无力（推挤造影剂的幅度及速度减少）等。

（10）结构异常：如侧咽囊、肿物等占位病变的出现。

2. 正位像　对吞咽动作的对称性可以做出最佳评价。两侧咽壁、会厌谷、梨状隐窝、黏膜皱襞等均应对称，会厌尖、悬雍垂应无偏斜，两侧软腭高度应相同。主要观察会厌谷和梨状隐窝残留，以及辨别咽壁和声带功能双侧是否不对称（图 4-1-12）。

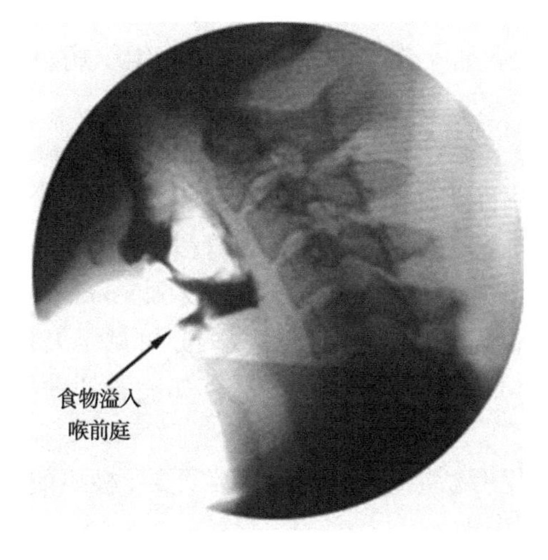

图 4-1-11　环咽肌完全不开放，无造影剂进入食管
箭示气管内食物流线，提示环咽肌完全不开放（完全失弛缓）

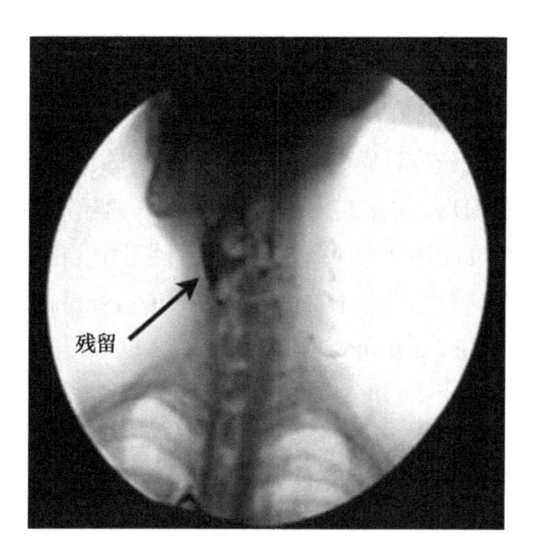

图 4-1-12　正位观右侧梨状隐窝残留居多

3. 食管动态造影常见异常表现

（1）食管上括约肌（upper esophageal sphincter，UES）开闭功能不协调：如环咽肌功能障碍所见。有报道在吞咽障碍患者中的出现率可达19.5%，主要与颅脑、颈部、食管等的病变及外伤有关。

（2）食管下括约肌（lower esophageal sphincter，LES）重度狭窄：狭窄段规则、光整，可短暂、轻度开放，伴食管高度扩张是失弛缓症的特征（图4-1-13）。

（3）频发、多量的胃食管反流：多量反流伴远段蠕动微弱、清除力低是反流性食管炎的主要表现，重度者食管黏膜出现糜烂、溃疡、管腔狭窄、裂孔疝等病变（图4-1-14）。

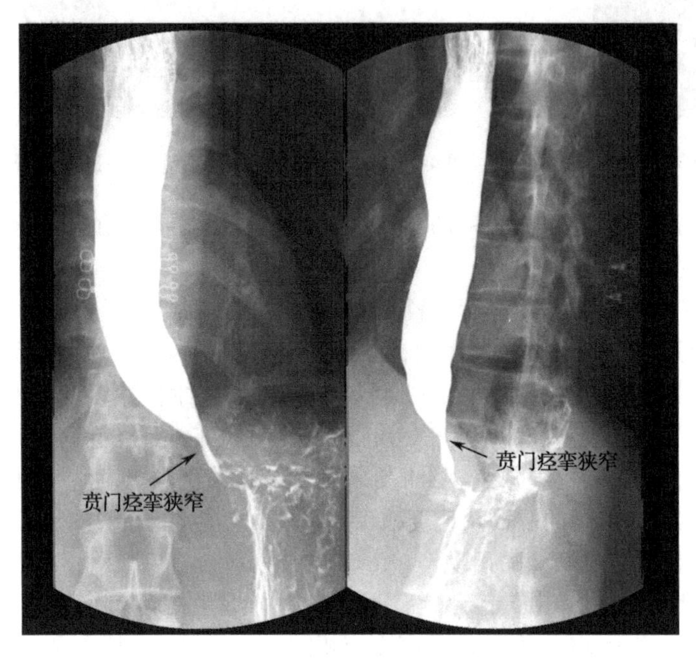

图4-1-13　贲门痉挛变细，上方食管扩张明显

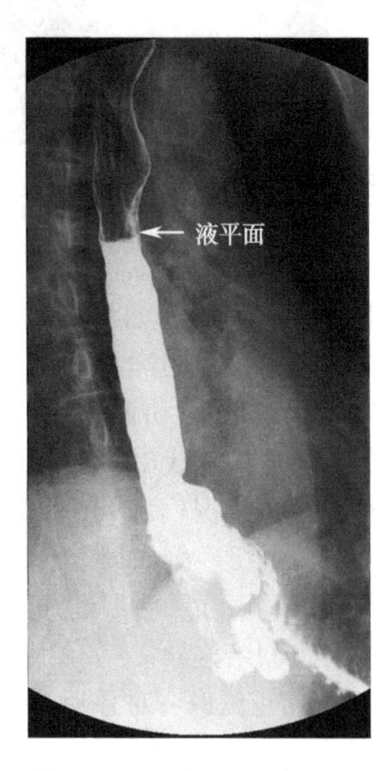

图4-1-14　液面示排出欠畅，下端食管扩张，边缘呈锯齿状

（4）远段食管蠕动微弱，造影剂停滞：见于累及食管平滑肌的疾病，如结缔组织病，以皮肌炎和硬皮病的表现最为明显和典型。

（5）明显的、多数的无蠕动收缩：可见于多种食管运动紊乱（esophageal motility disorder，EMD），大多位于中下段。但需与其他异常表现结合才能做出最符合于某一病种的诊断。例如，中下段明显的可致管腔闭合的多数、重复的非蠕动性收缩，致食管呈串珠状或螺旋状，为弥漫性食管痉挛（diffuse esophageal spasm，DES）、非特异性食管运动紊乱（nonspecific esophageal motility disorder，NEMD）的常见表现；幅度较浅的非蠕动性收缩亦可见于失弛缓症的早期和“老年食管”，后两者无胸骨后疼痛，而DES的此种症状最重。如能看到食管壁的弥漫增厚，则为DES的特征性表现。

（6）整体食管松弛扩张：食管呈囊袋状，无或仅有微弱蠕动，LES经常开放，极少闭合，胃内容物可随体位自由流至食管，为弛缓症的典型表现。

（三）定性评估

1. 渗漏误吸分级　针对吞咽安全性的评价中，渗漏误吸分级（Rosenbek penetration aspiration scale，PAS）是目前广为临床、科研使用的定性分析方法之一，该分级表又称渗漏误吸评分量表，由 Rosenbek 在 1996 年提出，主要根据造影过程中食团进入喉、气道的深度及咳嗽的强度将渗漏、误吸情况分为 1~8 共 8 个等级（表 4-1-2）。

表 4-1-2 Rosenbek 渗漏 / 误吸量表

类别	分级	表现
无渗漏或误吸	1	食物未进入气道
渗漏	2	食物进入气道，存留在声带以上，并被清除出气道
	3	食物进入气道，存留在声带以上，未被清除出气道
	4	食物进入气道，附着在声带，并被清除出气道
误吸	5	食物进入气道，附着在声带，未被清除出气道进入声带下
	6	食物进入达气道声带以下，但可被清除气道或清除入喉部
	7	食物进入达气道声带以下，虽用力亦不能清除气管
	8	食物进入达气道声带以下，无用力清除表现

2. 误吸清除能力评价 Murray 在 1996 年也针对评级为 3、5 和 8 级的情况，制订了清除能力的评价标准，具体见表 4-1-3。

表 4-1-3 清除能力评级

清除能力分级		标准
a	有效	能将气管、喉口和 / 或下咽的异物排出
b	中度有效	能将异物从气管、喉口排出，但无法到达高于下咽的位置
c	轻度有效	能将异物从气管排除，但无法到达高于喉口的位置
d	无效	不能将异物从气管排出

3. 误吸时相 在关于误吸的定性分析中还应当包括误吸出现的时间，据此可将误吸分为吞咽前误吸、吞咽中误吸及吞咽后误吸，具体判断方法是根据误吸出现的时间是在咽期吞咽反射启动的前、中或后。对这一内容的分析可以进一步指导治疗决策的制订。

（1）吞咽前误吸：常见于两种病理改变，第一种病理改变是口腔控制功能受损，造影用食团提前到达会厌谷和梨状隐窝处，由于喉前庭和声门尚未关闭，食团进入喉口后即发生了误吸。这种情况可见于舌肌萎缩、软腭上抬无力等引起的食团控制能力差。第二种病理改变是由于口腔感受器功能障碍或反射弧延迟所致的口腔感觉功能减退，这种情况下是感觉功能受损而非运动功能受损，因为一旦吞咽反射启动后吞咽动作无延迟。

（2）吞咽中误吸：通常是由于咽部收缩乏力或缺失、舌喉复合体向前向上移动不足以及因此导致的会厌翻转延迟、上食管括约肌失弛缓等多种因素所致。具体表现为进入咽部的对比剂由于声门关闭延迟或声门固定而进入气道。提示存在咽喉部肌肉运动控制障碍。

（3）吞咽后误吸：是指下咽部残留的食物在吞咽反射完成，也就是咽部放松后进入气道，这种情况下有两种可能的病理机制。第一是由于括约肌张力障碍及咽部不能开放。在吞咽反射完成后，由吞咽向呼吸的过渡会导致喉向下向后移动、下咽部空间缩小，咽部残留会在声门开放时误吸进入气道。如咽喉部感觉障碍会加重这一情况。第二种情况是由于残留在会厌谷的食团过多可溢出进入气道。

（四）半定量分析

美国西北大学的吞咽影像学家 Martin-Harris 教授领导的团队，在大量临床研究的基础上，对传统的吞咽造影检查进行细化，命名为改良钡剂吞咽障碍造影文档（modified barium swallow impairment profile，MBSImP），经过来自康复科、头颈外科、消化内科、放射科和病理科等学科的专家组经过反复讨论达成共识。MBSImP 从影像角度将吞咽运动过程细分为 17 个生理成分（节点）（表 4-1-4），每一成分均制订相应分级标准，并在吞咽造影的评估中对各部分内容分别进行分级评分。想对前述的定性分析而言，这一吞咽障碍评估方法的内容更为全面，涵盖了口咽期吞咽中所涉及的各相解剖结构的运动以及功能；通过进一步对评估者的培训，使其掌握评分、分级标准，可以大大减少评估过程中的主观成分；经过对各成分进行半定量的分析，可获得患者功能总体评分，便于在同一患者多次造影的评估中进行纵向的对比和在患者间进行横向的对比。

表 4-1-4 MBSImP 中划分的吞咽生理成分

编号	生理成分	英文与缩写
1	唇闭合	lip closure，LC
2	舌控制	hold position/tongue control，HP
3	食团准备 / 咀嚼	bolus preparation/mastication，BP
4	食团运送	bolus transport/lingual motion，BT
5	口腔残留	oral residue，OR
6	咽期吞咽启动	initiation of pharyngeal swallow，IPS
7	软腭抬升	soft palate elevation，SPE
8	喉上抬	laryngeal elevation，LE
9	舌骨运动	anterior hyoid movement，HM
10	会厌翻转	epiglottic movement，EM
11	喉关闭	laryngeal closure，LC
12	咽蠕动	pharyngeal stripping wave，PSW
13	咽收缩	pharyngeal contraction，PC
14	上食管括约肌开放	PES opening，PESO
15	舌根收缩	tongue base retraction，TBR
16	咽部残留	pharyngeal residue，PR
17	直立位食管清空	esophageal clearance in the upright position，EC

为了使 MBSImp 能够成为吞咽造影分析的一种标准化方法，以便使多个机构间的造影

量化结果具有可比性，Martin-Harris 等对其信度、结构效度、内容效度及外在效度均进行了研究。共选取了 300 名不同病因引起吞咽障碍的患者，对吞咽造影的流程也进行了标准化的设计，将营养状况、吸入性肺炎发生率、一般健康状况及生活质量等指标作为外部参考指标，验证后确证 MBSImp 的信度、效度良好，可供进一步推广使用，具体分析方法参见相关资料。

五、吞咽造影检查与临床表现的对应关系

近年来随着多学科对吞咽障碍这一症状的重视，有越来越多的医疗机构开展了吞咽造影检查，吞咽造影作为仪器检查与临床评估是相辅相成的，通过造影结果也可以对临床评估中发现的问题进一步明确，当然在不具备开展吞咽造影检查的机构，表 4-1-5 列举了吞咽障碍患者的主诉、临床评估、VFSS 检查症状与生理改变之间的关系，可协助确定吞咽障碍的部位、性质及原因。

表 4-1-5　吞咽障碍各期的患者主诉、临床评估、VFSS 检查症状与生理改变对应关系

吞咽分期	主诉	临床评估	VFSS 检查症状（侧位像）	生理改变（神经肌肉运动及解剖结构异常）
口腔期	无法将食物含在口中（拒绝进食需要咀嚼的食物）	食物残留在舌面中部或颊沟、唇沟	食物残留在舌面中部或颊沟、唇沟	无法用舌将食物分到两侧、脸颊张力下降、唇张力不足
	上下牙不能咬合	下颌下垂	上下颌不能咬合（在正位像观察）	上下牙不能咬合
	食物在口中分散、食物黏附在口中	食物分散于口腔中	无法形成食团、食物在口腔分散	舌协调能力不足、无法控制食团（在咀嚼后）、口腔感觉退化
	咳嗽、吞咽前呛咳、食物黏附在口中	在吞咽前咳嗽、哽呛	食物从舌根掉落到会厌谷或气管（在吞咽前发生误吸现象）	舌协调能力不足、无法含住食团（对原液体和流质食物而言）
	食物附着在口中、进食缓慢、以固体食物最糟糕	口腔过渡期延长	口腔过渡期延长、舌上抬前移不足、食物残留在硬腭	舌上抬幅度不够、舌前移幅度变小
	进食缓慢	口腔过渡期延长	无效重复舌的后缩动作	无有效的吞咽动作、舌后移动作不协调、无效重复舌的后缩动作
			舌凹陷处有食物残留	舌面有瘢痕
咽期	食物在舌根堆积	舌骨与甲状软骨上抬延迟	咽吞咽之前，食物延迟进入会厌谷	启动咽期吞咽延迟
	阻塞感，食物未往下推进	舌骨与甲状软骨未上抬、口腔过渡期延长	食物缓慢进入梨状谷溢流入梨状隐窝或呼吸道	未启动咽期吞咽

续表

吞咽分期	主诉	临床评估	VFSS检查症状（侧位像）	生理改变（神经肌肉运动及解剖结构异常）
咽期	将食物咳出	咳嗽、哽呛	在吞咽前产生误吸现象	启动咽期吞咽延迟
	咳嗽或哽呛	在咽吞咽之前吐出食物	吐出食物	无
		在吞咽之后咳嗽、哽呛	在吞咽后，会厌谷有食物残留	咽收缩幅度减少、舌根后缩幅度不足
		在吞咽之后，将食物吐出	在吞咽后，会厌谷有食物残留	喉上抬幅度不足
	吞咽后，咽异物感在喉的上部	在吞咽之后，用听诊器听，呼吸有水泡音	食物残留在一侧或两侧会厌谷或梨状隐窝、在吞咽后发生误吸现象	单侧或双侧咽麻痹、舌根运动幅度不足
	咳嗽或哽呛、咽异物感在喉的下部、食物反流	吞咽之后咳嗽、哽呛，嗓音有水泡音、分泌物过多	在吞咽后梨状隐窝溢流造成误吸现象、梨状隐窝有食物残留、突出的咽食管分流、会厌谷产生食物溢流	环咽肌功能障碍、喉上抬不足
	咳嗽、哽呛	吞咽之后咳嗽、哽呛，喉部（甲状软骨）上抬不足	在吞咽后发生误吸现象、甲状软骨上抬不足、会厌谷与梨状隐窝有食物残留	单侧或双侧咽麻痹、舌根运动幅度不足、喉上抬幅度不足
		在吞咽过程中咳嗽、哽呛	在吞咽过程中发生误吸现象、呼吸道闭合不足（正位像）	喉上抬幅度不足
	嗓音嘶哑	嗓音嘶哑	正常吞咽或声带闭合不足	声带闭合不足
食管期	吞咽后喉下部，胸前区哽咽感，或无症状	阻塞感在喉部下方颈部底部（有明确的定位点）	吞咽后，食物残留在颈段食管	食管蠕动不足或有其他食管异常
		食物反流，吞咽后发生咳嗽、哽呛	食物残留在咽与食管的侧囊、反流	食管憩室
			吞咽后因食管溢流造成误吸现象	食管部分或完全阻塞、反流

第二节　软管喉镜吞咽功能检查

利用软管鼻咽喉镜进入患者口咽部和下咽部，观察会厌、会厌谷、舌根、咽壁、喉、梨状隐窝等结构以及这些结构在呼吸、发音、咳嗽、屏气和吞咽食物时的运动，并通过咽期吞咽前后咽喉部运动功能及食物滞留情况，来评估吞咽过程中的食团运送是否正常。称为软管喉镜吞咽功能检查（flexible endoscopic examination of swallowing，FEES），简称喉镜吞咽功能检查。

随着内镜技术的广泛应用，应用软管喉镜做吞咽功能检查已成为常规的方法。最早是1988年由美国Langmore SE、Schatz K、Olson N等三位学者提出，纤维喉镜吞咽功能检查最初的英文缩写为FEESS（fiberoptic endoscopic study of swallowing safety），不过后来逐渐被称为FEES，也有学者将其称之为VEED（videoendoscopic evaluation of dysphagia）。

该方法不仅能够直接观察鼻、鼻咽、口咽、下咽和喉部的病变，而且可以在基本自然的状态下观察声道、咽喉部吞咽道的变化，以及与吞咽、发音、呼吸的关系。

目前软管喉镜分两种，一种是传统的纤维喉镜（fibrolaryngoscope），利用透光玻璃纤维的可曲性、纤维光束亮度强和可向任何方向导光的特点，制成镜体细而软的喉镜。主要缺点是：物镜镜面较小，镜管较长，产生鱼眼效应，图像分辨率较低，出现蜂房影像，容易失真变形，颜色保真程度低。另外一种是电子软管喉镜（electrolaryngoscope），是利用喉电子内镜影像系统（包括内镜部分、摄像系统、光源、彩色监视器、录像及打印设备）及数字影像处理系统观察咽喉情况。由于较传统的纤维喉镜具有更高的分辨率，电子喉镜已替代纤维喉镜系统。

一、适应证

脑卒中、脑外伤、帕金森病、运动神经元病、脑性瘫痪、多发性硬化、吉兰-格利综合征、肌张力障碍、重症肌无力、多发性肌炎和皮肌炎、系统性硬化症、头颈部肿瘤手术及放化疗后等神经肌肉相关疾病引起的吞咽障碍评估。除此之外，无转移能力患者的吞咽障碍评估；鼻胃管患者拔管前吞咽功能评估；其他各种吞咽障碍患者需要进行进食策略评估；需要进行吞咽影像学检查但不能耐受X线者等均可选择喉镜检查。

二、禁忌证

鼻腔、鼻旁窦和鼻咽部有急性炎症或大量出血者；重度全身疾病，特别是心脏病，呼吸困难或年老体弱者；高血压，收缩压超过24kPa（180mmHg）；最近有大咯血史；老年痴呆症等认知功能障碍引起的吞咽障碍者；其他原因不能合作者。

三、操作流程

软管喉镜吞咽检查是针对吞咽障碍患者的直接进食观察，为了安全起见，应在检查设备上连接一个电动吸引器及时清除痰液、残留食物以及防止窒息。目前临床应用软管喉镜吞咽检查方法主要包括经鼻软管喉镜吞咽评估（FEES）、软管喉下吞咽感觉功能评估（flexible endoscopic evaluation of swallowing with sensory testing，FEESST）等两种，后者也称之为频闪喉镜检查。

（一）FEES

1. 设备　电子喉镜系统或纤维喉镜及电视成像系统，负压吸引器，内镜清洗和消毒系统（对于含操作通道的软管喉镜，应严格遵守内镜的清洗消毒操作规范）。

2. 准备工作

（1）人员：FEES检查人员必须经过吞咽功能相关的解剖生理等专业知识培训，并且需要经过 FEES 检查操作和结果判定等方面的训练才能进行。除了操作者外，至少还需要一名助手和一名陪护人员。

（2）物品准备：FEES 检查需要准备亚甲蓝和/或食用绿色素、呋麻滴鼻液、利多卡因胶浆、矿泉水或温开水、糊状食物（如老酸奶，或液奶加增稠剂调成糊状）、固态食物（如软面包、蛋糕等）、纸杯、定量调羹、压舌板、棉花签、手套、注射器、指夹式血氧饱和度监测仪或监护仪等物品。

（3）患者准备：虽然经鼻软管喉镜检查是安全无痛的，但还是给患者带来一些不适感。医生应向接受 FEES 检查的患者充分解释过程，并与患者或其家属签署知情同意书，以便取得理解及配合。

一般情况下，患者能坐起来应尽量取坐位，保持头直立，脸向正前方，四肢放松的体位。对于不能转移或卧床不起的患者，在半卧位下也可进行。检查前，尽量清洁鼻腔，如黏膜肿胀或鼻甲肥大，鼻内喷入血管收缩剂。有多种血管收缩剂可供选择，我国通常使用呋麻滴鼻液，另外 0.05% 羟甲唑啉或 0.1%~1% 苯肾上腺素也可选用。临床上，常用利多卡因凝胶涂抹纤维鼻咽喉镜前端 1/3 表面或用 1/1 000 的丁卡因对插入内镜的那一侧鼻腔给予表面局部麻醉，另外 5% 可卡因溶液也可使用，既可作为麻醉剂，也可作为血管收缩剂。有研究表明，在鼻腔局部使用 0.2ml 的 4% 利多卡因可提高患者在纤维内镜下吞咽检查的耐受性，并且对吞咽功能无影响。但是，也有最新研究提出，尽量不使用任何药物，因为使用血管收缩剂和局部麻醉药物与不使用药物比较，在操作成功率及鼻腔出血发生率方面无任何统计学差异。如果使用上述药物，要防止药物导致咽喉部感觉功能减退的潜在副作用。

3. 操作程序　专业操作者将软管喉镜连接好吸引器、冷光源和视频录制设备后，打开光源和录制设备。然后，操作者戴好手套，用一块小方纱布，让助手倒少许表面麻醉剂于纱布上，均匀地涂抹于镜头前 1/3 表面，一手持内镜的近端体部，并用大拇指操作可以控制镜头方向的操纵杆，另一手持镜管远端，由一侧鼻孔进入，轻轻地将其置于下鼻甲和中鼻甲之间的通道（中鼻道），远离鼻中隔，尽量从鼻腔缝隙当中穿过，不要碰触到鼻腔黏膜。有些患者中鼻道较小，镜头不容易通过，或者紧张和过于敏感时，这些患者会出现频繁打喷嚏影响操作，此时可以适当使用呋麻液和 1% 丁卡因喷鼻以降低操作难度。镜头行进过程中，遇到视野变小或模糊，不能强行插入，需要及时后退，调整方向和角度再深入。进入鼻后孔时，可以看到两个类似半球形隆起部分的圆枕，又称为咽鼓管隆突，即到达鼻咽部。操作的关键点是镜头从鼻咽部深入到口咽部，这时镜子要经过一处斜坡样结构，操作者要用操作手大拇指小心调节控制镜头方向的操纵杆，使镜子前端接近斜坡面后能及时向下弯曲，左手顺着向下的方向把镜头慢慢往前递送至口咽部，当可以清晰地看见会厌时就可以松开操纵杆。如果痰液潴留较多出现影响镜头视野的情况，可以利用负压吸引器及时吸出。进入口咽部后，一般情况下把镜头置于会厌上方，调整好视野，就可以让助手根据指令帮助进行喂食检查。

4. 观察内容　根据评价目的不同，其观察的重点也是不同的。FEES 检查评估内容包括以下五个方面：

（1）检查咽的解剖结构（包括喉的结构）：镜头到达鼻咽部时，通过发声和咽下唾液，并根据软腭和咽后壁的收缩来对鼻腔闭锁功能进行评价。嘱患者发哼声，发元音、辅音及发短句音，检查鼻咽结构功能。嘱患者做干吞咽，评估吞咽过程中的软腭运动功能。如果怀疑患者存在鼻咽反流，可通过观察干吞咽时唾液通过鼻咽的情况来判断。观察鼻咽结构之后，镜头深入口咽和喉咽，置于会厌上、悬雍垂下。这一位置，可以清晰看见口咽及喉部结构，包括局部黏膜颜色和光泽度，会厌的形状、大小、倾斜角度，舌根部及会厌谷的滤泡增生情况，杓状软骨是否有红肿，咽侧壁及咽后壁是否有溃疡，喉前庭、声带及假声带是否有异常增生，两侧梨状隐窝是否对称。喉前庭大小形态的不一致，决定了吞咽时发生喉前庭渗透的风险也有大有小。甚至对一些有过气管插管的患者，可以观察到声门后或者声门下部位的肉芽肿。

（2）评估咽喉部结构的运动：咽活动的评估技巧包括嘱患者发假音，做瓦尔萨尔瓦（Valsalva）动作，吞咽各种食物。嘱患者发“ɑ”“i”音，检查杓状软骨、声带内收外展的运动功能。发假音可以促进侧咽壁向内侧运动，评估一侧咽功能是否减退。还可通过嘱患者做Valsalva 动作，这一动作是展开咽的方法，有助于明确解剖结构的微小移位或提示一侧咽功能减退。

（3）检查分泌物积聚情况：喉镜进入口咽部后，可以观察会厌谷、梨状隐窝等处有无分泌物的潴留，以此来评估咽部收缩功能和感觉功能，因为如果咽部收缩功能或感觉减退的话，才会有会厌谷和梨状窝的分泌物潴留。根据日本学者才藤荣一的分法，可以把咽喉部分泌物的积聚情况分为 4 个等级（Scale 0~3）：咽喉部无分泌物积聚或有轻度的积聚状态的时候称为 0 级；咽喉部积聚有较多的分泌物，但喉前庭内无积聚分泌物的状态称为 1 级；喉前庭处存在分泌物积聚但能够咳出的状态称为 2 级；喉前庭处存在分泌物但无法咳出定义为 3 级。

（4）通过进食流质和固体食物直接评估吞咽功能：在患者咀嚼食物时，通过观察舌根部的运动情况来评估舌根对食物的推挤作用和舌向后推动食团的对称性和时间。在进食时特别是流质食物，如果食物提前掉入咽部（食物溢漏），提示舌根部运动受限不能抬高与软腭接触。根据观察食团头部到达何位置时启动吞咽反射，可以评估喉上抬能力。通过计算口腔期的持续时间，以及观察食团进入咽部的大小和黏度，可以评估咀嚼的效率和形成食团的能力。

让患者吞咽经美蓝染色的液体及固体等不同黏稠度的食物，观察吞咽启动的速度、吞咽后咽腔（尤其在会厌谷和梨状隐窝）残留，以及是否出现会厌下气道染色，由此评估对食团的清除能力及估计误吸的程度。

（5）评估代偿吞咽方法的疗效：在内镜下嘱患者空吞咽与交互吞咽，对进食吞咽后残留较明显者，嘱反复做几次空吞咽或予饮少量的水（1~2ml），观察食块是否能全部咽下。对咽部两侧的梨状隐窝残留食物较多的患者，让其分别左、右转，做转头吞咽，观察去除残留食物情况。如果一侧咽腔麻痹，头侧转向麻痹侧吞咽，观察食物通过情况。遇到会厌谷残留食物，嘱患者做点头样空吞咽动作，通过残留食物去除的情况来评价疗效。

（6）反流情况观察：对可能存在反流的患者，可将内镜固定在检查部位更长时间以观察数次吞咽后的反流情况，此种现象常常提示上食管括约肌功能不全，或者存在 Zenker 憩室或严重食管缺乏动力。

（7）吞咽激发试验：在使用纤维喉镜评估吞咽功能的同时进行吞咽激发试验，即在检查过程中，将一定安全范围内的水量滴入咽部，引发吞咽反射，从而锻炼吞咽功能，该试验能显著改善吞咽反射的潜伏时间，在某种程度上可应用于吞咽康复锻炼。

（二）FEESST

近年来，国外学者报道，在 FEES 期间，吞咽的感觉可以直接通过内镜轻触咽 / 喉结构来评估，或观察患者对咽喉部残留物的抽吸反应来间接评估。这项检查要求内镜存在专用的通道，允许将校准的一股空气输送到喉部黏膜，通过监测喉内收肌反射来观察咽喉部的感觉能力。而感觉能力的评判可以用引起喉内收肌反射所需校准的空气喷射量来推断，用于量化评估吞咽功能障碍患者的感觉运动反射是否缺损。这种通过工作通道发放气体脉冲以评估咽黏膜感觉的新技术被称为频闪喉镜检查（FEESST）。

1. 设备与方法　软管喉镜系统和脉冲气体发生器（比如可调式压力气枪）。在内镜监视下，将内镜的远端放在距杓部、杓会厌皱襞或声带表面 5mm 处，通过工作通道发放压力值在 0~10mmHg 之间的脉冲气体，以引出声襞内收，在观察咽喉运动功能的同时，了解其感觉阈值。

2. 观察内容

（1）借助内镜的物理检查：检查腭的功能、舌根部和咽壁的运动；检查喉部情况，包括炎症或疾病过程的存在 / 消失，声带的活动度和声门的关闭情况，随意屏气确定吞咽时呼吸暂停的维持能力，喉的活动度；对咽解剖结构进行评估和感觉测试如喉收肌反射（laryngeal adductor reflex，LAR）的存在 / 消失。

（2）借助内镜的临床吞咽检查：当给予定量的液体及固体食物时，可以评估食团从口腔向食管运送过程中的时序、效率及安全性；受到食物和液体刺激的感觉处理检查，包括在吞咽起始时对食物刺激的反应；异常吞咽时对咽残留食物的反应；对误吸的反应。

（3）判断标准：压力值< 4mmHg 为正常感觉阈值，压力值为 4~6mmHg 为感觉中度减退，压力值> 6mmHg 为感觉严重减退。

3. 应用价值　FEESST 是检查吞咽时气道保护性咽反射和食团运输的一种方法，对确定患者是否能经口进食有重要的指导意义。此项检查能精确地反映杓状会厌带的感觉功能，同时反映口咽对食团的感知觉程度。

四、FEES 技术核查及结果报告

1. 核查表　FEES 作为一项侵入式临床操作，应按医院管理规范进行技术核查（表 4-2-1）。

表 4-2-1　FEES 技术核查表

患者姓名：　　　　　性别：　　　　住院号：　　　　　床号：

日期：　年　月　日　　时间：　：　（24h 制） 检查地点：FEES 检查室□　病房床旁□	
FEES 检查前管理	
请确认已经完成相关知识和技能的教育，培训	是□　否□ 若“否”则选择下方之“是”
未完成相关知识和技能的培训，将在上级医生指导下操作 **（若操作次数 < 3 次，则需上级医生上台带教）**	是□
检查过程管理	
操作者、带教者正确进行了外科手消毒	是□　否□
操作者、带教者正确穿戴了口罩和无菌手套	是□　否□

续表

经左侧鼻腔试进镜次数：　1□　2□　3□			次数：
经右侧鼻腔试进镜次数：　1□　2□　3□			次数：
若3次试进镜不成功，应改由带教者进行操作			是□　否□
更改进镜部位			是□　否□
进食类型	进食量及次数		镜下表现
低稠食物	1ml □　2ml □　3ml □　5ml □		残留□　渗透□　呛咳□
中稠食物	3ml □　5ml □　10ml □		残留□　渗透□　呛咳□
高稠食物	3ml □　5ml □　10ml □		残留□　渗透□　呛咳□
固体食物	1次□　2次□　3次□		残留□　渗透□　呛咳□
检查过程中始终保持无菌状态			是□　否□
检查前是否使用黏膜血管收缩剂			是□　否□
检查前是否使用表面麻醉剂			是□　否□
检查结束前是否清除喉部残留食物			是□　否□
检查结束后告知患者及家属进食策略			是□　否□
操作者： 指导老师(没有则不填写)： 核对者：			
备注：			

2. 报告撰写　FEES检查后应认真撰写报告单，且遵循影像学报告的原则。力求做到：内容完整，格式规范；简明扼要，前后呼应；回答临床，重点突出；意见明确，及时有效。表4-2-2检查报告单，可供参考。

表4-2-2　FEES检查报告单

患者姓名：　　性别：　　住院号：　　床号：

图像所见：(附当次检查图片)
镜检所见： 喉镜由左侧鼻腔进入，鼻腔、鼻咽部未见异常，舌根部滤泡增生明显，喉部可见较多白色泡沫样痰液潴留，积聚等级为2级，会厌光滑，会厌谷未见新生物，杓会厌壁无红肿，声带光滑，运动对称，闭合稍欠佳。 FEES：患者神清，端坐位，喉镜下清理潴留的痰液，然后分别予以进食液体、糊状及固体食物，吞咽启动慢，3ml液体两侧梨状隐窝少量残留，未见渗透及误吸，5ml液体可见少量渗透，不伴呛咳，糊状食物咽后壁、会厌谷及两侧梨状隐窝残留，固体食物会厌谷少量残留。交替吞咽后，残留清除可。 喉镜下清理咽喉部，患者无不适，安返病房。

续表

诊断意见： 1. 吞咽障碍（咽期）：咽缩肌力量下降。 2. 咽喉炎
建议：拔除鼻胃管，指导下经口进食，控制一口量及进食速度。
检查医生：（签名） （此报告仅供临床参考，不作证明之用）

五、操作人员培训建议

1. FEES 检查操作应由从事吞咽障碍专科医师来进行。

2. 培训一名合格 FEES 检查操作者建议时间不少于 30 学时。其中理论 12 学时（并通过测试），实践 18 学时。

3. 在独立开展 FEES 检查前，学员应在老师指导下进行 30 例次以上 FEES 检查。

4. 在成为 FEES 检查培训老师之前，应独立开展 150 例次以上的 FEES 检查。

第三节 咽腔测压检查

测压技术（manometry techniques）是指利用多导腔内测压仪记录和量化腔壁肌肉收缩过程中腔内压力变化，这种压力可以是腔壁组织与传感器直接接触产生的压力，或者是腔内空气或食团环绕传感器所产生的压力。此技术已应用于食管测压 100 多年，最初采用液态灌注式导管，但由于灌注导管系统首先显示容量，再转换为压力，因此反应速度比咽肌肉组织收缩速度慢，不适用于咽及食管上括约肌的压力检测，而且灌注式导管测压需要受试者仰卧，与自然状态下坐位吞咽动作不同，且持续的水灌注本身可能诱发不自主的吞咽动作，影响测量结果。最近 20 余年则采用顺应性较低的固态导管，测量结果准确性更高，加上计算机分析技术的发展，已在吞咽功能的量化评估中得到迅速发展。测压技术是食管动力障碍性疾病重要的诊断手段，咽腔测压可与食管动力性检查一起进行。但本节着重介绍其在咽腔及食管上段动力学诊断中的应用。

一、测压设备

传统的固态测压导管仅有 1~3 个传感器，空间分辨率低下，不能适应咽 - 食管段结构在吞咽时可能产生的移位。新型的高分辨率固态测压导管上有 36 个通道，每个通道均带有环绕微型压力传感器，间距约 1cm，压力的变化直接通过传感器上的电信号变化输出显示（图 4-3-1）。由于压力值是以大气压为准，因此使用要进行温度、湿度校准，空腔内压力应等同于大气压，设定为“0”。

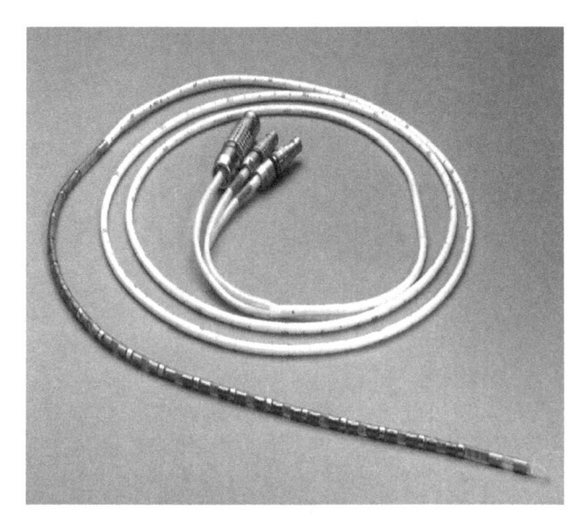

图 4-3-1 固态测压系统导管

高分辨率固态咽腔测压(high resolution manometry,HRM)采用的是高反应频率的腔内测压导管,该导管柔软有弹性、带有压力微感受器,这些感受器接触咽壁或食管壁后,可直接感受器收缩压力(反应速度可达 6 000mmHg/s),将信息以电信号的方式传导至计算机进行整合及分析。利用传感器的输出随咽肌肉运动或喉部上抬而变换位置发生变化的特点,评估咽期吞咽肌的收缩程度、松弛幅度和时间,而且能够反映吞咽过程中肌肉的协调性。在吞咽障碍评估中,可用以评估咽和食管腔运动、压力和协调性,并量化空间结构和时间动态的变化,准确地反映其功能状态。HRM 可以感受的压力与受试者的相对高度无关,测试时可采取接近生理状态的坐姿而无需平躺,可针对不同吞咽动作、头部姿势和食物进行比较,特别适用于口咽部及 UES 功能障碍导致的吞咽困难患者。

二、高分辨率固态测压操作步骤

1. 检查前准备 测压前 48h 停服下列药物:硝酸甘油、钙通道阻滞剂、胃肠促动力剂、H_2 受体拮抗剂、镇静剂、止痛剂、抗抑郁药物及抗胆碱能药物等。如病情不允许停用一些影响食管动力的药物(如心脏疾病患者服用硝酸甘油、钙通道阻滞剂等),分析检查结果时则必须考虑这些药物的影响作用。测压前至少禁食 6h 以防呕吐及误吸。

2. 检查程序 患者取坐位,经鼻孔或口腔轻缓地插入测压导管,必要时也可以采用 2% 利多卡因局部麻醉鼻腔再插管以减轻不适。嘱患者同时进行吞咽动作(干吞咽或水),测压导管更易于进入食管。插入导管 40cm 时停止,用胶布将导管在鼻翼处固定。此时可看到 UES 高压区处于屏幕中间水平。经过 5min 的适应期后,嘱受试者停止吞咽及说话,平静呼吸,缓慢放松 30s,记录咽部及上食管括约肌(upper esophageal sphinctor,UES)各段基础压力水平。然后按照检查要求进行吞咽特定容积和种类的食物。

3. 图形分析 咽蠕动起始时出现低波幅、长持续时间的压力波;吞咽中期中、下咽肌收缩时出现快速、高波幅上扬波和单一尖波,这种波可立即迅速恢复到压力基线(图 4-3-2、图 4-3-3,见文末彩插)。

(1)腭咽部:腭咽(velopharynx,VP)位于软腭后方与咽后壁的前方之间。舌向后挤压导管压迫咽壁时,咽腔出现高耸、尖形的压力波;从图 4-3-2 中可见一个明显的短暂的峰值,是舌根(tongue base,TB)压力峰值。随后就是位于舌根下方的会厌,当会厌翻转时,压迫导管,在压力图上也可产生一个短暂的高峰。这个波的峰值有可能是上咽部最大,但由于时间短暂,波峰下面积反而最小。但有时该压力波峰未能显示,一般会厌在舌根之下 1cm 左右,如欲显示会厌峰,可以轻轻移动导管。

(2)下咽部:可以看到一个狭窄的压力波以及一个较宽的波。此处解剖结构包括有上、中、下咽缩肌以及环咽肌。咽缩肌由快速Ⅱ型纤维组成,而环咽肌由Ⅰ型纤维组成,因此,狭窄的波代表的是咽缩肌,宽波主要反映环咽肌收缩。窄波的峰值即可称为下咽部(low

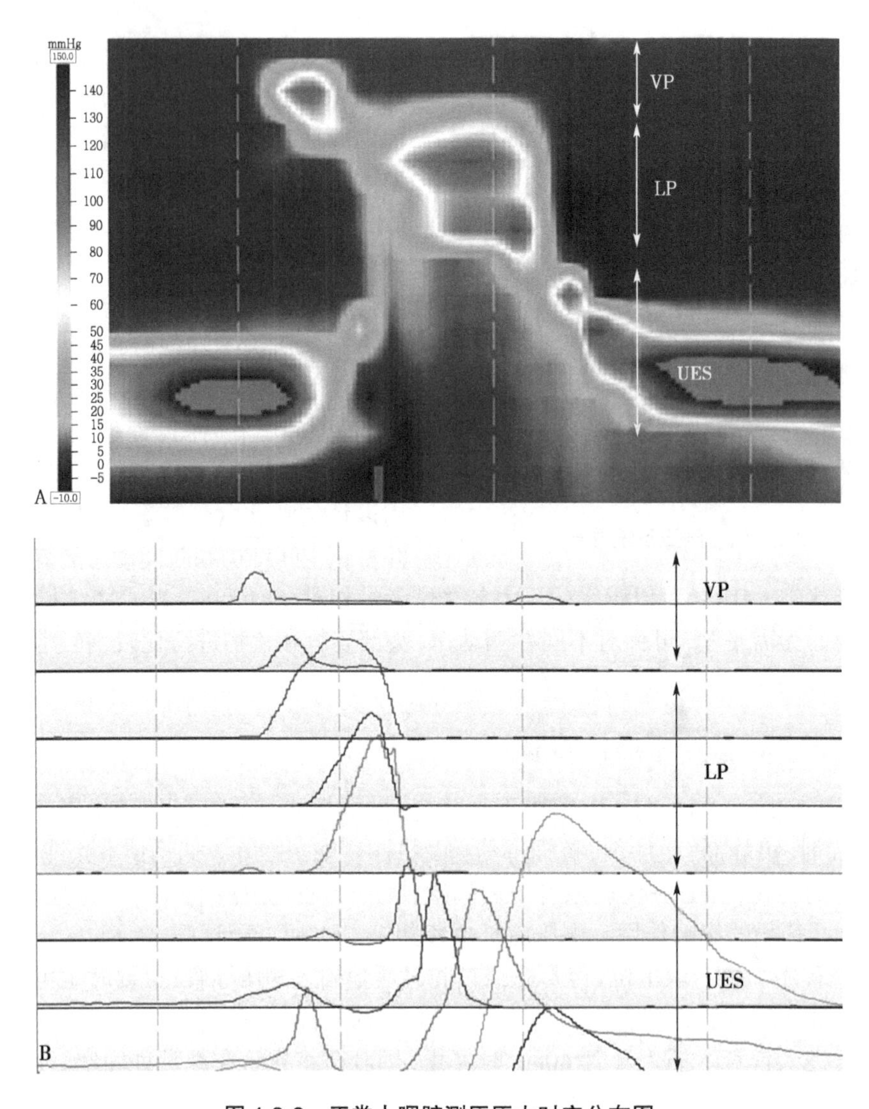

图 4-3-2 正常人咽腔测压压力时空分布图

A. 时空图；B. 波形图，VP：腭咽；LP：下咽；UES：上食管括约肌

pharynx，LP）压力峰值，代表的是咽部收缩最大的地方；而宽波的峰值是 UES 峰值，在 UES 松弛前后各有一个，分别是 UES 松弛前波峰和松弛后波峰。这两个波峰之间的一段低平波形，即为 UES 松弛残余压，正常情况下应低于大气压。正常吞咽时 UES 压力曲线呈 M 型改变（图 4-3-2）。

4. 高分辨率咽腔测压的应用

（1）评价咽部生理功能。

（2）定量分析咽部及食管上括约肌（UES）的压力。

（3）确认 UES 的不完全或不协调松弛。

（4）检测吞咽造影检查未能发现的异常。

（5）评估可能潜在的食管功能紊乱。

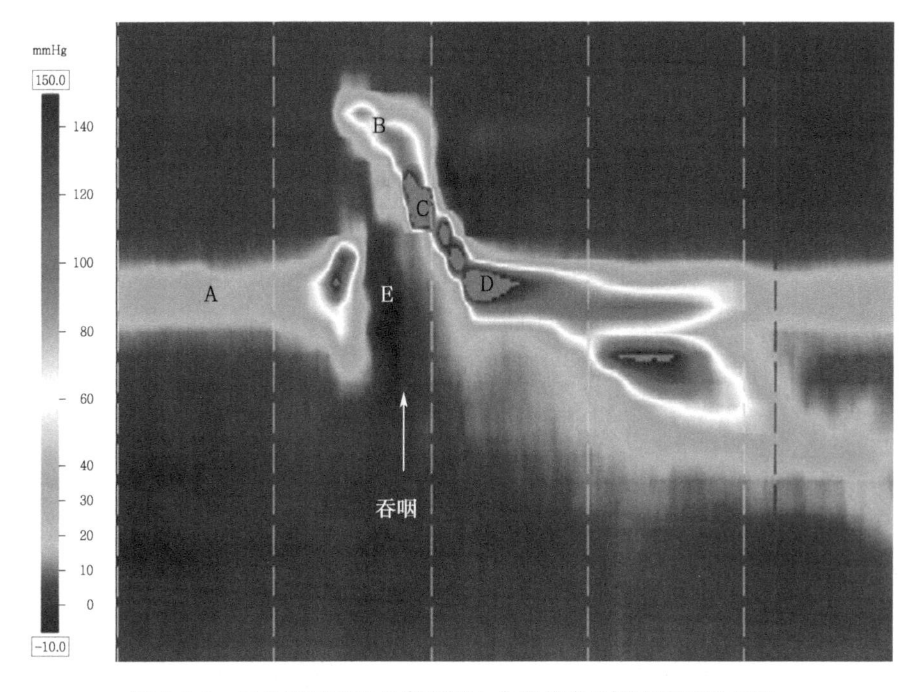

图 4-3-3 正常吞咽活动从鼻咽到上食管的高分辨率测压时空图

横轴表示时间(图中每两条虚线之间间距为 1s),纵轴表示从鼻孔开始的距离。A:UES 静息压;B:腭咽最大压力;C:舌根及下咽收缩峰值;D:吞咽后 UES 最大收缩峰值;E:吞咽后 UES 松弛残余压

三、检测指标与正常参考值

(一)常用检测指标

1. 压力参数 ①上咽部收缩峰值常采用舌根部压力值;② UES 静息压;③ UES 松弛残余压(UES 松弛至最低点时的压力值);④ UES 松弛前收缩峰值和松弛后收缩峰值;⑤ LP 压力峰值。

2. 时间参数 以收缩波峰持续时间或波峰之间的间隔时间均可测量。但临床上最常关注的是 UES 松弛时间,是以 UES 松弛前波和松弛后波之间的时间间隔计算。也可以计算咽腔收缩峰值与 UES 松弛之间的时间间隔,评估咽缩肌与 UES 的协调性,通常咽收缩的同时,UES 压力应降至最低点。

3. 还可以将两者结合起来,计算波峰下面积。

(二)正常人咽腔测压的参考值

1. 目前尚无大样本的国人咽腔测压各参数正常值,综合国内外的文献,表 4-3-1 列出了大致的范围,供参考。结果分析及采纳的标准不一,所用的检测设备不同(如有的研究采用的是只有 3 个感受器的测压导管),受试对象年龄等不同,食团容积及种类并不一致,各研究之间的结果之间差异较大。

2. UES 压力检测参考值特点

(1)参考值因研究不同而异。

(2)受导管直径与感应器特性的影响较大。直径较小,UES 静息压力较低;感应器前后向压力值高而左右向压力值低。

(3)外加作用:舌骨向上快速牵拉使 UES 压力暂时升高;球囊扩张使 UES 压力升高。

表 4-3-1　吞咽咽腔测压主要参数正常参考值

部位	参数	数值
上咽（VP）	舌根部压力峰值 /mmHg	90~164
	会厌翻转时压力峰值 /mmHg	97~139
	上咽部收缩时间 /ms	200~320
下咽（LP）	收缩峰值 /mmHg	110~200
	收缩时间 /ms	400~626
上食管括约肌（UES）	松弛残余压 /mmHg	−10~4
	静息压 /mmHg	58~109
	松弛时间 /ms	60~1 200

四、异常表现

（一）异常表现

病理情况下，可表现为咽食管肌收缩无力（压力峰值降低）、UES 顺应性降低或咽腔收缩与 UES 松弛不协调。检测咽收缩与 UES 松弛协调性，对吞咽困难患者的诊断具有重要意义。下咽缩肌食团内压力升高常提示 UES 功能不全。UES 完全松弛时，如果食团内压力仍然升高，说明 UES 顺应性降低。这是因为 UES 压力降至最低点时，括约肌却未能完全放松而导致食团内压力升高。上述几种情况常见于以下疾病：

1. UES 松弛不全常因脑血管意外、帕金森病、脊髓灰质炎及创伤（头部受伤、医源性神经损伤）等神经系统疾病引起，图 4-3-4（见文末彩插）为一例帕金森病吞咽困难患者，UES 测压显示 UES 松弛不全。

2. 咽缩肌无力常因神经肌肉病变，手术瘢痕或放疗引起，图 4-3-5（见文末彩插）为一例鼻咽癌放化疗术后患者，图示咽喉部收缩幅度降低，但与 UES 松弛的协调性正常。

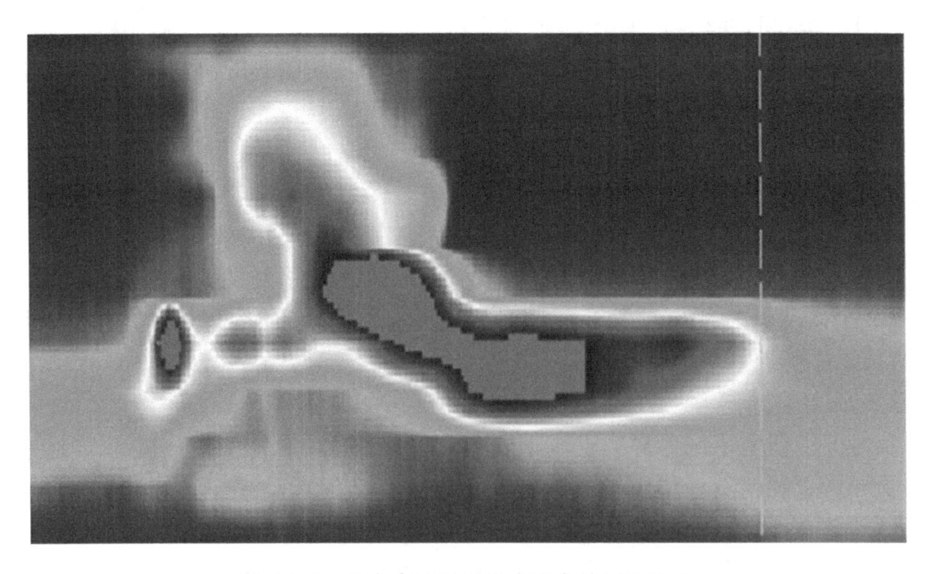

图 4-3-4　帕金森病吞咽困难患者的测压结果

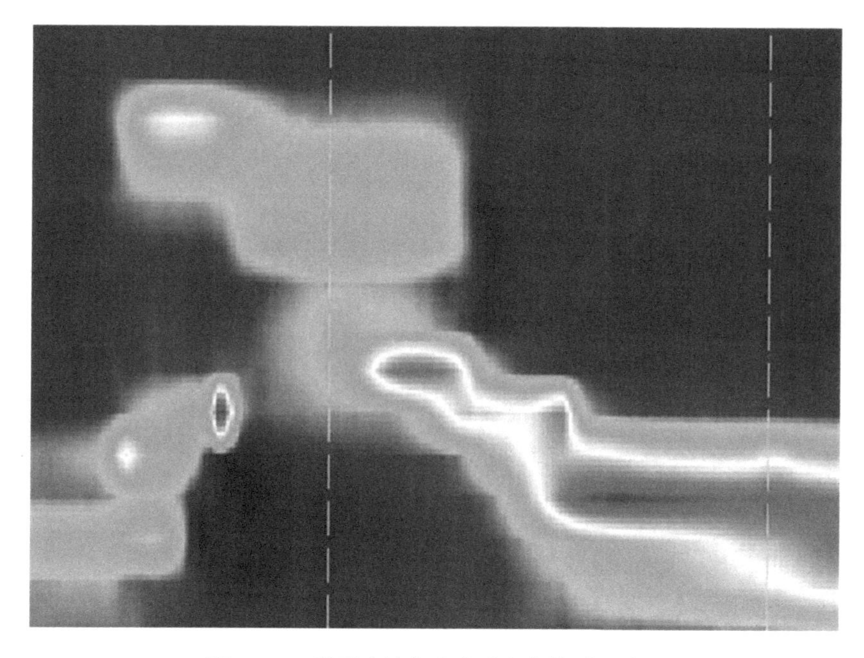

图 4-3-5　鼻咽癌放化疗术后患者的测压结果

3. UES 顺应性降低常见于咽食管憩室患者，图 4-3-6（见文末彩插）为一例咽食管憩室患者，可见反复吞咽，吞咽中患者 UES 顺应性降低，吞咽之间 UES 处于强直收缩状态。

4. 咽收缩与 UES 松弛不协调可由多种神经、肌肉病变引起，图 4-3-7（见文末彩插）游标显示咽收缩与 UES 松弛的协调性，咽喉部吞咽蠕动达到最大值时，UES 压力并未下降，反而增高。

（二）影响因素

1. 内在因素　下列 3 方面因素可影响 UES 测压结果：①吞咽时 UES 向口的方向移动 2~3cm；② UES 高压区呈狭长卵圆形，且其压力分布不对称；③在软腭上抬或喉上抬时均可能出现传感器上移。故在解释 HRM 结果时，首先应充分考虑到这些因素。

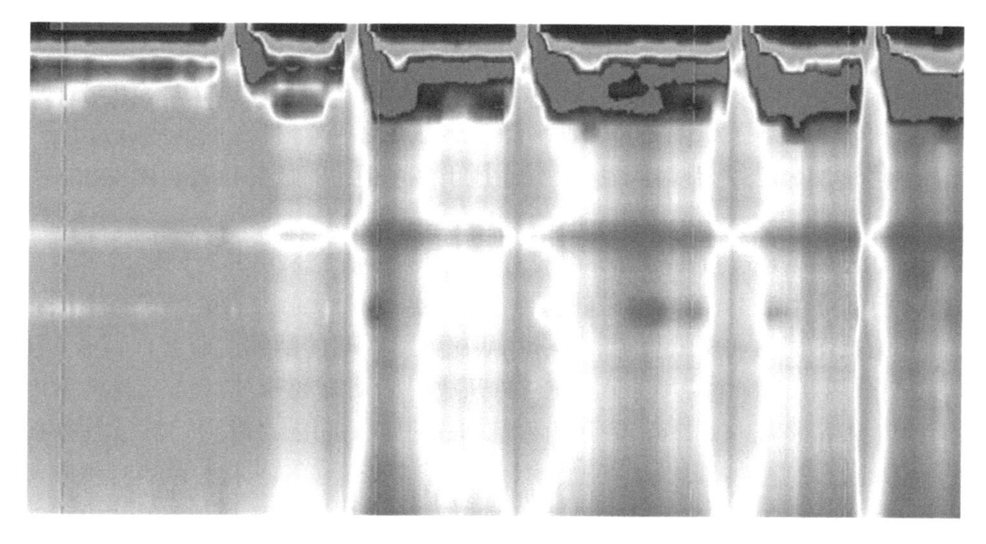

图 4-3-6　咽食管憩室患者的测压结果

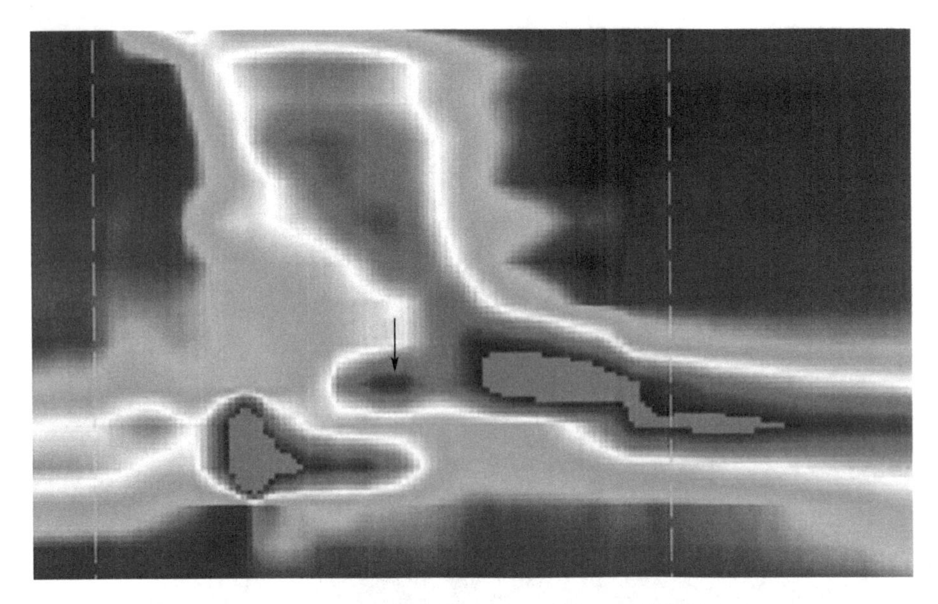

图 4-3-7 咽收缩与 UES 松弛的协调性欠佳的测压表现

2. 外在因素 影响因素诸多，包括：

（1）年龄和性别：目前由于咽腔测压各参数个体差异较大，年龄及性别对这些参数的影响并不肯定。近期有较大样本的研究表明，老年人（60~80 岁）较年轻人（21~40 岁）吞咽各种食团时咽部收缩压力峰值均增大，但用力吞咽时两者无差别，而 UES 残余压升高，考虑可能是随着年龄增大 UES 顺应性下降而咽缩肌代偿性增高。

（2）食团容积和黏稠度：固态测压技术测得的压力主要由接触压（contact pressure）和腔内压（cavity pressure）组成。只要按照规范流程进行，接触压容易标准化。但腔内压则不太容易，包括环绕在传感器周围的空气的压力以及食团内压。前者经校准后应等同大气压，但是后者则影响因素较多，研究显示，食团容积、食团流速、食团黏稠度均可影响压力。至于食团容积的影响，目前测压检查中多采用 3ml、5ml、10ml、20ml 等不同的食团容积。Lin 等发现吞咽水和糊状食物时，随着食团容积增加，UES 松弛残余压增高，松弛时间也延长，但对下咽部并无影响。理论上，食团密度会影响静态食团内压，随食团重力增加而增大，但目前研究结果并不一致。有学者发现正常人吞咽唾液较吞咽水时上咽的压力峰值更高，上和中咽缩肌的收缩时间更长，吞咽唾液时 UES 残余压比吞咽水时低；而其他研究也显示，随着食团黏稠度增加，UES 松弛时间延长、残余压下降。但也有研究认为食团性状并不影响测压结果。

（3）不同的吞咽方式和吞咽时头部姿势：多数测压研究采用的是间断的单个自主吞咽的方式，但实际生活中，经常会使用连续自主吞咽或者反射性吞咽。进行不同吞咽任务时，测压结果不同。如文献报道，间断吞咽比连续吞咽的咽缩肌收缩时间长，且 UES 残余压较低。间断性自主吞咽水时 UES 的开放时间明显长于连续的反射性吞咽。门德尔松吞咽（Mendelson swallow）和用力吞咽（effortful swallow）时腭咽部压力和 UES 松弛后的收缩峰值均升高，而 UES 松弛前峰值较正常降低，门德尔松吞咽时腭咽部的收缩时间也延长。此外，由于吞咽时采取不同头部的姿势，对咽部的解剖结构相对位置产生一定的变化，故其压力也随之变化。转头时 UES 松弛前压力峰值较头中立位时下降，而且低头时 UES 松弛后压力峰值下降，但这两种姿势改变并不影响腭咽或舌根部的压力峰值，但转头时腭咽部收缩时间延长。这些发现也对制订临床治疗策略具有指导意义。

（三）高分辨率咽腔测压的局限

虽然与常规测压相比，高分辨率测压的感受器数量多达 36 个，而且相距仅 1cm，但是由于咽部各部分解剖结构复杂、紧密相连，且肌肉细小，目前的分辨率仍无法区分每个结构。但是，如果传感器数量大幅增多，又使导管外径增大，同时顺应性下降，不利于置管。每个通道的感受器测量的都是双侧相邻的结构收缩产生的压力。因此，分析结果时，应人为选择测量靶点，并定义各解剖结构，在一定程度上降低了测量者间的可信度，且比较不同研究结果时，要求靶点选择一致。其次，咽部结构并不是环形的，导管各个方向受力并不一致，而且如果吞咽时采用一定的姿势调整，如低头、后仰等，导管可能偏向一侧，导致结果不准确。再者，HRM 检测并不能发现误吸，应用于患者时存在一定的风险，必要时可与吞咽造影联合。最后，由于导管脆而易折，操作时需要小心谨慎，设备昂贵，在使用中需要精心保养，若使用和清洗等保养方式不当会大大缩短导管使用寿命。

第四节 视频测压技术

视频测压技术（videomanometry）是在固态测压的基础上，同步进行视频吞咽检查，以明确食团传送过程中腔内压力变化与解剖结构的位移之间的关系。通过定量和定性结合的方法来评估咽食管段的动力、压力以及协调性。

一、咽腔测压与吞咽造影之间的关系

（一）操作步骤

该方法应在吞咽造影室完成。首先置入咽腔测压管，然后让患者休息大约 10min，逐步适应导管插入带来的不适。接着开始常规吞咽造影步骤。

（二）参数关联分析

近年来，随着数字化吞咽造影技术的发展，可以对 VFSS 进行定量化分析，研究表明，VFSS 中可以反映咽缩肌功能的咽腔收缩率与咽腔压力之间存在高度负相关，UES 残余压与其开放直径也呈负相关。另外，咽腔残留率与舌根部或下咽部的压力值也呈负相关。由此可见，吞咽过程中的压力参数与运动学参数有高度的相关性（图 4-4-1、图 4-4-2，见文末彩插）。

二、视频测压技术在吞咽障碍患者中的应用

VFSS 与 HRM 同步应用的价值表现为：

1. 通过测压通道精确定位相关解剖位置。
2. 同时观察动态视觉影像与量化的咽期压力变化。
3. 准确判断咽部残留是由咽腔收缩无力引起还是 UES 功能障碍引起。
4. 两者同步应用，大大提高诊断的精确性。

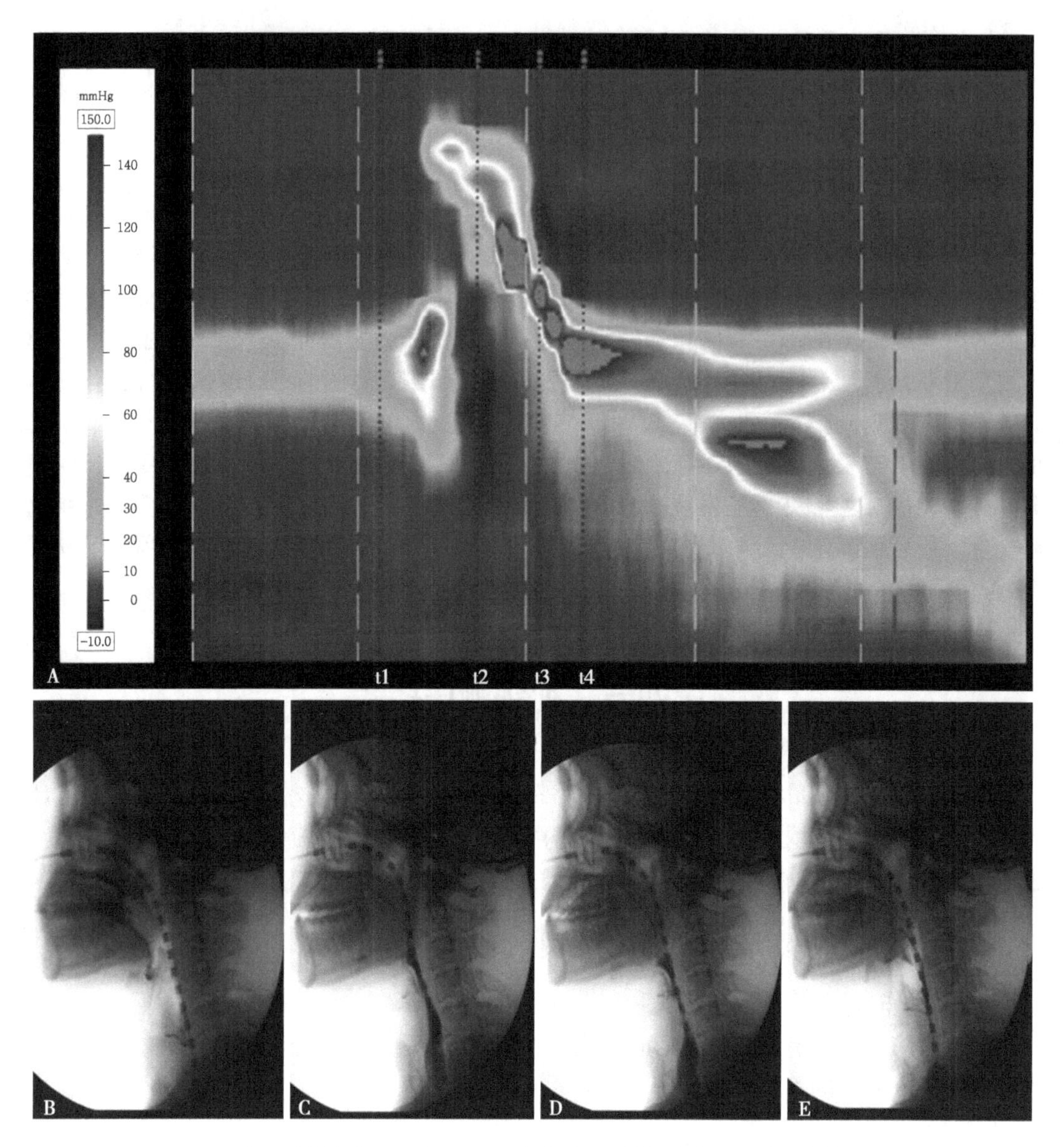

图 4-4-1 正常吞咽过程中高分辨率咽腔测压与吞咽造影的主要时间点的对应关系

A. HRM 时空图；B~E. 截取自 VFSS 的四幅特征性图像，分别与 HRM 图中的 t1、t2、t3、t4 四个时间点对应。t1 时，食团含在口中，预备吞咽（图 B），UES 紧张，HRM 显示咽腔压力开始逐渐升高。t2 时，UES 抬升并开放至最大（图 C），HRM 中则显示 UES 压力快速下降。t3 时，咽腔收缩压力达到峰值，在 VFSS 也显示咽腔也收缩至最小（图 D）。t4 时，食团越过 UES 进入食管，UES 关闭（图 E），此时 HRM 显示 UES 有力地闭合，食管出现蠕动波将食团推入胃。

由此可见，通过将吞咽的运动分析和压力分析进行对应研究，可以全面分析和阐明吞咽的生理和病理机制；也可以用来评估治疗手段如声门上吞咽、用力吞咽和头部姿势调整等对吞咽生理的影响，阐述治疗机制，进而影响治疗决策。

临床医生洞察人体疾病的“第三只眼”

——数百位“观千剑而识器”的影像专家帮你练就识破人体病理变化的火眼金睛

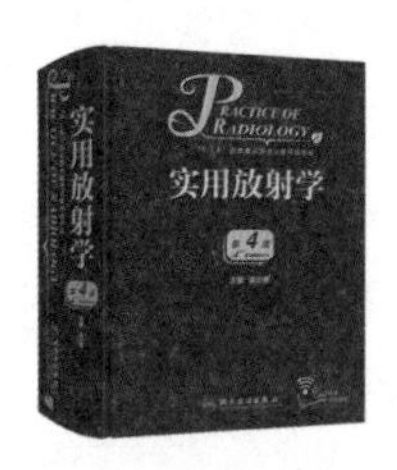

《实用放射学》
第 4 版

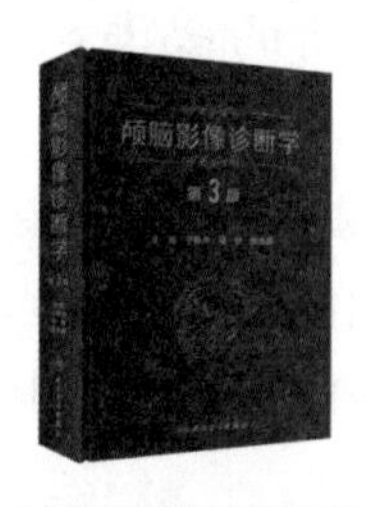

《颅脑影像诊断学》
第 3 版

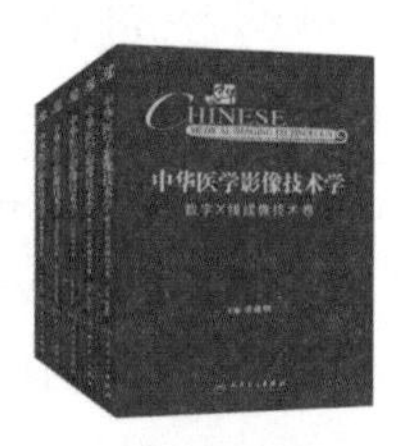

《中华医学影像技术学》

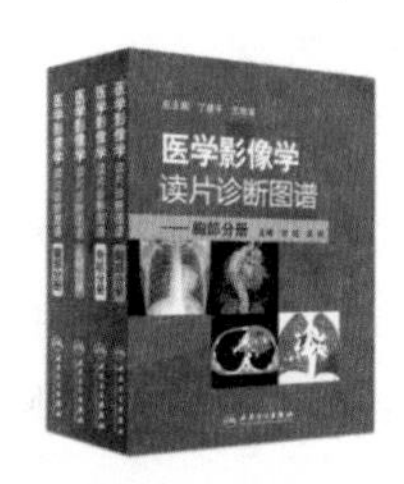

《医学影像学读片诊断图谱丛书》

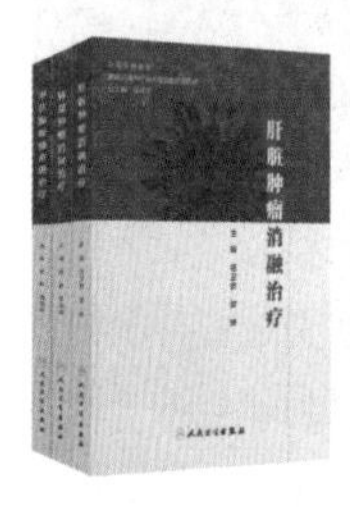

《中国医师协会肿瘤消融治疗丛书》

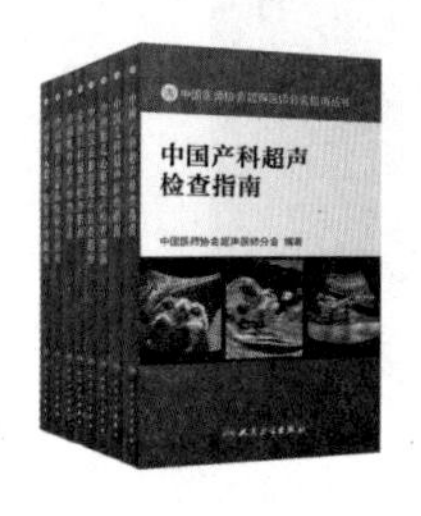

《中国医师协会超声医师分会指南丛书》

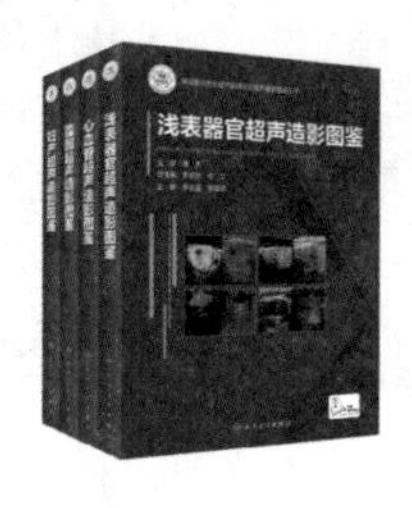

《中国医师协会超声造影图鉴丛书》

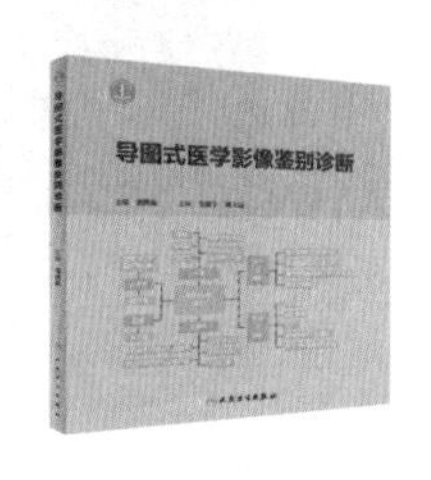

《导图式医学影像鉴别诊断》

放射好书荟萃

超声好书荟萃

新书速递

书号	书名	定价	作者
34088	影像诊断思维（配增值）	139.00	居胜红，彭新桂
32207	实用肝胆疾病影像学	520.00	李宏军，陆普选
34439	医学影像解剖学（第 2 版 / 配增值）	89.00	胡春洪，王冬青
33451	同仁鼻咽喉影像学	138.00	鲜军舫，李书玲
32769	主动脉疾病影像诊断与随访	120.00	范占明
32771	腕和手运动损伤影像诊断（配增值）	128.00	白荣杰，殷玉明，袁慧书
33899	妇产经静脉超声造影图解（配增值）	229.00	罗红，杨帆
34787	介入超声用药速查手册	159.00	于杰，梁萍
33900	超声引导肌骨疾病及疼痛介入治疗（配增值）	129.00	卢　漫
33055	实用产前超声诊断学(配增值）	208.00	吴青青
33079	胰腺疾病超声诊断与病例解析	198.00	陈志奎，林礼务，薛恩生

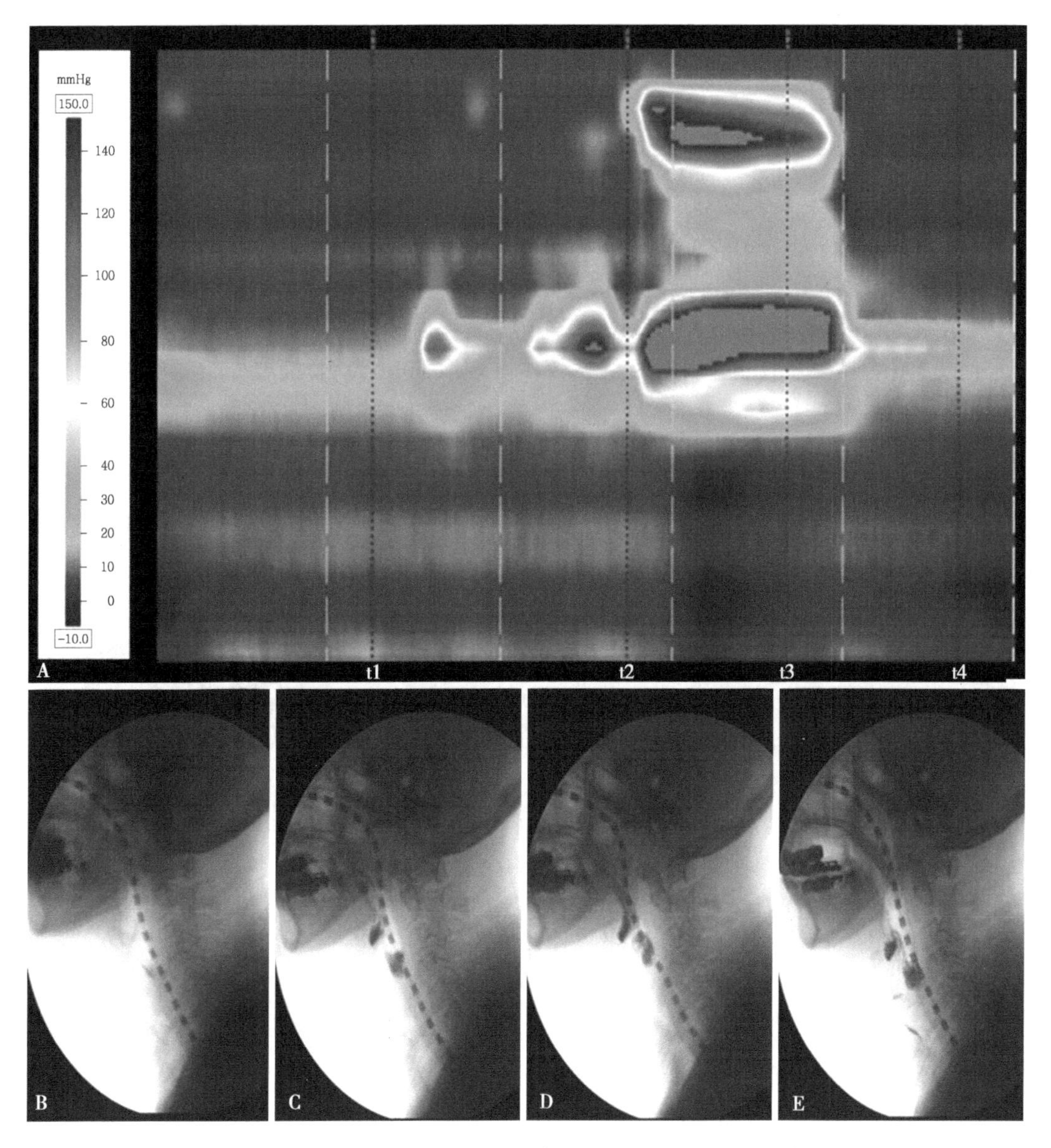

图 4-4-2　UES 完全不开放时测压参数与吞咽造影变化的异常关系

A. HRM 时空图；t1 时，食团包含在口中准备吞咽时，咽部压力为 0mmHg，UES 处于静息态（B 图）；t2 时，UES 松弛残余压最低时，UES 没有开放（C 图）；t3 时，咽部压力达到峰值，此时 D 图中咽部区域面积达到最小，UES 仍然没有开放（D 图）；t4 时，UES 完全不开放，食团无法通过，UES 恢复至静息态时食团仍残留在梨状隐窝及会厌谷（E 图）。

第五节　舌 压 测 定

舌具有肌肉流体静力学（muscular hydrostat）特性，即不可压缩性，可以通过形变产生复杂、精细的动作。舌压是指舌与硬腭接触产生的压力，在控制液体从口腔进入咽部过程中起主要作用，同时也参与产生使食物经过口咽进入食管的推动力。舌压力可作为一项独立的预测指标评估吞咽功能，是咽腔测压技术的补充。

一、球囊法舌压测定技术

经典的舌压测定是采用球囊法，20 世纪 90 年代中期美国开始应用并逐渐推广的爱荷华口腔行为仪（Iowa oral performance instrument，IOPI）是其中最具代表性的一种。2002 年 Hayashi 等发明的手持式舌压测量仪及 2011 年日本的 Yoshikawa 等设计了一款新型的舌压测量装置（prototype device PS-03，ALNIC）也是采用球囊法测压。在国内，由窦祖林团队研制的简易舌压测量仪也是此类型测量仪器。现以 IOPI 为例，简要介绍球囊法舌压测定技术。

（一）硬件设备

IOPI 包括 1 个球囊状的塑料气囊和主机，主机主要由压力传感器、峰值储存器和计时器组成，球囊状塑料气囊通过一根 11.5cm 长的导管与主机连接（图 4-5-1）。IOPI 不仅可以测量舌上抬挤压上腭产生的最大压力值，也可以测量舌肌的耐力，测量结果最大压力值使用压力单位千帕（kPa）表示，耐力用时间单位秒（s）表示。

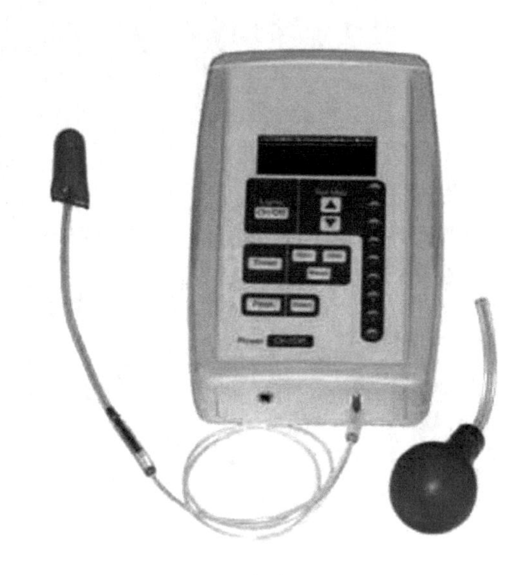

图 4-5-1 口腔行为仪

（二）使用方法

测量最大舌压值时，将气囊放置在舌体中部，被测者舌体最大幅度上顶挤压气囊，其最大压力值将通过峰值储存器处理后显示。测量舌肌的耐力时，要求被测者舌体上抬挤压气囊使压力值维持在最大舌压值的 50% 以上，记录可持续的时间。

（三）应用范围与作用

IOPI 也可以作为吞咽训练的干预工具，进行舌肌力量和精确性抗阻训练，包括等长收缩训练和反馈式舌压精确任务训练（20%~100% 最大等长收缩力）。该训练可以增强食团的控制力、改善渗漏 - 误吸，提高功能性经口进食能力。

（四）存在的问题与不足

该方法作用的舌压位点较少，单次测量只能测量舌的某一位点，且球囊易于在舌面滑动，位置不易固定，从而影响疗效。

二、压力传感器测压法

（一）压力传感器的结构

“T”形舌压传感器包括两个 0.05mm 厚的树脂膜片，通过一个片状的牙齿黏合剂贴在上颚上，总体厚度 0.1mm 左右，测定点为 5 个，每个测定点直径 3mm，可以分别测量舌前部、舌中部、舌后部以及舌两侧边缘部的舌压值。5 个测定点沿着上腭中线放置：前正中部（通道 1）、中间正中部（通道 2）、后正中部（通道 3）；2 个放到后部两侧，分别是左侧（通道

4）和右侧（通道5）。所有通道均用导线连接在一起，导线通过口腔前庭连接到口腔外，直接接到计算机上，计算机通过压力测定软件来分析舌压力的情况。该方法常常用于科研。（图4-5-2）

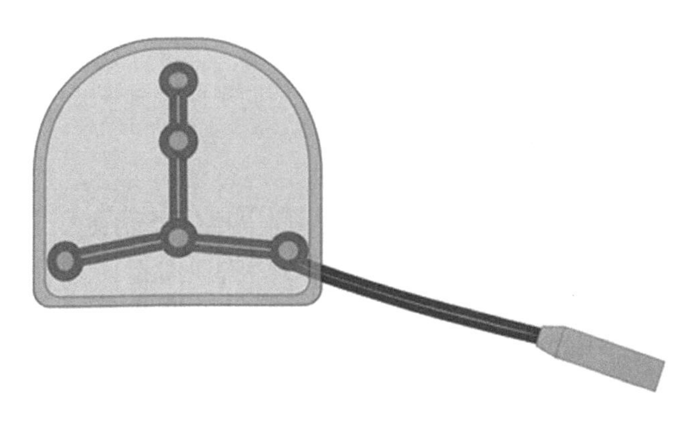

图4-5-2　“T”形舌压传感器

（二）工作原理

这种“T”形舌压传感器采用柔性电路板印制技术将导电金属（一般为铜）印制在柔性硅胶材料上，传感器晶体焊接在导电金属上。压阻应变片上设置有受力垫，压力传感器通过片式义齿胶贴附于上腭，当舌挤压上腭时，受力垫驱动压片梁变形，一端的压阻应变片拉伸，另一端的压阻应变片压缩，并通过惠斯通电桥转换成模拟电压信号，计算机测量电压信号从而转换成舌肌压力值。

（三）应用范围与作用

针对舌肌肌力达到3级及以上的患者，将“T”形舌压传感器通过牙科黏胶贴附在硬腭处，嘱患者上抬舌做吞咽动作，传感器实时记录吞咽时舌与上颚接触过程中舌前部、舌中部、舌后部以及舌两侧边缘部的舌压变化，计算机将自动记录保存，压力变化的曲线图可供分析。此外，通过显示屏实时显示舌压的动态数值变化，也可给患者提供视觉、听觉刺激进行舌肌抗阻反馈训练。同时动态采集舌压力值，量化评估训练前后舌肌的功能状态变化。

第六节　肌电图检查

吞咽时肌肉活动的肌电信号、时间和模式可以通过多种肌电图技术记录，包括针式的喉肌电图和无创的表面肌电图，是评估吞咽相关肌肉功能活动的方法。

一、喉肌电图

（一）适应证

为明确是否存在特定的神经或神经肌肉单元的病损，例如在伴有声带麻痹的情况下，判断是喉上神经损伤还是喉返神经损伤；确诊系统性疾病或进行性神经肌肉疾病时推荐进行喉肌电图（laryngeal electromyography，LEMG）检查。喉肌电图还可用于吞咽功能的辅助评估，如评估喉括约肌的活动，声门上喉、咽的感觉以及环咽肌的功能。

（二）操作方法

喉肌属于横纹肌，包括环甲肌、甲杓肌、环勺侧肌、环勺后肌、勺肌等，常需行喉肌电图检查的肌肉有甲杓肌和环甲肌。行甲杓肌肌电图检查时使用单极或同轴电极，电极置于距环甲膜中线 0.5~1.0cm，然后角度向上偏 45°，向侧方偏 20°进针，总深度为 2cm。检查环甲肌时电极在中线旁开 0.5cm，角度向上和向侧 20°，朝向甲状软骨下缘进针。图 4-6-1 显示了正常的运动单位募集模式。

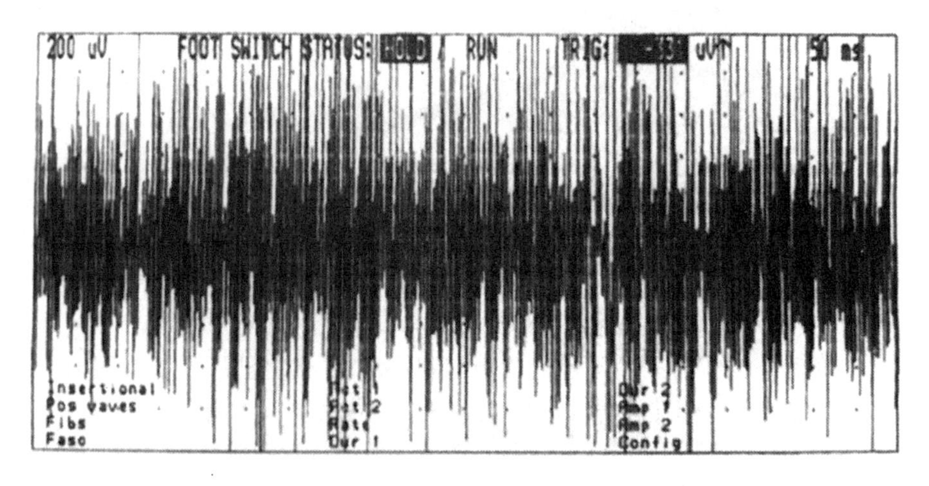

图 4-6-1　采用 valsava 手法检查声带肌显示正常的随意运动单位募集模式

（三）应用评价

喉肌电图检查能够确定是否存在神经失用（生理性的神经阻滞或局部损伤，神经纤维保持完整）或轴突断裂（神经纤维受损导致完全的周围性变性退化）；对喉括约肌、声门上喉和咽的感觉（通过环咽肌功能间接评估）以及环咽肌有无异常，能提供有价值的诊断；喉肌电图有助于区分神经源性声带麻痹和喉关节损伤，当声带固定时出现正常的募集模式可确诊为关节错位；喉肌电图也可用于评价预后，例如当诊断为声带麻痹时，喉肌电图还有助于判断自发恢复的预后；为永久性或长期的病损进行最终的手术矫正、或可能自发恢复的损伤进行阶段性的评估提供有价值的信息。在吞咽功能评估方面有研究者将环甲肌肌电图用于评估肌萎缩侧索硬化症患者的吞咽功能，并与饮水试验相结合。

（四）存在问题与不足

1. 不能精确定位，难以判断是否累及迷走神经或脑干、喉上神经或喉返神经。环杓后肌是主要的展肌，技术上定位困难。

2. 在没有全面的神经评估结合其他肌肉和神经检查的情况下，很难将系统性神经肌肉疾病与局部疾病相鉴别。

二、表面肌电图

（一）概述

1. 基本概念　由于咽喉部参与吞咽活动的肌肉细而多，很难用传统的电针刺方法准确定位，现多采用电极置于参与吞咽活动的肌群表面，检测吞咽时肌群活动的生物电信号的方法称为表面肌电图（surface electromyography，SEMG）检查法。它是一种非侵入性、无放射性的检查，具有简单、快速、价廉的特点。

2. 应用价值　可以进行多组吞咽肌群的比较如下口轮匝肌、上口轮匝肌、咀嚼肌、颏下肌群、舌骨下肌群。由于表面电极记录的是电极下广泛范围的肌电活动的总和，要获得特定肌肉的数据，但对运动单位动作电位进行定量分析存在困难。因此，SEMG 并不着重于诊断某块肌肉的功能，而是检测吞咽过程中局部肌肉活动方式的时间和幅度以及时序性。可以作为疑似吞咽障碍患者的筛查和早期诊断。

SEMG 技术用于检测咽期吞咽过程中相关肌群的肌电活动时，通过颏下肌群和舌骨下肌群肌电活动的平均振幅和持续时间可以反映舌骨上抬和喉上抬的难易程度和持续时间，初步筛查和评估患者的吞咽功能。但 SEMG 不能检测整个食管的活动，仅能检测到食管期起始时的活动。

（二）标准化诊断程序

应用肌电图检查时必须按照标准化程序，包括电极放置的位置、波形的处理方式如全波整流、低通滤过，以及使用多通道系统以利于临床的快速判断。Vaiman 等对 SEMG 评价吞咽功能是否正常提出了一个标准化诊断程序，介绍如下：

1. 检查设备的标准化　采用 4 通道的基于计算机的表面肌电图仪，表面电极为直径 11mm 的 AE-131 和 AE-178，相距 10mm。其他类型的肌电图仪只要符合全波整流、低通滤过后类似心电图的曲线，也可使用。原始记录的肌电图信号表现为无数紧凑的棘波，不可能快速做出解释和判断。2 通道的肌电图仪不足以快速诊断，8 通道的肌电图仪则增加操作的难度，且需花费更多的时间解释，而用 4 通道的仪器在患者配合的情况下仅需 5~7min 即可完成检查。

2. 检查电极位置的标准化　患者坐在椅子上，清洁受检部位皮肤（尽量把角质层擦干净，减少电阻），把电极贴于受检的肌肉表面上。4 组被检肌群包括上下口轮匝肌、咀嚼肌、颏下肌群（包括二腹肌前腹、下颌舌骨肌、颏舌骨肌）、舌骨下肌群（包括喉带肌和甲状舌骨肌），都被颈阔肌覆盖，这些肌肉都是表浅肌肉，一般认为参与吞咽的口腔期和咽期活动。表面电极放置位置见图 4-6-2。

（1）上下口轮匝肌：两个双极电极放在右侧或左侧口角，其中一个电极放在上唇，另一个放在下唇。

（2）咀嚼肌：在左侧或右侧面部平行咀嚼肌纤维走行放置两个电极，最好放在口轮匝肌电极的对侧。

（3）颏下肌群：两个表面电极放在下巴下方中线的左侧或右侧，在颈阔肌上方记录颏下肌群的肌电活动。

（4）舌骨下肌群：两个电极放在甲状软骨的左侧或右侧记录喉带肌和甲状舌骨肌的活动。

每对电极都配有一个参考电极。

3. 检查流程的标准化　共 4 组测试：包括随意单次吞咽唾液（干吞咽）、从开口杯中单次随意吞咽水（正常吞咽）、单次随意吞咽大量水（20ml，负荷试验）、连续从开口杯中饮用自来水 100ml。前 3 组测试每组均测试 3 次，第 4 组测试 1 次。

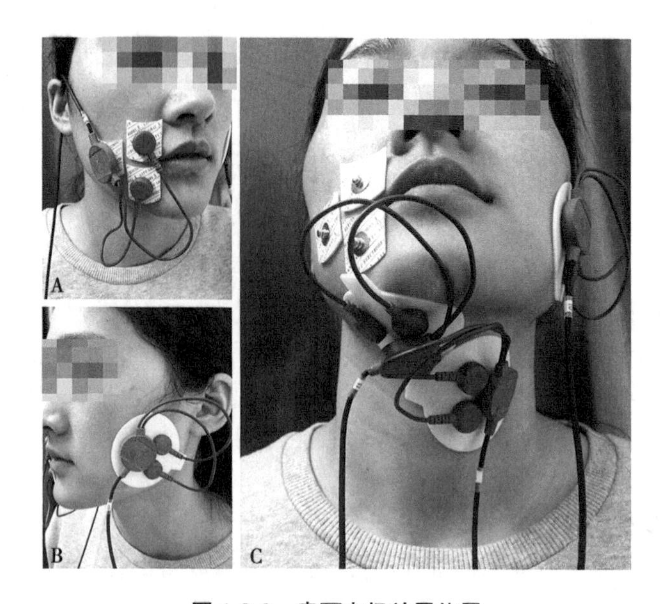

图 4-6-2　表面电极放置位置

A. 右侧上下口轮匝肌；B. 左侧咬肌；C. 右侧颏下肌群、左侧舌骨下肌群

（三）正常人数据库和分析

1. 分析指标　SEMG 的分析指标包括时域指标和频域指标。时域指标主要包括积分肌电值（integrated electromyogram，IEMG）、平均肌电值（average electromyogram，AEMG）、均方根值（root mean square，RMS）等；主要的频域指标包括平均功率频率（mean power frequency，MPF）和中位频率（median frequency，MF）。积分肌电值反映的是一定时间内肌肉中参与活动的运动单位的放电总量，体现肌肉在单位时间内的收缩特性，与肌力及肌张力呈正相关。平均肌电值主要反映肌肉活动时运动单位激活的数量、参与活动的运动单位类型以及其同步化程度，与不同肌肉负荷强度条件下的中枢控制功能有关。均方根值是瞬间的 SEMG 信号，反映振幅特征，与肌肉负荷性因素和肌肉本身的生理、生化过程之间存在内在联系。平均功率频率反映的是信号频率特征，其高低与外周运动单位动作电位的传导速度、参与活动的运动单位类型及其同步化程度有关。中位频率是指肌肉收缩过程中肌纤维放电频率的中间值，与肌肉组织中快肌纤维和慢肌纤维的比例有关，如快肌纤维兴奋以高频放电为主，慢肌纤维兴奋以低频放电为主。SEMG 技术用于吞咽过程的常用分析指标包括吞咽动作的时限（秒或毫秒）、肌电活动的幅度（平均值，μV）、图形的模式和吞咽次数（连续吞咽测试时）（图 4-6-3）。

2. 影响因素　研究发现 SEMG 信号形状无性别差异，然而年龄 70 岁以上的老年患者表现年龄相关的特点，即肌肉活动时限延长，提示不同肌肉之间的协调性降低。儿童在吞咽和饮水时随年龄增大时限显著降低。成人和儿童之间肌电活动的幅度无统计学显著差异。

（四）未来发展

所有类型的肌电记录都不能提供结构位移或食物流动的信息。因此，在用影像学和肌电图结果解释多样的吞咽动作和个体差异性时要克服许多的问题。吞咽造影检查（VFSS）与针式 EMG 同步记录或 VFSS-SEMG 同步记录结果可以分析吞咽时的生物力学和相应的肌电信号之间的时间关系。这些数据有助于加深对吞咽时咽肌活动的理解，并且用于临床上生物反馈治疗，改善与舌骨上抬和喉上抬有关吞咽功能。

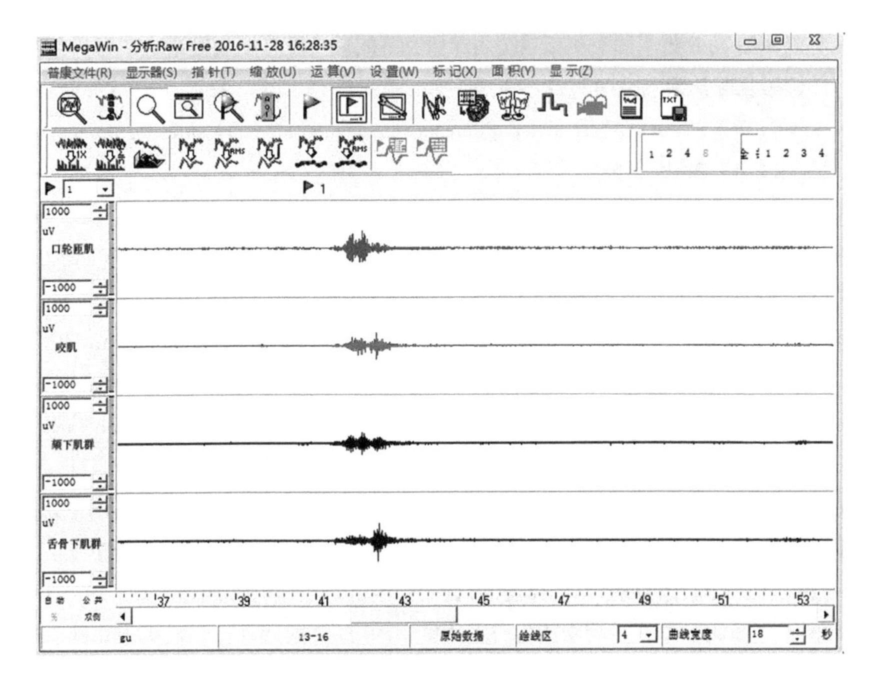

图 4-6-3　正常人吞咽米糊时各肌群表面肌电图结果

从上至下依次为口轮匝肌、咬肌、颏下肌群、舌骨下肌群 SEMG

此外，由于传统表面肌电在电极放置位置、电极排列方向以及电极数目等方面存在局限性，阵列式表面肌电作为一种新的表面肌电检测技术，在传统表面肌电的基础上诞生，它可以同时获取肌肉在收缩过程中的细节信息和整体信息，能较好地弥补传统表面肌电的不足。阵列式表面肌电技术的发展越来越趋向于噪声小、柔性、电极数目多、信号质量高等性能，但这一方式还处于科研阶段，而目前国内的研究还比较少。

参考文献

[1] Lin T, Xu G, Dou Z, et al. Effect of bolus volume on pharyngeal swallowing assessed by high-resolution manometry. Physiol Behav Elsevier Inc, 2014, 128: 46-51.

[2] Lin GG, Scott JG. Three-dimensional analysis of pharyngeal high-resolution manometry data. Laryngoscope, 2013, 123(7): 1746-1753.

[3] Lamvik K, Macrae P, Doeltgen S, et al. Normative data for pharyngeal pressure generation during saliva , bolus, and effortful saliva swallowing across age and gender. Speech, Language and Hearing, 2014, 17(4): 210-215.

[4] Jiang JJ, Mcculloch TM. High resolution manometry of pharyngeal swallow pressure events associated with effortful swallow and the mendelsohn maneuver. Dysphagia, 2012, 27(3): 418-426.

[5] Al-Toubi AK, Doeltgen SH, Daniels SK, et al. Pharyngeal pressure differences between four types of swallowing in healthy participants. Physiology and Behavior, Elsevier Inc, 2015, 140: 132-138.

[6] Ryu JS, Park D, Kang JY. Application and interpretation of high-resolution manometry for pharyngeal dysphagia. Journal of Neurogastroenterology and Motility, 2015, 21(2): 283-287.

[7] 兰月，窦祖林，于帆，等. 高分辨率固态压力测量在吞咽功能评估中的应用. 中华物理医学与康复杂志，2013，35(12): 941-944.

[8] 兰月，窦祖林，于帆. 高分辨率固态测压系统用于研究不同黏稠度食团对健康人咽部及食管上括约肌功能的影响. 中国康复医学杂志，2013，28(9)：794-798.

[9] Fei T，Polacco RC，Hori SE，et al. Age-related differences in tongue-palate pressures for strength and swallowing tasks. Dysphagia，2013，28：575-581.

[10] Yoon KJ，Park JH，Park JH，et al. Videofluoroscopic and manometric evaluation of pharyngeal and upper esophageal sphincter function during swallowing. J Neurogastroenterol Motil，2014，20(3)：352-361.

[11] Lan Y，Xu G，Dou Z，et al. The correlation between manometric and videofluoroscopic measurements of the swallowing function in brainstem stroke patients with dysphagia. J Clin Gastroenterol，2015，49(1)：24-30.

[12] Pauloski BR，Alfred RW，Cathy L，et al. Relationship between manometric and videofluoroscopic measures of swallow function in healthy adults and patients treated for head and neck cancer with various modalities. Dysphagia，2009，24(2)：196-203.

[13] Hoffman MR，Jones CA，Geng ZX，et al. Classification of high-resolution manometry data according to videofluoroscopic parameters using pattern recognition. Otolaryngol Neck Surg，2013，149(1)：126-133.

[14] 李建华，王健. 表面肌电图诊断技术临床应用. 杭州：浙江大学出版社，2015.

[15] 张杰，李进让. 表面肌电图在吞咽功能检查及康复中的应用. 国际耳鼻咽喉头颈外科杂志，2013，37：271-274.

[16] Constantinescu G，Hodgetts W，Scott D，et al. Electromyography and mechanomyography signals during swallowing in healthy adults and head and neck cancer survivors. Dysphagia，2016：1-14.

[17] Sanders I，Mu L. A three-dimensional atlas of human tongue muscles. Anatomical record，2013，296：1102-1114.

[18] Adams V，Mathisen B，Baines S，et al. A systematic review and meta-analysis of measurements of tongue and hand strength and endurance using the iowa oral performance instrument(IOPI). Dysphagia，2013，28：350-369.

[19] Steele CM，Bailey GL，Polacco RE，et al. Outcomes of tongue-pressure strength and accuracy training for dysphagia following acquired brain injury. International journal of speech-language pathology，2013，15：492-502.

第五章 吞咽障碍的治疗性训练

吞咽障碍领域发展最快的是吞咽障碍的治疗技术，各种适宜的治疗技术层出不穷，国内外吞咽障碍治疗的文献报道越来越多，主要以非手术治疗方法为主。本章主要介绍我们在同步吸收国外先进技术之后，大胆创新并应用于临床，实践证明行之有效的新技术新方法。

第一节 行为治疗

吞咽障碍的行为治疗包括：①口腔感觉训练，如温度刺激训练；②口腔运动训练，如口颜面操等；③气道保护手法训练；④吞咽姿势调整；⑤生物反馈训练；⑥代偿方法等。其中代偿方法和吞咽姿势调整主要是用来改善吞咽障碍的症状；而口腔感觉训练及运动训练、气道保护手法训练、生物反馈训练则主要用来改善吞咽的生理状态，这些治疗也称为康复性技术（rehabilitative techniques）。

一、口腔感觉训练技术

（一）感觉促进综合训练

患者开始吞咽之前给予感觉刺激，使其能够快速的启动吞咽，称感觉促进法（sensory facilitation therapy）。增加感觉输入方法既是代偿方法，也是吞咽功能恢复的治疗方法，对于吞咽失用、食物感觉失认、口腔期吞咽启动延迟、口腔本体感觉降低、咽期吞咽启动延迟的患者，一般适合在进食/吞咽前增加口腔感觉。其方法包括：

1. 把食物送入口中时，增加汤匙下压舌部的力量。
2. 给予感觉较强的食物，例如冰冷的食团，有触感的食团（例如：果酱），或有强烈味道的食团。
3. 给予需要咀嚼的食团，借助咀嚼运动提供最初的口腔刺激。对于咽期启动延迟或咽肌收缩无力患者，食团大小应适宜。咽期吞咽启动延迟或咽肌收缩弱的患者常需2~3次吞咽才能将食团咽下。如果吞咽食物的容积过大、通过的速度过快，食物即会滞留于咽部并发生误吸。此类患者只要进食时小口慢咽，即可避免误吸。
4. 鼓励患者自己动手进食，可使患者得到更多的感觉刺激。对于吞咽失用、食物感觉失认的患者鼓励多用。

（二）冷刺激训练

1. 训练方法　冰棉棒刺激或冰水漱口是一种特别的感觉刺激，此法适用于口腔感觉较差患者。在吞咽前，在腭舌弓给予温度触觉刺激（thermal-tactile stimulation）。进食前以冷水刺激进行口腔内清洁，或进食时冷热食物交替进食；亦可将大小为00号的反光喉镜（或棉签）在碎冰块中放置数秒钟，然后将冷却的反光喉镜置于患者口内前咽弓处并平稳地做垂直方向的摩擦 4~5 次，然后做一次空吞咽或让患者进食吞咽，如出现呕吐反射，则应中止（图 5-1-1）。

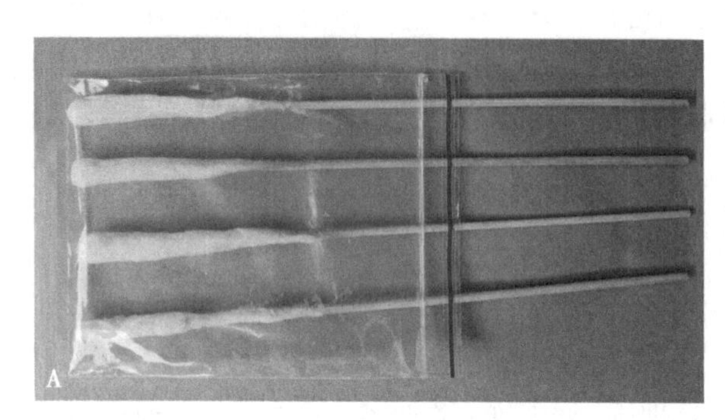

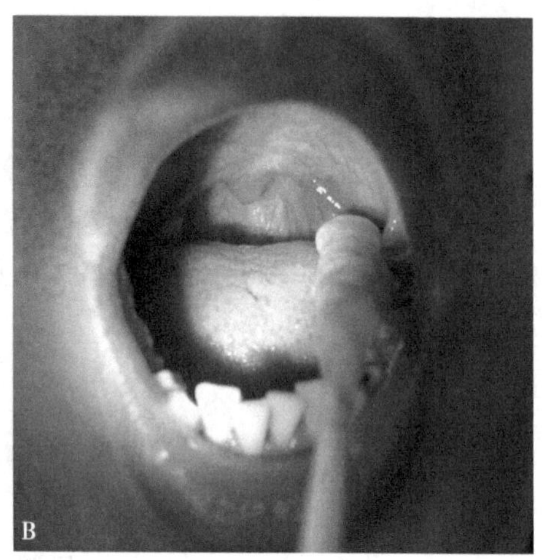

图 5-1-1 用冰棉棒垂直方向刺激前咽弓

A. 冰棉棒；B. 刺激前咽弓

2. 治疗作用 冰刺激具有以下作用：①提高食块知觉的敏感度；②减少口腔过多的唾液分泌；③通过刺激，给予脑皮质和脑干一个警戒性的感知刺激，提高进食吞咽的注意力。

（三）嗅觉刺激

嗅觉刺激多用芳香味刺激物，故又称“芳香疗法”。芳香疗法是通过芳香物质中的小分子物质（芳香小分子）刺激嗅觉来达到对嗅觉的调节及对嗅觉信息传递的促进作用。芳香小分子可以通过嗅觉通路直接刺激下丘脑垂体，进而分泌激素及神经调节物质等，以调节机体功能。芳香小分子可恢复刺激诱导的免疫抑制，调节神经内分泌。嗅觉刺激可改善感觉和反射活动。研究发现运用缓冲生理溶液嗅觉刺激，是治疗老年吞咽障碍最新的一种治疗方法，这可能与右侧岛叶皮质的活动有关。这种嗅觉刺激不会有副作用，也不需要患者有遵从口令的能力，只是经鼻吸入有气味的气体，对于老年人来说是简便易行的训练方法，对于气管切开术或插鼻胃管等严重吞咽障碍患者，有一定的帮助。常用的嗅觉刺激物有黑胡椒、薄荷脑等。

1. 黑胡椒刺激 黑胡椒是一种很常见的调味品，其味道来自胡椒碱，是与辣椒辣素相似的瞬时受体电位（transient receptor potential，TRP）通道激动剂。有报道认为，运用辣椒辣素刺激，对 3 位老年受试者进行吞咽造影检查发现，经鼻吸挥发性缓冲生理溶液可明显减少梨状隐窝处残留，用嗅觉治疗 30d 后能显著缩短整个吞咽时间，治疗效果优于冷或热温度刺激。而且每天刺激也可引起皮层重塑，从而更易引发吞咽反射。据报道，有 80% 的 80 岁及以上的老年人，神经系统退行性变患者，如阿尔茨海默病或帕金森病患者，其识别气味的能力、嗅觉能力受损或被抑制。在这项研究中，通过运用嗅觉阈值识别气味并命名，作为评估患者识别气味的能力。

2. 薄荷脑刺激 研究表明，薄荷脑刺激和冷刺激都能使吞咽障碍患者吞咽反射的敏感度恢复。让老年吞咽障碍患者餐前嘴里含化一颗含有薄荷脑的锭剂，或在液体、食物中加入薄荷脑刺激吞咽反射，能改善其吞咽反射的敏感度，有助于防止老年吞咽障碍患者吸入性肺炎的发生。

3. 作用机制　辣椒素、薄荷醇、黑胡椒具有改善老年性吞咽障碍患者的吞咽功能，降低渗漏发生率，减少咽部残留，使喉关闭时间提前、提高舌骨位移幅度等作用，这可能与广泛分布在腭咽、咽壁和会厌处传入神经纤维上的辣椒素受体Ⅰ（transient receptor potential vanilloid type Ⅰ，TRPV Ⅰ）的瞬时电位表达有关。

（四）味觉刺激

舌的味觉是一种特殊的化学性感觉刺激，通常舌尖对甜味敏感，舌根部感受苦味，舌两侧易感受酸味刺激，舌体对咸味与痛觉敏感。将不同味道的食物放置于舌部相应味蕾敏感区域，可以增强外周感觉的传入，从而兴奋吞咽皮质，改善吞咽功能。应用的方法如下：

1. 标准化刺激味道的制作　选取酸、甜、苦、辣 4 种味道为刺激的口味，代表性味道食物分别为：酸——柠檬酸；甜——蔗糖；苦——奎宁；辣——辣椒素；将其各种味道独立分开调制成稀流质储藏在 4.5℃冰箱中备用，其浓度分别为柠檬酸 2.7%、蔗糖 8%、辣椒素，取 25mg 辣椒素先用 100% 乙醇溶解再稀释到 0.025%，奎宁（苦味）0.1%。假味觉刺激物仅使用蒸馏水。

2. 味觉刺激的方案　根据患者的个人口味喜好，将不同味道的食物放置于舌部相应味蕾敏感区域，蔗糖的甜味刺激应放置于患者的舌尖，奎宁的苦味刺激应放置于患者的舌根部，柠檬酸的酸味刺激应放置于患者的舌两侧，辣椒素的辣味刺激实际上触发舌部痛觉感受器，可放置于舌面。治疗师或操作人员从冰箱中取出目标口味刺激物，采用棉签蘸取后给予刺激舌部相应味觉区域，每次刺激 3~5s，间歇 30s，共 10min，持续 4 周。刺激后进行进食训练，采用标准喂食记录表记录进食的时间、食物的成分、食物的性状、每次的进食量、每次进食所需的时间、进食的途径、进食的反应（发生呛咳的次数、痰量）等情况。

3. 味觉刺激的作用机制　味觉刺激（如柠檬酸等）可以通过增强喉上神经和舌咽神经咽支的感觉传入，明显激活初级感觉区、前扣带回、岛叶、前额叶、鳃盖部、辅助运动区等与吞咽关系密切的脑区，提高吞咽皮质至颏下肌群的传导通路的兴奋性，在此之前，Mistry 等也发现不论是甜还是苦的味觉刺激都可以提高咽缩肌皮质代表区的兴奋性，这使感觉信息能够快速动态的调节运动行为，快速调节咀嚼期节律性下颌运动的启动、维持和结束，促进吞咽启动。此外，食品发出的气味也属于味觉刺激范畴，与食物辨识等认知功能相关。口咽传入神经对机械性刺激、温度和化学性刺激的变化都是敏感的，而且舌部相应味蕾区对不同味道敏感性也不一样。随着年龄增长，味觉是最先出现减退的感觉，但是酸甜苦辣的喜好选择是人的一种本能，经长久的生活习惯累积，可有意识地将味觉信息储存在脑内，形成味觉记忆。

（五）气脉冲感觉刺激训练

1. 概念　使用具有一定压力的气泵发生器，或手动挤压气囊，对口腔舌咽神经支配的扁桃体周围区域给予气脉冲刺激（oral air pulse stimulation）的治疗方法称为气脉冲刺激治疗。通过气动吞咽（pneumatic swallowing）可改善吞咽功能。对于咽反射消失或吞咽启动延迟患者，传统治疗常用按摩、温度觉刺激等方法，但对于口水分泌较多而又无处理口水能力的患者，此方法容易增加其误吸风险。使用创新性技术气脉冲感觉刺激治疗，在不增加口水分泌的同时，可加快启动吞咽，增加吞咽的安全性。与电刺激治疗相比，气脉冲刺激治疗简单、安全，被认为是吞咽障碍创新性治疗方法之一，尤其适合儿童吞咽障碍患者。

2. 治疗技术　此种治疗分为气脉冲发生器和手动挤压气囊两种方法实施，现分别介绍如下：

(1)气脉冲发生器

1)方法:将前端有海绵和塑料泡沫包裹的导气管经口插入口腔中。在舌根、咽后壁、软腭及软腭弓周围释放气脉冲,若不能配合或开口困难者,可使用齿托撑开口腔。

2)治疗参数:频率 2~4Hz;气压 3~10cmH_2O;输出方式:刺激 60s,间歇 60s,连续 5 次;治疗时间:10~20min/次。

(2)手动挤压气囊

1)所需工具:气囊、导气管、输液管调节阀。

2)操作方法:普通气囊接导气管,将导气管头端置于患者舌腭弓、舌根部、咽后壁、K 点(见 K 刺激),通过输液管调节阀避免患者咬住导气管,治疗师快速按压气囊,每秒 3~4 次,引出吞咽动作或送气后嘱患者做主动吞咽(图 5-1-2)。

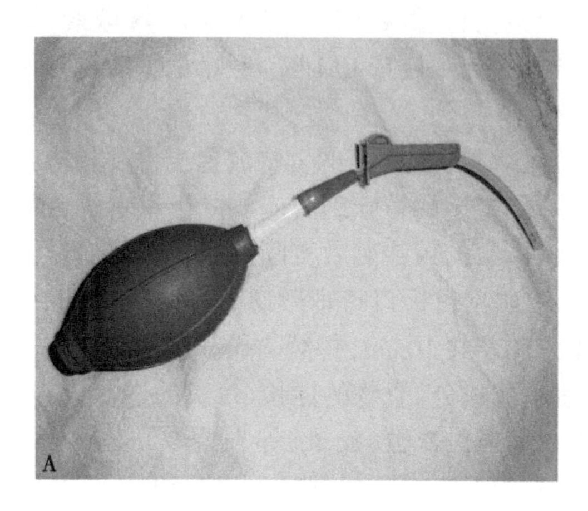

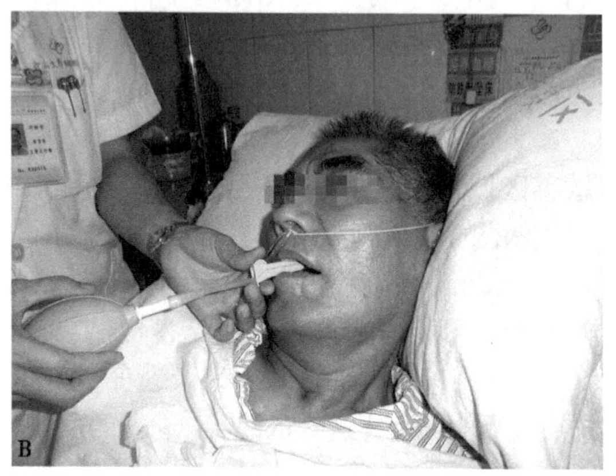

图 5-1-2 手动挤压气囊

A. 气囊;B. 手动挤压气囊

3)治疗作用:气脉冲刺激后,食物的吞咽次数与吞咽欲望明显增加,与震动棒刺激相比,更有效。通过对舌腭弓、舌根部、咽后壁等部位进行气体脉冲感觉刺激重新建立咽反射,加快吞咽启动。

3. 应用研究 2005 年,Theurer 报告气脉冲刺激口咽,无论单侧或双侧,均可增加健康青年人唾液吞咽频率。2008 年,Soros 等人用 fMRI 定位研究口咽感觉刺激的中枢处理,其结果表明双侧气脉冲刺激与双侧网络激活有关。包括:初级本体感觉皮质,丘脑,古典运动区中的初级运动皮质、次级运动区、扣带运动区。无论左或右侧口咽刺激,相关脑区之间的激活没有发现显著性差别,口咽刺激可以激活双侧额皮质网络。在口咽感觉运动功能中,这些网络以前被认为是舌运动、咀嚼和吞咽重叠的皮质区域。由此可见,大脑皮质特别是额皮质在吞咽的中枢处理中,具有重要的整合作用。

(六)K点刺激

K 点(K point)是由日本言语治疗师小岛千枝子发现,并以她的英文名字第一个字母 K 命名,2002 年发表在 *Dysphagia* 杂志上,不仅在日本,目前在中国也已经得到推广并广泛应用。临床上主要应用于上运动神经元损伤的口腔期牙关紧闭或张口困难、吞咽启动延迟的患者。在进行吞咽障碍的治疗时,刺激 K 点可帮助患者开口,为口颜面训练和口腔护理创造良好条件。

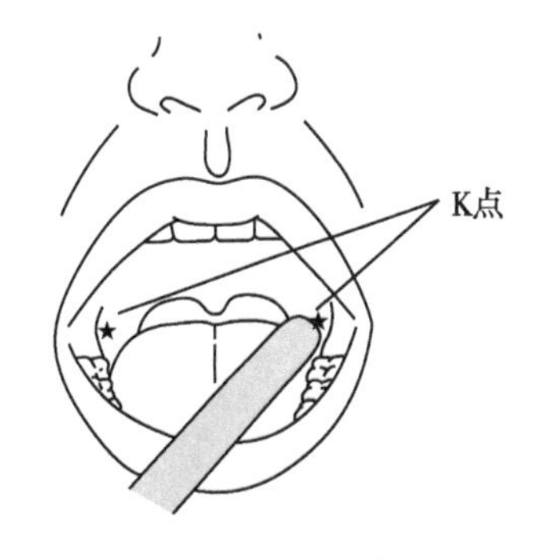

图 5-1-3 K点

1. 准备工具 小岛勺，若没有小岛勺可用棉签代替。

2. 治疗作用 诱发张口和吞咽启动。

3. 操作方法 K点位于磨牙后三角的高度，在舌腭弓和翼突下颌帆的凹陷处（图 5-1-3）。通过刺激此部位可以诱发患者的张口和吞咽启动。

对于严重张口困难的患者，可用小岛勺或棉签直接刺激K点，患者比较容易产生张口动作。治疗师也可以戴上手套，用示指从牙齿和颊黏膜缝隙进入K点处直接刺激（图 5-1-4）。如果患者没有磨牙，治疗师的手指很容易接触到K点，如果有磨牙，就需要适度的用力去按压K点。通常按压K点之后患者可以反射性的张口；对于吞咽启动延迟而又无张口困难的患者，按压K点，继而可见吞咽动作产生。

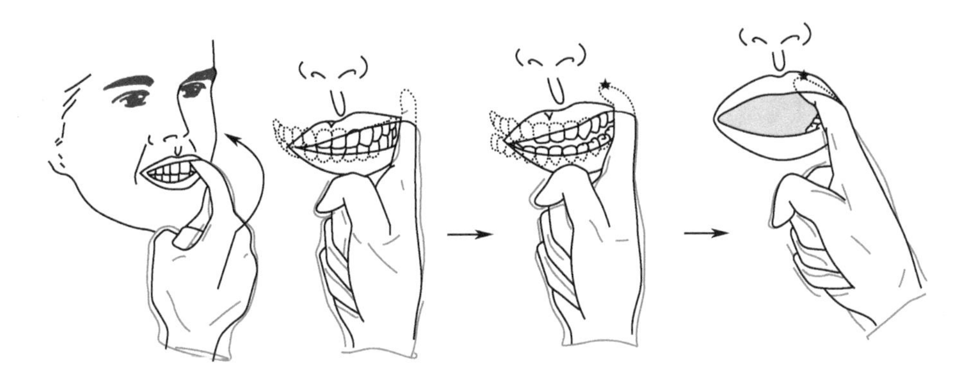
图 5-1-4 用手指进行K点刺激训练

如果刺激10s以上无张口和吞咽动作出现，说明K点刺激不敏感，应考虑其他方法开口。

（七）深层咽肌神经刺激疗法

深层咽肌神经刺激疗法（deep pharyngeal neuromuscular stimulation，DPNS）是由美国言语治疗师Karlene H.Stefanakos发明，该方法利用一系列冰冻柠檬棒刺激咽喉的反射功能，着重强调三个反射区：舌根部、软腭、上咽与中咽缩肌，达到强化口腔肌肉功能与咽喉反射，改善吞咽功能的目的。

1. 准备工具 冷冻柠檬棒（可以自己制作，将纱布包在筷子上，沾上柠檬汁后外包塑料膜，在冰箱中冷冻，等纱布球变硬后可以拿出使用），纱布。

2. 治疗作用 强化咳嗽及吐痰能力，减少呛口水机会，改善声音音质，强化咽肌功能。

3. 操作方法 治疗师戴上手套，使用稳定的压力，以湿的纱布包住患者前三分之一的舌面，将舌拉出来，分别刺激以下八个不同的位置：

（1）双边软腭平滑刺激

目的：增加软腭的反射功能。

方法：用冰冻的柠檬棒，从弱的软腭肌肉部位上，平滑到健壮的部位上，平滑1~3s（图 5-1-5）。

（2）三边软腭平滑刺激

目的：增加软腭的反射功能。

方法：以冰冻的柠檬棒，在软腭上，由前往后，由弱的部位平滑刺激，在健壮的部位平滑刺激，中间部位，往悬雍垂部位滑下去，平滑 1~3s（图 5-1-6）。

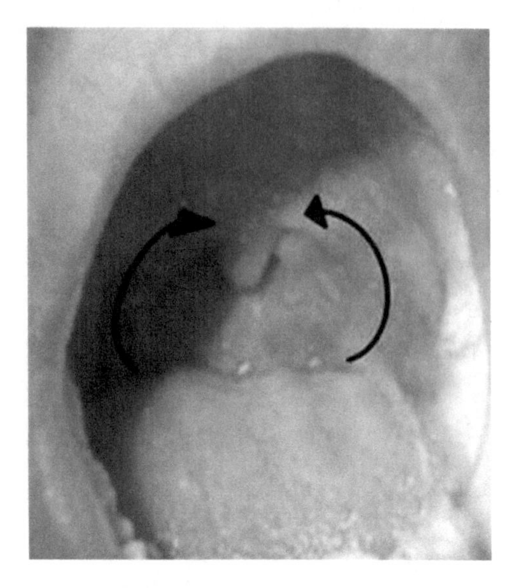

图 5-1-5 双边软腭平滑刺激

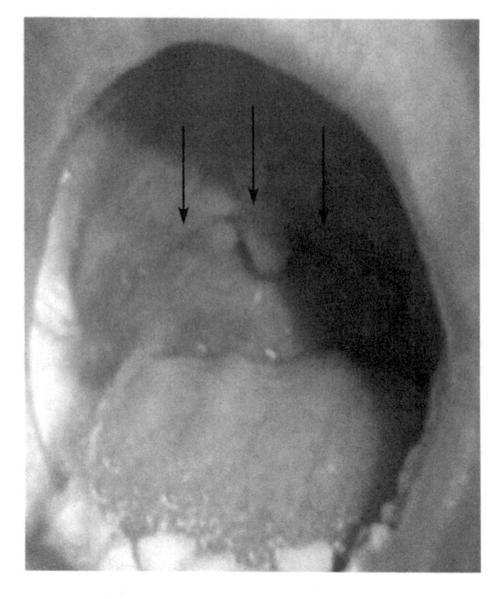

图 5-1-6 三边软腭平滑刺激

（3）舌后平滑刺激

目的：增加舌根后缩反射。

方法：用冰冻的柠檬棒，从舌后根味蕾部位平滑，由弱的部位平滑到健侧，平滑 1~3s（图 5-1-7）。

（4）舌旁侧刺激

目的：增加舌旁边感觉度和舌旁移动的运动力。

方法：用冰冻的柠檬棒，从舌前外圈往舌根味蕾部位平滑；换另一边舌侧平滑刺激；平滑 2~4s（图 5-1-8）。

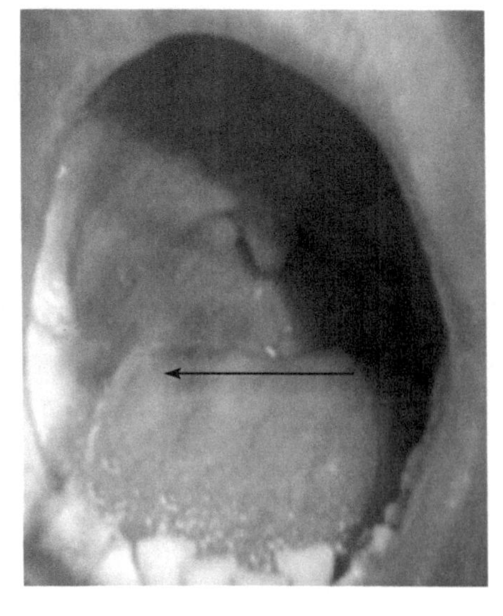

图 5-1-7 舌后平滑刺激

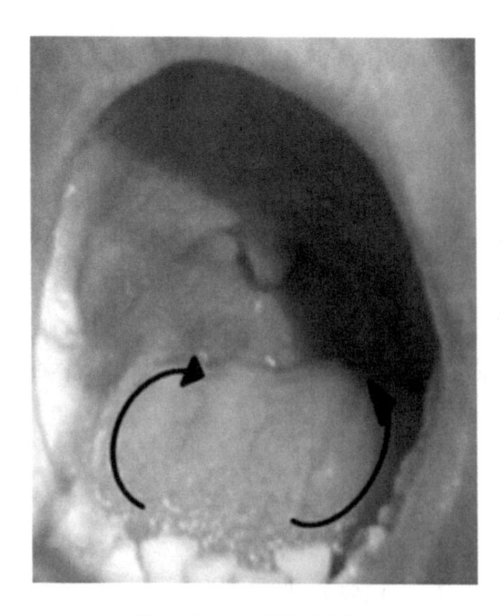

图 5-1-8 舌旁侧刺激

(5)舌中间刺激

目的:增加舌形成汤匙状的刺激运动。

方法:用冰冻的柠檬棒,在舌中间部位,从舌后往前平滑(图 5-1-9)。

(6)双边咽喉壁刺激

目的:增加咽喉壁紧缩反射功能。

方法:用冰冻的柠檬棒,先从弱的部位往舌后咽后壁处刺激,刺激 1~2s,然后换健侧刺激(图 5-1-10)。

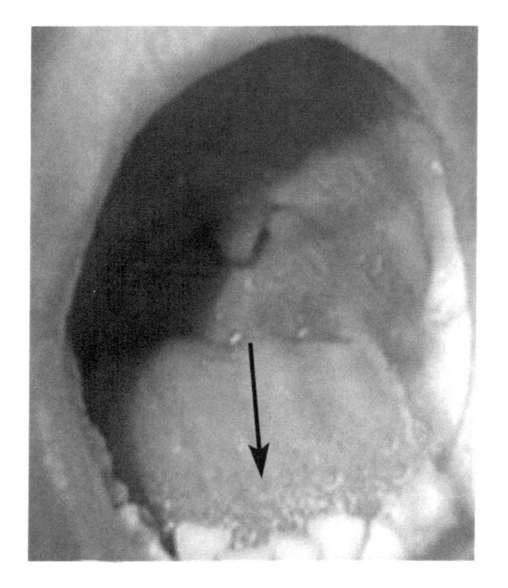

图 5-1-9 舌中间刺激

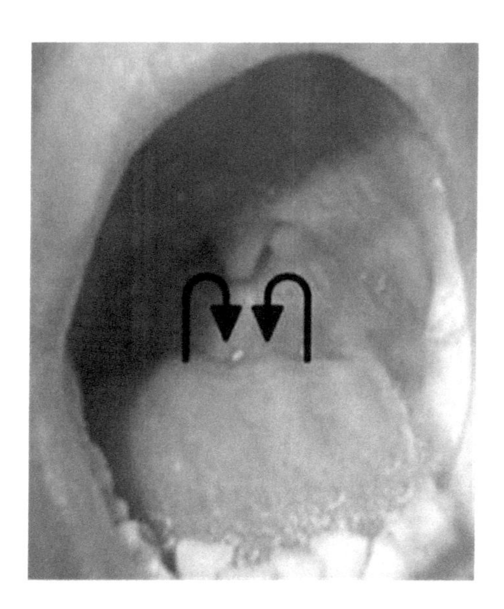

图 5 1-10 双边咽喉壁刺激

(7)舌后根后缩反射力量刺激

目的:增加舌后根回缩反射的速度和力量。

方法:用冰冻的柠檬棒,在悬雍垂上轻点一下,观察舌后根回缩的反应,刺激 1~2s(图 5-1-11)。

(8)悬雍垂刺激

目的:增加舌后根回缩反射力量。

方法:用冰冻的柠檬棒,沿悬雍垂两边划线,由弱的部位开始划线。然后换健侧,观察舌后根回缩的反应和吞咽反射,刺激 1~2s。

深层咽肌神经刺激疗法适用于轻度认知功能低下的患者,该方法经济易行,且可在短期获得疗效,患者满意度高。但是该方法不适用于癫痫失控、腹部手术病患、脑神经退化病症、重度阿尔茨海默病、重症肌无力、呼吸衰竭、强烈紧咬反射、运动失调、精神状况不稳定、使用呼吸机或气管切开患者。

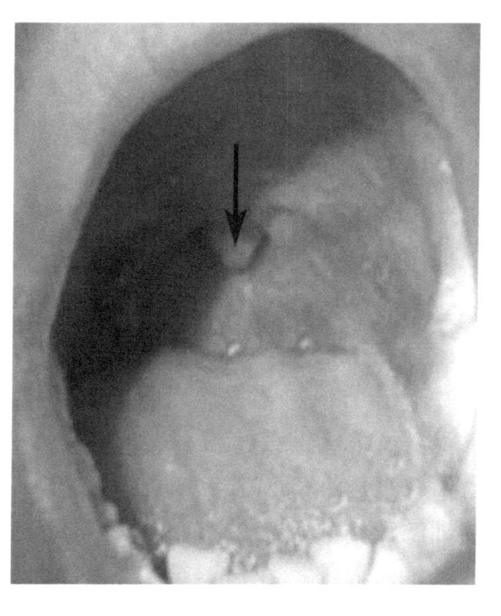

图 5-1-11 舌后根后缩反射力量刺激

（八）改良振动棒深感觉训练

利用改良振动棒感觉训练可为口腔提供口腔振动感觉刺激，通过振动刺激深感觉的传入强化反射性运动传出，改善口腔颜面运动功能。此种训练在临床实践中并未出现任何不良反应，配合度高、依从性好的患者也可以在家中训练。

1. 准备工具　改良振动棒。

2. 治疗作用　通过振动刺激促进口腔感觉恢复，改善口颜面运动功能。

3. 操作方法　振动棒的头部放于口腔需要刺激的部位，如唇、颊、舌、咽后壁、软腭等部位，开启电源振动，可滑动振动棒头部振动需要刺激的部位，直到被刺激的器官产生动作或感觉（图 5-1-12）。

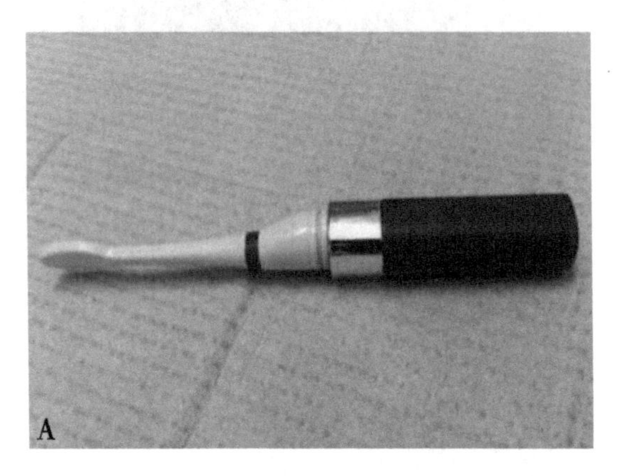

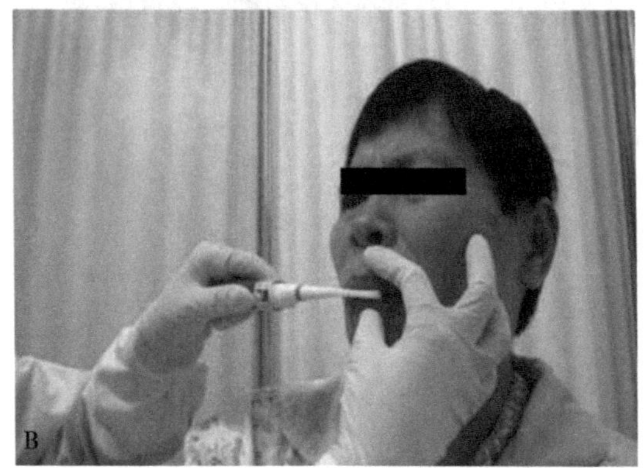

图 5-1-12　改良振动棒感觉训练

A. 振动棒；B. 改良振动棒深感觉训练

二、口腔运动训练技术

（一）口腔器官运动体操

1. 概念　徒手或借助简单小工具做唇、舌的练习，借以加强唇、舌、上下颌的运动控制、稳定性及协调、力量，提高进食咀嚼的功能，进而改善吞咽的方法。

2. 训练方法　包括①唇的运动练习；②下颌、面部及颊部运动训练；③舌、软腭的力量及运动训练。

（二）舌压抗阻反馈训练

舌压抗阻反馈训练是应用舌压抗阻反馈训练仪改善舌流体静压，提高舌活动能力的一种训练方法，是一种可以客观地将患者舌上抬抗阻能力通过压力值显示的正反馈训练技术。

1. 所需工具　舌压抗阻反馈训练仪，球囊导管，秒表。

2. 操作方法　根据患者舌的功能水平将选择球囊内注水量，导管球囊内注入适量水后接于舌压抗阻反馈仪接口处，把球囊放于患者的舌中部，患者舌部放松，此时记录显示屏的压力值（基线值）后，嘱患者舌中部用力上抵硬腭，舌体上抬挤压注水球囊后通过舌压抗阻反馈训练仪上的显示屏可显示瞬间压力值，嘱患者眼睛看显示屏的数值，舌持续上抬用力给球囊加压并保持在目标值以上，同时治疗师记录舌压抗阻反馈仪显示屏的数据变化，每次训练以保持 5s 以上为宜，并尽量延长抗阻训练时间（图 5-1-13）。

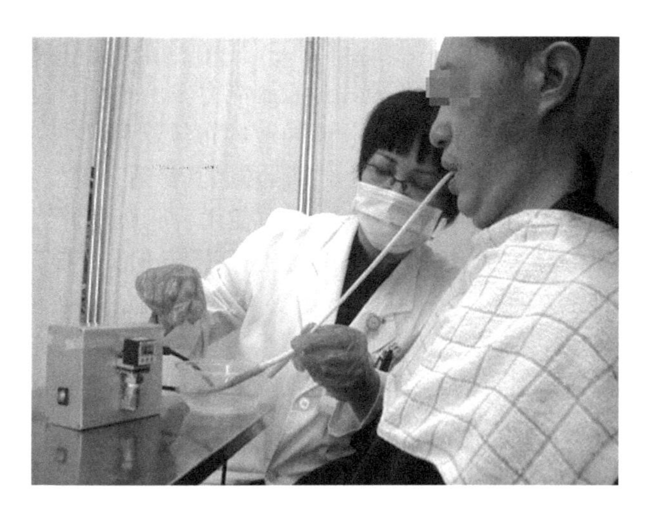

图 5-1-13　舌压抗阻反馈训练

3. 治疗作用　促进患者的舌肌运动传出，增强舌上抬肌力及耐力，可以较快速地提高舌肌力量。此外，根据患者舌肌功能水平变化设定的不同目标值，在训练中的正反馈可最大程度调动患者主观能动性，改善吞咽动作协调性，重新建立吞咽反射神经通路。在治疗吞咽动作不协调、咽反射消失和吞咽启动延迟方面具有良好的疗效。

（三）舌肌主被动康复训练

舌肌康复训练器又称吸舌器，不仅用于牵拉舌，也可在唇、舌、面颊部等肌肉运动感觉训练中使用。

1. 所需工具　舌肌康复训练器。

2. 操作方法　用舌肌康复训练器的吸头吸紧舌前部，轻轻用力牵拉舌向上、下、左、右、前伸、后缩等方向做助力运动或抗阻力训练，进行舌肌肌力训练；把舌肌康复训练器放于上下磨牙间，嘱患者做咀嚼或咬紧动作，可以进行咬肌肌力训练；用上下唇部夹紧舌肌康复训练器的头部，实施口轮匝肌抗阻运动；另外，舌肌康复训练器的球囊部也可以实施同样的抗阻训练，增强唇部肌群力量（图 5-1-14）。

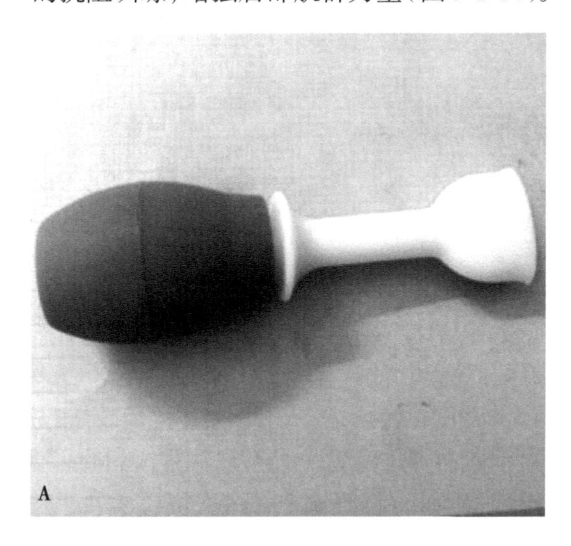

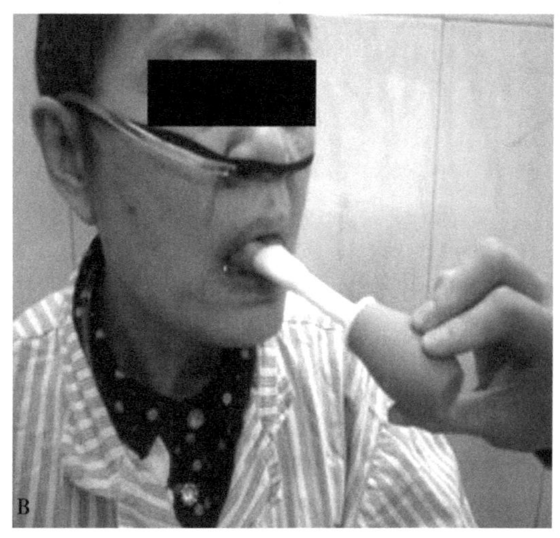

图 5-1-14　舌肌主被动康复训练

A. 吸舌器；B. 舌肌主被动康复训练

3. 治疗作用　通过口腔感觉刺激及运动训练，强化舌肌力量和灵活性、改善舌运动及感觉功能，增强舌肌活动范围，提高舌对食团的控制能力。

传统的舌肌被动训练通常使用舌钳硬性牵拉或纱布包着舌牵拉，这样容易导致舌破损及疼痛，严重影响患者配合程度和治疗效果。吸舌器因其舒适，牵拉力较小，可以使舌运动受限及感觉功能障碍训练方法得到显著改进；也可使用舌肌康复训练器，而且用舌肌康复训练器多次牵拉舌也不会导致患者舌尖黏膜破损和不适，患者易于接受。

（四）Masako训练法

Masako训练法又称为舌制动（tongue holding）吞咽法。

1. 目的　吞咽时，通过对舌的制动，使咽后壁向前突运动与舌根部相贴近，增加咽的压力，使食团推进加快。

2. 治疗作用　包括①增加舌根的力量；②延长舌根与咽喉壁的接触时间；③促进咽后壁肌群代偿性向前运动。

3. 适应证　咽腔压力不足、咽后壁向前运动较弱的患者。

4. 操作方法　舌略向外伸，用牙齿轻轻咬住舌或操作者戴手套帮助患者固定舌，嘱患者吞咽，维持舌位置不变（图5-1-15）。

随着患者适应并掌握此方法，应循序渐进地将舌尽可能向外延伸，使患者咽壁向前更多收缩，提高咽肌收缩能力。

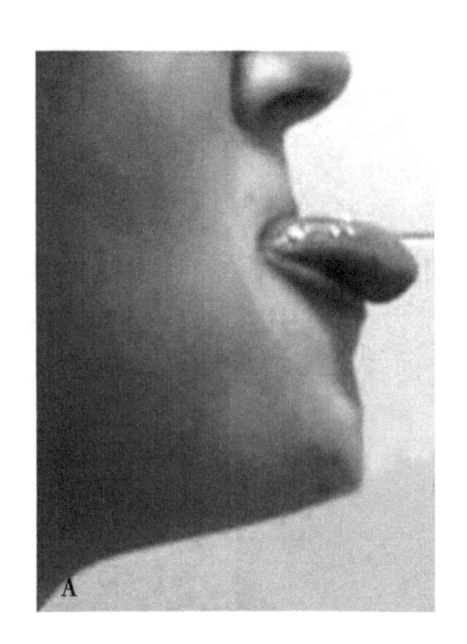

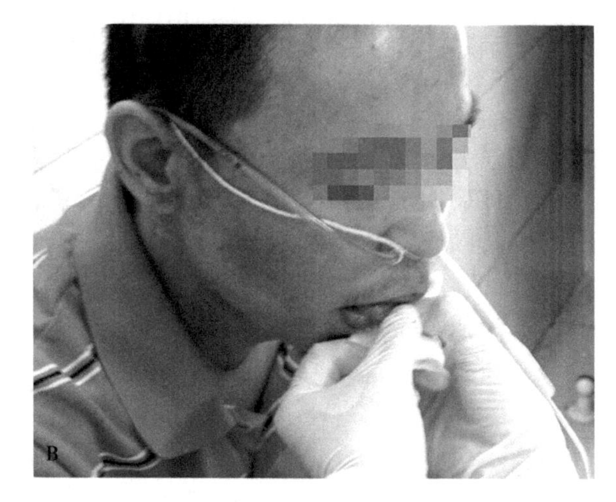

图5-1-15　Masako训练法

A. 牙齿咬住舌控制；B. 手拉舌控制

5. 应用评价　咽后壁生理功能正常时，具有向前膨出的运动，当舌根与咽后壁距离减少时，咽后壁向前膨出的运动程度将增加。研究发现，口腔癌患者，舌前部已固定，舌向后运动受限，但这些患者的后咽壁的向前膨出较明显，这是功能代偿所致。吞咽造影检查表明，正常成人使用这一吞咽法后，咽后壁向前膨出的程度也会增加。因此，把模仿舌前部固定的吞咽法运用于成人吞咽训练中则可强化咽后壁向前膨出运动。另有研究发现，Masako训练法可以增强咽缩肌肌力，从而使咽部压力升高。Masako训练法在健康人可观察到即时效应；对健康人和吞咽障碍人群应用Masako训练法的相关治疗尚需比较研究；Masako训练法中对舌的制动需达到什么标准目前也尚未达成共识。

虽然吞咽时将舌前部制动能增加吞咽时咽后壁向前活动幅度，但是，也发现此吞咽法会带来三个不良后果：①气道闭合时间缩短；②吞咽后食物残留增加；③咽期吞咽起动更加延迟。这三个不良后果会增加渗漏或误吸的危险，因此在使用这一吞咽法时应注意，Masake 吞咽法不能运用于直接进食过程中。

（五）Shaker 训练

1. 概念　Shaker 训练法即头抬升训练（head lift exercise，HLE），也称等长 / 等张吞咽训练（isotonic/isometric exercise）法。

2. 治疗作用　包括：①有助于增强上食管括约肌（UES）开放的肌肉力量，通过强化口舌及舌根的运动范围，增加 UES 的开放；②有助于增加 UES 开放的前后径；③减少下咽腔食团内的压力，使食团通过 UES 入口时阻力较小，改善吞咽后食物残留和误吸；④改善吞咽功能，尤其能够增加脊髓延髓萎缩症患者的舌压。

3. 作用机制　舌骨上肌以及其他肌肉如颏舌肌、甲状舌骨肌、二腹肌可使舌骨、喉联合向上向下运动，对咽食管段施以向上向前的牵拉力，使食管上括约肌开放，从而减少因食管上括约肌开放不良导致吞咽后的食物残留和误吸的发生。

4. 操作方法　让患者仰卧于床上，尽量抬高头，但肩不能离开床面，眼睛看自己的足趾，重复数次。抬头看自己的脚趾 30 次以上，肩部离开床面累计不应超过 3 次（图 5-1-16）。

5. 注意事项　颈椎病、颈部运动受限（如一些头 / 颈部癌症的患者）、有认知功能障碍以及配合能力差的患者应慎用。

（六）麦克尼尔训练

1. 概述　麦克尼尔吞咽障碍治疗方法（McNeill dysphagia therapy program，MDTP）是一个系统化、以运动理论为导向，以经口进食为目的的吞咽治疗方法，该方法可广泛应用于吞咽障碍患者。

所谓系统化是指 MDTP 利用运动的方式来训练吞咽，以循序渐进的方式来达到正常化进食的目的。该方法先评估患者吞咽存在的问题，特别是找出患者不良的进食方式后，再给予系统的纠正。同时 MDTP 也强调家庭训练的重要性，进而达到帮助患者正常化经口进食的目的。所谓以运动理论为导向是指 MDTP 利用运动的原则（运动次数、运动强度以及速度和协调性）作为训练原则。

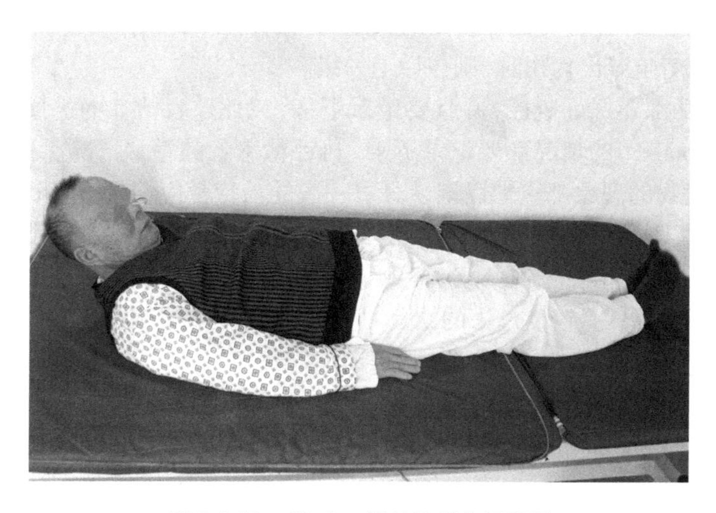

图 5-1-16　Shaker 训练法操作示意图

2. 实施方案 MDTP共有15次治疗，每次约1h，前两次治疗作为一种适应性过渡，其主要目的是让患者了解治疗方式和学习吞咽的技巧，并且测试吞咽的基本状况。具体操作如下：

第1次治疗主要内容包括：

(1)介绍吞咽治疗的原则。

(2)陪同患者看以前所记录的资料，包括吞咽造影检查资料。

(3)教导患者吞咽所需技巧，带领患者先以吞口水练习如何吞咽。

(4)处理患者以及家庭成员的问题及忧虑。

(5)教导患者如何记录饮食以及如何使用吞咽技巧。吞咽技巧是要求患者：

1)嘴唇轻闭。

2)试着不要在嘴巴内移动食物/饮料。

3)当准备好吞咽时，吞咽愈快/愈用力愈好。

4)试着把所有在口中的食物一次吞下。

5)此时可能会呛咳，但请尽量克制住，如果无法克制，咳嗽是没有关系的。

6)一旦完成吞咽动作，轻轻地清一下喉咙。用鼻子呼吸并且嘴巴紧闭之后，再进行一次吞咽，此时仍愈快/愈用力愈好。言语治疗师教导患者快速/用力吞咽时，患者必须先学会吞咽的正确姿势和动作。言语治疗师要观察患者在练习吞咽时是否有误吸的迹象，观察患者是否有：①流眼泪、呼吸方式改变、身体姿势改变；②不愿意吃下一口食物，应改变吞咽方式(如多次吞咽)；③延迟咳嗽。如果发现患者有隐性误吸(silence aspiration)现象时，必须做吞咽造影检查。

第2次治疗是复习上次所设的目标与饮食进展，注意患者是否忧虑并解答患者和家属所提出的问题，另一方面也要复习吞咽的正确形态以及吞咽的技巧。先以吞口水复习吞咽的技巧，开始用吞咽造影检查时已经确认的饮食阶段，来学习如何正确使用吞咽技巧。

第3~15次：按照吞咽治疗的步骤，并监督患者进展，每一次治疗要达到80~100次的吞咽，在每次治疗结束以后，伸展舌15~30s，来增加舌的运动范围，进而减少舌肌肉的紧张度。

在进行MDTP时如果患者在10次的吞咽之中，有8次好的吞咽，则可往下一个食物等级发展(根据患者吞咽的次数，而非食团的大小)。患者在5次的吞咽过程中，有3次误吸食物的情况发生，或者呛咳出食物时，则往后退一级。

每一次的吞咽都要好好监控，并且要记录下来，以此监督治疗的进展。任何呼吸道不畅(airway compromise)的情况都要记录下来，再评估患者的吞咽情况。任何清喉咙、重复吞咽，以及吐出食物的现象都应加以记录。每一次的治疗都应记录患者吞咽成功的百分比(总共吞咽次数除以成功吞咽次数)及达到的最高食物等级。

患者在家中可练习治疗过程中成功吞咽的食物等级，同时需记录下在医院外三餐所进食的食物内容，最重要的是恢复过去的饮食习惯，恢复过去的正常饮食行为。

三、气道保护手法

气道保护手法(protecting airway maneuver)是一组旨在增加患者口、舌、咽等结构本身运动范围，增强运动力度，增强患者对感觉和运动协调性的自主控制，避免误吸、保护气道的徒手操作训练方法。气道保护手法主要包括：保护气管的声门上吞咽法及超声门上吞咽法，增加吞咽通道压力的用力吞咽法，延长吞咽时间的门德尔松吞咽法等。这些方法需要一定的技巧和多次锻炼，需消耗较多体力，所以应在治疗师指导和密切观察下进行。此手法不适用于有认知或严重的语言障碍者。在患者应用代偿吞咽疗法无效时才可应用吞咽气道保护手法。若此方法与代偿性吞咽治疗法结合，效果更好。但此法只能短期使用，患者生理性吞咽恢复后即可停止练习。现分别介绍如下：

（一）声门上吞咽法

1. 概念　声门上吞咽法（supraglottic swallow）是在吞咽前及吞咽时通过气道关闭，防止食物及液体误吸，吞咽后立即咳嗽，清除残留在声带处食物的一项气道保护技术。声门上吞咽法第一次应用时可在吞咽造影检查时进行，或在床边检查时进行。

2. 适应证　患者需在清醒且放松状态下施行，还必须能遵从简单指令，患者必须能领悟动作的每一个环节，由治疗师指导患者逐步完成整个过程。必要时，可在 X 线下行吞咽造影检查观察其可行性。

3. 禁忌证　声门上吞咽法尽管是常用的吞咽训练方法，但此法可产生咽鼓管充气效应，可能导致心脏骤停、心律失常；有冠心病的脑卒中患者声门上吞咽法应禁用。

4. 方法　包括 5 个步骤，具体练习步骤如下：①深吸一口气后屏住气；②将食团放在口腔内吞咽位置；③保持屏气状态，同时做吞咽动作（1~2 次）；④吞咽后吸气前立即咳嗽；⑤再次吞咽。

声门上吞咽法屏气时声门闭合的解剖生理功能改变，可通过吞咽造影检查显示（图 5-1-17）。

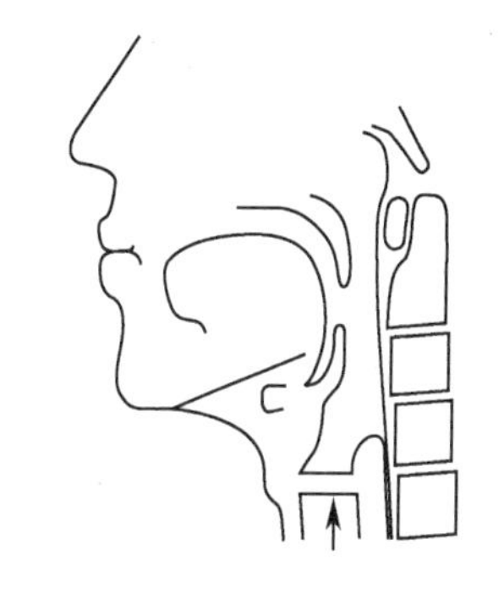

图 5-1-17　声门上吞咽法

屏气时，声门闭合的解剖生理功能位置改变

完成这些步骤前需先让患者做吞口水练习，患者在没有食物的情形下，能正确遵从上述步骤成功练习数次后，再给予食物练习。

5. 个体化训练　针对某些特殊患者，声门上吞咽方法应进行适当调整，并进行个体化训练。

（1）扩大型部分喉切除或双侧闭合型声带麻痹的患者，采用声门上吞咽法无法完整地保护呼吸道，还需进行声带闭合运动。对某些患者，如无法控制好深吸气且屏气的步骤，声带未能完全闭合。需让患者先练习吸气，然后轻轻呼气、屏气，在屏气的同时立即做吞咽；或让患者练习吸气后发“ɑ”音促使声带闭合，停止发声，同时屏气。以上为声门上吞咽法训练细分项目。

（2）舌灵活度严重不足或因口腔癌手术而舌体缩小的患者，基本上只有短暂的口腔通过期，或根本没有口腔通过期。在吞咽造影检查中，治疗师需指导患者抬高下颏，将少量的液状食团利用重力由口腔送至咽。具体按下列步骤执行：①用力吸气后屏气；②将 5~10ml 的液体全部倒入口中；③持续屏气且将头向后甩，然后将这些液体全部倾倒入咽；④在持续屏气时，吞咽 2~3 次，或依需求而吞咽更多次，以清除大部分残留的液体；⑤咳嗽以清除咽所有的残留物。

当患者对这种方法已掌握，能成功地完成吞咽动作时，可逐渐增加至 20ml 液体。在维持呼吸道关闭下，重复吞 5~6 次。在吞咽步骤结束后，患者需咳嗽清除咽所有的残留物。这样可使舌严重损伤的患者在短时间内摄取较多量的食物。

（二）超声门上吞咽法

1. 概念 超声门上吞咽法（super-supraglottic swallow）目的是让患者在吞咽前或吞咽时，将杓状软骨向前倾至会厌软骨底部，并让假声带紧密闭合，使呼吸道入口主动关闭。

2. 方法 吸气并且紧紧地屏气，用力将气向下压。当吞咽时持续保持屏气，并且向下压，当吞咽结束时立即咳嗽。超声门上吞咽法屏气时，声门闭合的解剖功能改变的相关模式图见图 5-1-18。

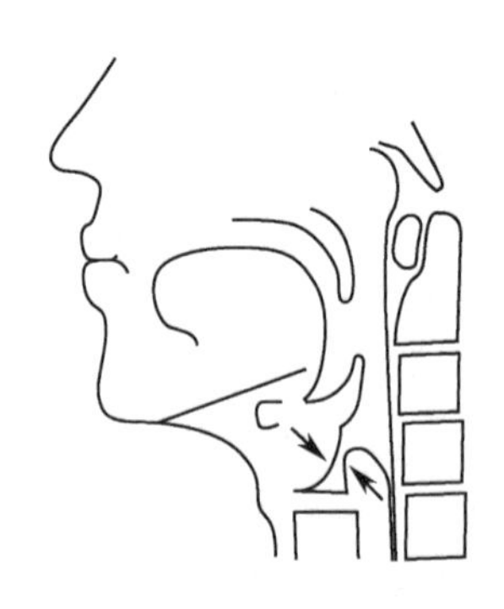

图 5-1-18 超声门上吞咽法
屏气时，声门闭合的解剖生理功能位置改变

3. 适应证 此项训练方法主要适用于下列情形：

（1）呼吸道入口闭合不足的患者，特别适合做过喉声门上切除术的患者。因为喉声门上切除术必须移除患者的会厌软骨，手术后的呼吸道入口或前庭在构造上与手术前不同（喉部入口只能由舌根部与杓状软骨所组成）。因此，喉声门上切除术后的患者，可借助超声门上吞咽法改善舌根后缩的能力、杓状软骨前倾，以及声带闭合的程度。

（2）超声门上吞咽法可在开始增加喉部上抬的速度，对于颈部做过放射治疗的患者特别有帮助。

4. 声门上吞咽法和超声门上吞咽法的比较 在吞咽过程中，气道保护主要是依赖于声门的完全闭合。声门上吞咽法和超声门上吞咽法都是关闭声门，保护气管免于发生误吸现象的气道保护技术，这两种方法之间的差异是吞咽前用力屏气的程度不同。声门上吞咽法只需要用力屏气，而超声门上吞咽法需要用尽全力屏气，确保声门闭合。喉镜检查可直视它们之间声门闭合的差异。在检查中还发现，超过 1/3 的成年人在做简单屏气动作时，其声门不是完全闭合，用力屏气才能使声门闭合更完全。喉镜检查附加录音分析表明，这两种声门闭合模式反映了正常吞咽时声门闭合的两个阶段，即①最初会厌的关闭由声带的内收运动完成；②当喉上抬时，杓状软骨先前倾并靠近会厌骨。

（三）用力吞咽法

1. 概念 用力吞咽（effortful swallow）也称作强力吞咽法，主要是为了在咽期吞咽时，增加舌根向后的运动而制订。多次干吞，少量剩余在咽喉的食物被清除干净，并借此改善会厌软骨清除食团的能力。

2. 作用 用力吞咽时，舌与腭之间更贴近，口腔内压力增大，往下挤压食团的压力增大，减少会厌软谷的食物残留；用力吞咽增加了舌根向后运动能力，使舌根与后咽壁的距离减少，咽腔吞咽通道变窄，咽腔压力增大，咽食管段的开放时间持续增加，食团的流速加快，减少吞咽后的食物残留（图 5-1-19）。

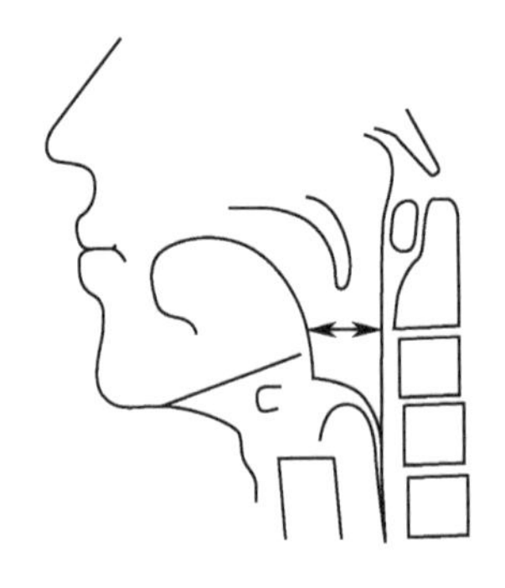

图 5-1-19 用力吞咽法（箭）

3. 方法 当吞咽时，所有的咽喉肌肉一起用力挤压（squeeze）。这样可以使舌在口中沿着硬颚向后的每一点以及舌根部都产生压力。

每次食物吞咽后，也可采用空吞咽即反复几次空吞唾液方法，将口中食物吞咽下去。当咽已有食物残留，如继续进食，则残留积聚增多，容易引起误咽。因此，采用此方法使食团全部咽下，然后再进食。亦可每次进食吞咽后饮少量的水（1~2ml），继之再吞咽，这样既有利于刺激诱发吞咽反射，又能达到除去咽残留食物的目的，称为“交互吞咽”。

（四）门德尔松吞咽法

1. 概念　门德尔松吞咽法（Mendelsohn maneuver）为了增加喉部上抬的幅度与时间而设计，并借此增加环咽肌开放的时间与宽度的一种气道保护治疗方法。此手法可以改善整体吞咽的协调性。

2. 方法　门德尔松吞咽法练习方法如下：

（1）对于喉部可以上抬的患者，当吞咽唾液时，让患者感觉有喉向上提时，同时保持喉上抬位置数秒；或吞咽时让患者以舌尖顶住硬腭、屏住呼吸、以此位置保持数秒，同时让患者示指置于甲状软骨上方，中指置于环状软骨上，感受喉结上抬。

（2）对于上抬无力的患者，治疗师用手上推其喉部来促进吞咽。即只要喉部开始抬高，治疗师即可用置于环状软骨下方的示指与拇指上推喉部并固定（图 5-1-20）。注意要先让患者感到喉部上抬，上抬逐渐诱发出来后，再让患者借助外力帮助，有意识地保持上抬位置，此法可增加吞咽时喉提升的幅度并延长提升后保持不降的时间，因而也能增加环咽段开放的宽度和时间，起到治疗的作用。

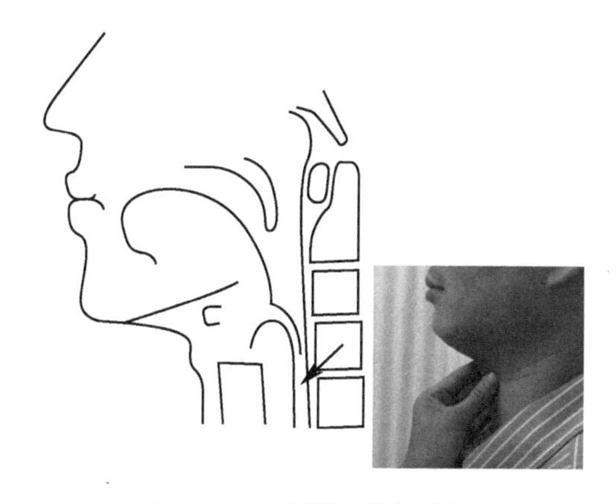

图 5-1-20　门德尔松吞咽法

气道保护示意图，可增加环咽肌开放的时长与宽度（箭）

3. 效果评价　门德尔松吞咽法是一种广泛运用的吞咽技术，具有代偿和改善吞咽功能的作用。有研究报道，门德尔松吞咽法能减少吞咽后的食物残留和误吸的发生。但门德尔松吞咽法临床运用中，也有明显不足，具体表现在：①患者难以学会这种吞咽的方法；②在使用这一吞咽法时，延长了吞咽时呼吸暂停时间。对于有呼吸系统疾病和吞咽呼吸运动严重不协调的患者，这一方法应禁用。

（五）气道保护手法比较

综上所述，气道保护手法旨在帮助自主控制某方面的咽吞咽机制，但侧重点不同：

1. 声门上吞咽法，在吞咽前或吞咽时，用来关闭真声带处的呼吸道。

2. 超声门上吞咽法，在吞咽前或吞咽时，用来关闭呼吸道入口。

3. 用力吞咽法，在咽吞咽时用来增加舌根部后缩力量，可以把咽残留食物清除干净。

4. 门德尔松吞咽法，用来增强喉部上抬的幅度与时长，借此增加环咽肌开放的程度与时间。

表 5-1-1 总结了不同的气道保护手法的适应证及作用，在临床应用时，应向患者详细解释，以求最大程度配合。

表 5-1-1 气道保护手法适应证及作用

气道保护手法	适应证	作用
声门上吞咽法	声带关闭减少或延迟	保持随时屏气常可在吞咽前或吞咽中关闭声带
	咽期吞咽延迟	在其延迟之前或延迟时关闭声带
超声门上吞咽法	气道入口关闭减少	努力屏气使杓状软骨向前倾斜，在吞咽之前或吞咽时关屏气道入口
用力吞咽法	舌根向后的运动减少	用力增加舌根后部运动
门德尔松吞咽法	喉运动减少	喉的运动可开启食管上括约肌，延长和保持喉上升的时间，延长食管上括约肌开放的时间
	吞咽不协调	促进咽吞咽的正常化

四、肌电触发生物反馈训练

（一）概念

在尝试吞咽的过程中，使用表面肌电生物反馈（surface electromyography biofeedback，SEMGBF）来帮助患者维持并提高吞咽能力，与此同时，患者通过渐进的吞咽来获得即刻语音反馈的一种治疗方法。在进行一系列食团吞咽和气道保护训练的同时，使用 SEMGBF 可以明显提高吞咽训练的疗效。

（二）方法

把 SEMG 电极置于颈前舌骨与甲状软骨上缘之间，电脑肌电生物反馈训练仪能无创探测到吞咽时喉上抬肌肉收缩的幅度，并实时显示在电脑屏幕上，当肌电信号水平超过预先设定的阈值（threshold）时，通过肌电触发刺激器提供一次有功能活动的肌肉收缩，并通过语音提示及时给予患者鼓励（图 5-1-21）。

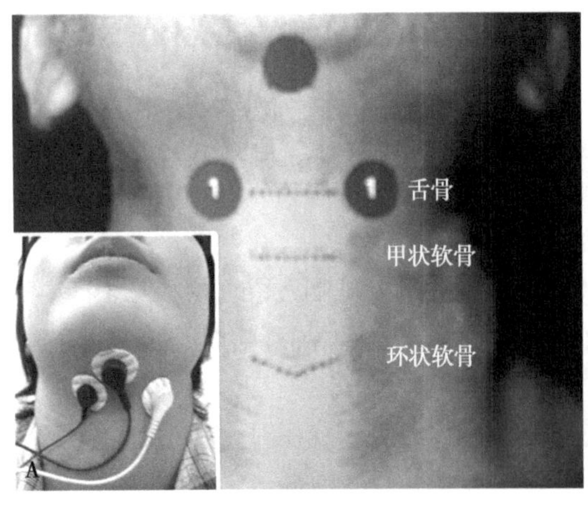

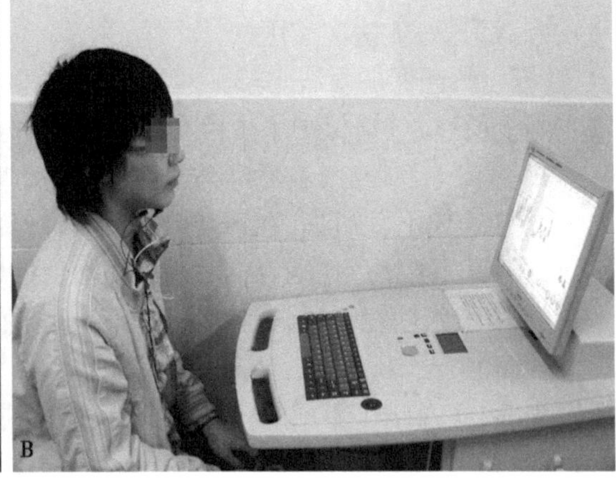

图 5-1-21 肌电触发生物反馈训练

A. 电极放置示意图；B. 生物反馈训练

训练时要求患者用用力干吞咽法或门德尔松吞咽法，使喉上抬肌肉收缩幅度尽可能达到正常范围。有些设备除给予语音提示与鼓励外，还可通过显示屏，提供与正常人喉上抬动作比较的参数或曲线图，给予视觉反馈。在治疗疗程最后，某些治疗者可能选择吞咽真实的食物，推荐选用酸奶或布丁，给患者 1/2 茶匙上述食物，嘱用力吞咽两次，指导患者将喉咙残留的食物咳出来，在每节治疗中无论是吞水还是食物都要密切监测是否有误吸和呼吸系统疾病的指征。

随着患者肌电阈值的提高，生物反馈仪能自动调整阈值，使患者像跳高一样进行训练，达到最佳的生物反馈。

（三）作用

通过患者视觉反馈模仿及再学习正常的吞咽模式，以强化舌骨上下肌群的收缩运动。对于运动和协调性降低所致的生理性吞咽障碍的患者可作为首选，如卒中或脑外伤相关的神经性吞咽障碍，VFSS 明确的咽残留的患者。由于解剖结构破坏如头颈部癌症导致的吞咽障碍，其功能恢复可能较小。肌电反馈训练可结合吞咽的手法训练：应用用力吞咽法，主要是促进较大食团从咽部清除，如：弥漫性食物残留、舌底与咽壁接触差、咽部挤压波减小、舌喉复合体的运动减小等患者；应用门德尔松吞咽法，主要是延长患者 UES 的开放、减少梨状隐窝食物残留、改善 UES 不开放或开放不良、舌喉复合体的运动减小等问题。

（四）治疗效果评价

如吞咽功能的改善并不能由 SEMG 仪器直接测量，需要标准的仪器检查，理想的是 VFSS，按照标准方案进行，吞咽 2~4 口一茶匙（5ml）稀流质和 2~4 口（每口 3~5ml）浓流质，观察舌喉复合体移动、侧位环咽肌开放直径、会厌谷或梨状隐窝残留的量。

（五）注意事项

1. 此方法对于学习能力差的患者不合适，如认知障碍丧失学习能力的患者。

2. 生物反馈法有助于教会患者新的吞咽运动、不熟悉的运动或难以掌控的运动，如本节讨论过的气道保护手法等许多吞咽法，需要患者学习如何进行运动，借助生物反馈法作为治疗的辅助手段可提高吞咽运动学习的效率，减少治疗时间，实践证明，利用生物反馈来学习吞咽疗法能缩短学习时间，同时取得满意疗效。

3. 治疗是吞咽运动本身，而非生物反馈。

4. 肌电信号反映的是舌骨上肌群和舌的活动，而不是咽缩肌的功能。

5. 治疗性运动的有效性用吞咽造影检查最佳。

第二节　导管球囊扩张术

采用机械牵拉的方法，使得环咽肌张力、收缩性和弹性正常化，促进上食管括约肌生理性开放，解决环咽肌功能障碍导致的吞咽困难，称之为扩张术。常用的治疗方法包括在内镜或无内镜引导下，用探条、导丝引导的聚乙烯扩张器、充气气囊或充水球囊、水银扩张管对环咽肌（cricopharyngeus muscle，CP）进行扩张。其中充气气囊或充水球囊扩张治疗方法操作简单，安全实用，作为一种介入技术，近 20 年来被广泛使用。本节重点介绍改良式导管球囊扩张治疗技术。

一、概述

（一）定义

用适当号数球囊导管经鼻孔或口腔插入食管，在食管入口处，用分级注水或注气的方式充盈球囊，通过间歇性牵拉环咽肌，激活脑干与大脑的神经网络调控，恢复吞咽功能。主要应用于神经疾病导致的环咽肌功能障碍患者。

（二）作用机制

上食管括约肌（upper esophageal sphincter，UES）是咽与食管交界处的屏障，生理状态下呈间歇性的开放与关闭。其中，环咽肌是UES主要的关闭肌肉，具有双向阀门作用。在呼吸时维持张力性收缩，防止空气进入食管；吞咽时，舌向后推进食团尾端，咽中缩肌和下缩肌收缩，UES处于开放状态。UES由环咽肌（cricopharyngeus muscle，CP）和咽下缩肌共同组成，其中CP是UES的主要成分。当UES在吞咽过程中因神经疾病和头颈放射性损伤后神经调节障碍处于紧张状态而无法放松（失弛缓）时，将会发生吞咽的协同困难，食物容易反流。如果吞咽时咽部推动力不足，舌骨和喉部的上抬以及前移运动不足或不能，将导致环咽肌开放不完全或完全不开放；如果支配环咽肌的迷走神经功能障碍，也严重影响环咽肌的开放。这几种情况都可导致全部或部分食团滞留在咽、会厌和梨状隐窝内，并且在吞咽后引起误吸。一项前瞻性研究提示脑干病变中由于上食管括约肌不能开放或开放不完全（failed upper esophageal sphincter relaxation）又称为环咽肌功能障碍（cricopharyngeal disorder，CPD）引起的吞咽困难的发生率高达80%。临床表现为患者难以吞咽固体和液体食物，出现进食后食团反流、咳嗽、咽部滞留和误吸等，最终导致吸入性肺炎、营养不良、脱水和体重下降。采用导管球囊扩张术不仅通过其生物力学机制直接作用于失弛缓的上食管括约肌，通过牵拉使其放松，而且更重要的是通过调节吞咽中枢模式发生器中的神经网络，兴奋舌咽神经、迷走神经和舌下神经，从而达到增强启动反射性吞咽的能力，降低脑干病变后吞咽反射的阈值及提高吞咽中枢模式发生器的兴奋性，恢复UES的生理功能。

二、应用范畴

（一）适应证

1. 神经系统疾病导致的环咽肌功能障碍、吞咽动作不协调，咽部感觉功能减退而导致吞咽反射延迟。

2. 头颈部放射治疗导致环咽肌纤维化形成的狭窄；头颈癌症术后瘢痕增生导致食管狭窄。

（二）禁忌证

1. 鼻腔、口腔或咽部黏膜不完整或充血严重、出血者。

2. 呕吐反射敏感或亢进者。

3. 头颈部癌症复发者。

4. 食管急性炎症期。

5. 未得到有效控制的高血压或心肺功能严重不全。

6. 其他影响治疗的病情未稳定者。

三、操作技术

（一）分类

导管球囊扩张术在实施过程中可因人而异，具体分为：

1. 按扩张的人群分为儿童导管球囊扩张，成人导管球囊扩张。

2. 按导管通过的途径分为经鼻导管球囊扩张和经口导管球囊扩张。

3. 按应用的手法分为主动导管球囊扩张和被动导管球囊扩张。

（二）常规技术

1. 操作人员　一般由2名专业言语治疗师合作完成此项治疗操作，一名为操作者，另一名为助手。

2. 材料　12~14号乳胶球囊导尿管、水、10ml注射器等（图5-2-1）。

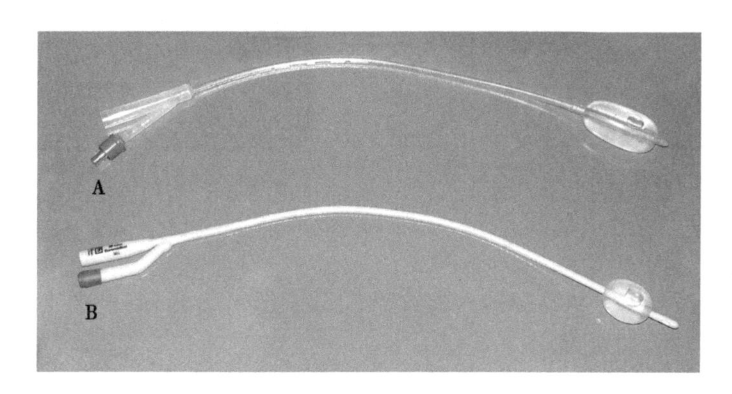

图5-2-1　导管球囊扩张术所用材料

A. 改良后的柱状扩张管；B. 导尿管球囊扩张管

3. 准备工作　插入前先将水注入选用的导尿管内，使球囊充盈，检查球囊是否完好无损，然后抽出水后备用。

4. 操作步骤　下面以经鼻导管球囊扩张为例做详细讲述。

（1）插管及避免误插的检测：由助手按插鼻胃管操作常规将备用的导管（儿童6~10号，成人12~14号）经鼻孔或口腔插入食管中，嘱患者张口并检查口腔，排除导管经咽后壁进入口腔；此外，嘱患者发“i”音并将导管露出鼻腔一端放入水中，检查患者发音是否清晰，水中是否有水泡冒出，以排除导管插入气管，确定导管进入食管并完全穿过环咽肌后，将导管交给操作者原位保持。

（2）助手将抽满10ml水（冰水或温水）的注射器与导尿管相连接，向导尿管内注水6~9ml，使球囊扩张（直经22~27mm），顶住针栓防止水逆流回针筒（图5-2-2）。

（3）操作者将导尿管缓慢向外拉出，直到有卡住感觉或拉不动时，用记号笔在鼻孔处做标记（长度18~23cm），此处相当于环咽肌下缘，再次扩张时作为参考点。用手体会球囊通过环咽肌或狭窄处的阻力，确定注水基值，即初次扩张时球囊扩张到多大容积才能通过狭窄处；体会导尿管被拉长时的弹性感觉与球囊滑过环咽肌时的手感有何不同。

（4）操作者嘱助手抽出适量水（根据环咽肌紧张程度），球囊拉出通过环咽肌下缘后，操作者应尽量控制球囊置于食管狭窄处（图5-2-3），持续保持1~2min后拉出阻力锐减或有滑过感觉时，此时球囊已脱出环咽肌上缘。嘱助手迅速抽出球囊中的水，其目的是避免窒息，保证安全。若经口插管，可不用抽出球囊中的水。

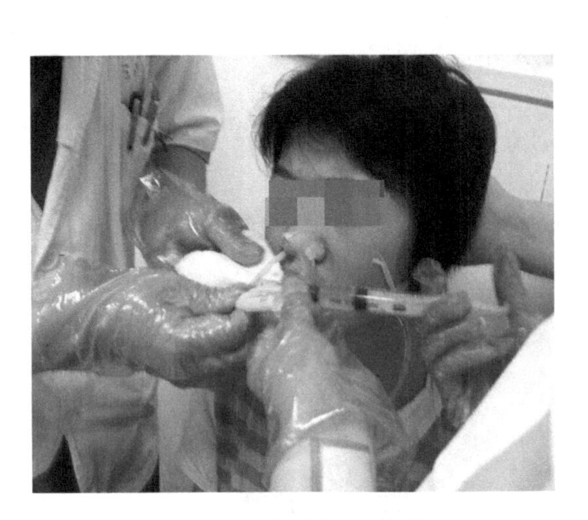

图 5-2-2　导管球囊扩张操作术

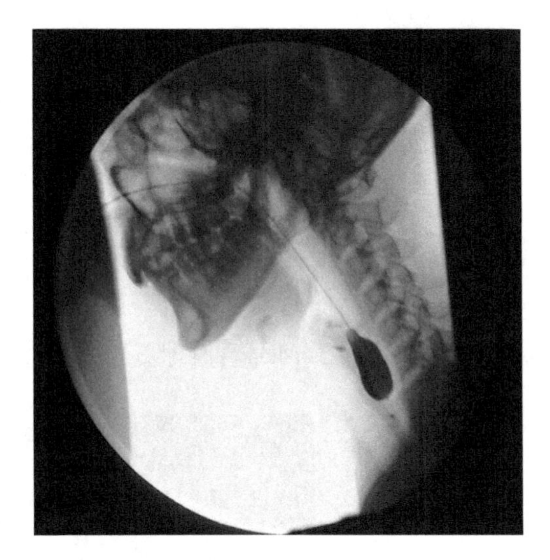

图 5-2-3　X 线透视下可见改良的球囊置于环咽肌狭窄处(录像截图)

(5)操作者再将导尿管从咽腔插入食管中，重复操作 5~8 遍，自下而上的缓慢移动球囊，充分牵拉环咽肌，降低肌张力。

一般地，每天 1 次，需时约 0.5h。环咽肌的球囊容积每天增加 0.5~1ml 较为适合。上述操作流程总结见图 5-2-4。

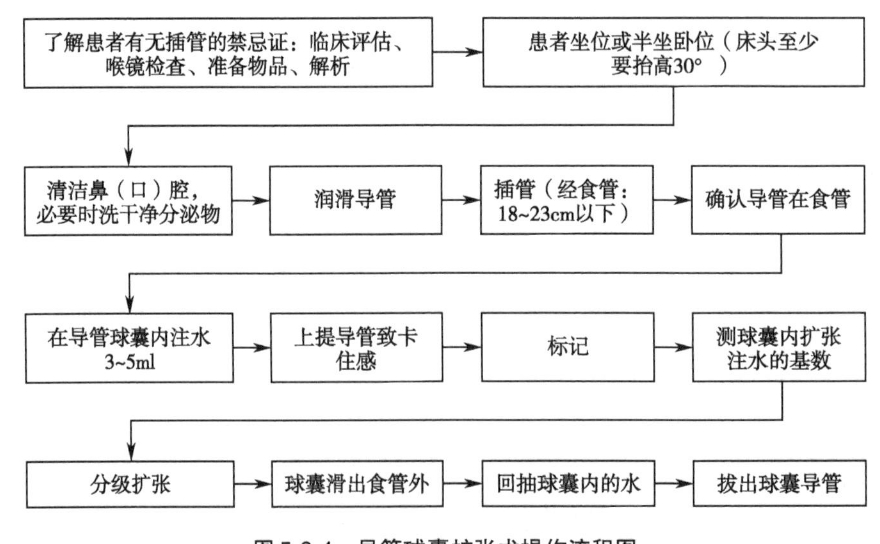

图 5-2-4　导管球囊扩张术操作流程图

(三)不同扩张方式的选择

导管球囊扩张是一项创新性、适宜治疗技术，成本较低，疗效显著，安全可靠，无不良并发症，操作简单，患者依从性高。选择适当的扩张方式或多种方式组合进行治疗会提高治疗效果，经验总结如下：

1. 脑干梗死导致的吞咽障碍患者，通过吞咽造影检查，大多为吞咽的协调性或咽缩肌无力导致环咽肌失弛缓。在扩张时，主要采用主动导管球囊扩张方法辅以门德尔松手法或用力吞咽法，旨在学习和强化吞咽的协调性及受损肌群的力量。

2. 对于鼻咽癌放疗术后环咽肌失弛缓良性狭窄患者，多采用被动导管球囊扩张，旨在撑开狭窄的环咽肌，增大入口直径，被动扩张环咽肌，即时效果较好，远期效果较差，患者复发的概率较大。

3. 对于各种原因导致的环咽肌失弛缓而咽反射减弱或消失的患者，最适合是采用经口导管球囊扩张，同时可应用主动或被动导管球囊扩张，可减少对敏感的鼻黏膜刺激，但其缺点是，球囊导管会限制舌的上抬运动，特别是在应用主动导管球囊扩张时，影响较大。

4. 对于幼儿环咽肌失弛缓症患者（0.5~2.0 岁），因年龄较小配合程度较差，多采用被动导管球囊扩张法；对于较大而能主动配合的环咽肌失弛缓儿童患者，多应用主动导管球囊扩张术。

（四）注意事项

1. 扩张前要做内镜检查确认患者舌、软腭、咽及喉无进行性器质性病变，才可操作。

2. 鼻孔局部麻醉扩张前插管及上下提拉时，移动导管容易引起鼻黏膜处疼痛、打喷嚏等不适，影响插管进程，因此插管前可用棉签蘸 1% 丁卡因插入鼻孔以行局部黏膜麻醉以降低鼻黏膜的敏感性。

3. 留置气管套管患者，必要时在扩张前做电视内镜进行吞咽功能检查，确认舌、软腭、咽喉有无进行性器质性病变、结构异常、水肿等，如果有要做相应处理后才进行扩张操作。

4. 喉上抬无力的患者扩张时，操作者需把手指置于舌骨上下肌群作暗示或抗阻力运动，扩张时可结合吞咽手法训练，如门德尔松手法。

5. 扩张后可给予地塞米松 +α- 糜蛋白酶 + 庆大霉素雾化吸入，防止黏膜水肿，减少黏液分泌。

6. 驼背患者可去掉导丝插管；咽腔变形患者，去掉导丝或边插边改变导管方向；鼻咽癌患者食管入口僵硬，用钢丝导丝；婴幼儿哭闹，用钢丝导丝。

7. 终止扩张治疗标准

（1）吞咽动作引出：吞咽功能改善，患者可以经口进食即可。

（2）主动扩张：一般注水容积量不等，吞咽功能改善，即可终止扩张治疗。

（3）被动扩张：一般注水容积达 10ml 并顺利通过环咽肌时或吞咽功能改善，终止扩张治疗。

（五）应用评价

改良导管球囊扩张术与传统的食管球囊扩张术相比有以下特点：

1. 导管球囊扩张术的重要创新之处是利用普通导尿管中的球囊，采用注水方式使球囊充盈，自下而上拉出，通过注水量的变化改变球囊直经，逐渐扩张环咽肌，与其他导管球囊扩张术相比，具有异曲同工之妙。环咽肌失弛缓症主要治疗技术比较见表 5-2-1。

2. 可以在扩张治疗的同时进行球囊内压的测定，使治疗过程更加安全，减少食管撕裂、气管食管瘘等不良并发症的发生。这种方法操作简单，安全可靠，康复科医生、治疗师、护士均可进行。

表 5-2-1 环咽肌失弛缓症主要治疗技术比较

名称	适应证	采取方式及应用评价
环咽肌切断术	中枢神经系统病变、多肌炎、重症肌无力、甲状腺功能亢进 / 甲状腺功能低下、术后全喉切除术、口腔 / 口咽切除术和 Zenker 憩室等引起的环咽肌失弛缓。	可经颈外径路进行，显露环咽肌后尽量靠近中线部位纵向切开环咽肌 4~5cm，也可在腔镜下行激光环咽肌切开术。 在保守治疗效果不佳的情况下可采用环咽肌切开术，其症状缓解率持续在 80% 以上。重症咽肌无力（不能推动食团）、重度 / 不受控制的胃食管反流病为该手术的禁忌证。
肉毒毒素注射治疗	老年环咽肌失弛缓合并多种疾病不能耐受手术或球囊扩张的患者；手术或多次气囊扩张疗效差者。	超声等引导下将肉毒毒素注射至环咽肌。 操作简便、耐受性好、治疗费用低，不良反应少，近期疗效接近气囊扩张术，但作用不持久、易复发，需重复注射。
食管镜下直接扩张术	适用于程度较轻、病变局限的狭窄。	借助食管镜在直视下直接扩张。凭借操作者的经验以及使用的感觉来选择，不能提供技术参数。而且，在扩张术中若操作粗暴易造成食管穿孔。
胃咽橡胶梭子扩张术	适用于儿童先天性狭窄、食管腔内有两个或以上化学灼伤性狭窄，食管镜下直接扩张和球囊扩张均十分困难者。	先行胃造瘘，扩张时自胃造瘘口经丝线连接梭形橡胶扩张子两端，经口咽引出，来回牵拉进行胃咽食管扩张。 该种方式扩张先决条件是要做胃造瘘，治疗周期长，护理困难。
导管球囊扩张术	神经性环咽肌失弛缓症、鼻咽癌放疗后单纯瘢痕性狭窄、消化性狭窄、贲门失弛缓症等。	利用普通导尿管中的球囊，采用注水方式使球囊充盈，自下而上经环咽肌拉出，通过注水量的变化改变球囊直经，循序渐进扩张环咽肌。 这种方法操作简单，安全可靠，疗效确切。
记忆合金食管支架扩张术	金属内支架扩张术分永久性和暂时性两种，永久性金属内支架扩张术用于恶性狭窄或梗阻的治疗；暂时性金属内支架扩张术用于良性狭窄的治疗。	将支架安装在推送器内，在导丝引导下，把带支架推送器送到狭窄段。在透视监视下，慢慢地退出外套管，支架通过自身张力即可扩开。 永久性金属内支架放置后，扩张效果良好，但后遗症状较多，如胃食管反流，再狭窄（肉芽组织增生）等。暂时性贲门支架成形术并发症少，但长期疗效欠佳。

3. 在治疗中并非只是被动机械牵伸环咽肌，主要是让患者主动吞咽球囊，充盈的球囊刺激食管黏膜，通过延髓反射弧达到增强启动反射性吞咽的能力，强化大脑神经调控，以促使环咽肌功能恢复，使疗效更佳。

4. 有学者认为导管球囊扩张术短期效果佳（可持续 1~3 个月），而远期效果差。笔者认为这主要是针对食管良性狭窄，而非脑卒中后所致环咽肌失弛缓。导致远期疗效不佳的主要原因是食管再狭窄，程英升等人的实验研究表明食管良性狭窄导管球囊扩张术后再狭窄的主要原因之一是细胞核抗原（PCNA）和纤维连接蛋白（FN）持续过度分泌。由此可见，实施渐进性均匀扩张，实时测量食管内压，避免黏膜损伤等可降低扩张后再狭窄。

5. 球囊扩张术的滥用情况　临床上主要存在以下滥用的现象，有可能导致严重后果。

（1）未经吞咽造影检查，无法明确是否存在环咽肌失弛缓的患者。

（2）严重认知障碍不能配合的患者，甚至意识不清的患者。

（3）单纯口腔期吞咽障碍患者，如帕金森病所致的吞咽障碍患者。

（4）对导管球囊扩张术的盲目操作，盲目追求增加扩张的注水量，扩张的次数，不注重吞咽功能的再学习、口腔功能基础训练及手法治疗等联合治疗。

第三节 吞咽说话瓣膜的运用

一、气管切开对机体生理的影响

据报道，4%~15% 的机械通气患者表现出呼吸机撤离困难并需要长期呼吸机支持，气管切开在这些患者中是常见的人工气道管理方案。气管切开保证了上呼吸道的通畅和气道内分泌物的引流，提高患者舒适度，也可促进部分患者呼吸机撤离。但气管切开后，患者原有的生理功能和机体保护能力遭受破坏，存在语言沟通困难、吞咽障碍、呼吸道误吸及相关的心理障碍。

（一）气管切开对发音的影响

正常机体的发音有赖于呼吸过程中，尤其是呼气相的气流经过声带并使声带发生振动。当气流太弱不足以使声带产生振动，或者气流根本不能到达声带，声音就不会产生，人也就不能说话。

由于气管切开平面位于声带以下水平，因此当气管切开导管气囊充盈时，将完全阻断呼出气流流经声带，患者不能发声。而即使气囊完全抽空时，由于气管内气管切开导管的存在将增加额外的阻力，大部分气流仍将通过人工气道流出，流经声带的气流也会明显减弱甚至气流不能到达声带，患者仍不能正常说话。

（二）气管切开对吞咽的影响

据统计，43%~83% 的气管切开患者存在吞咽障碍，常表现为误吸或患者原有的误吸进一步加重。最初研究认为是由于人工气道导管的存在尤其是处于充盈状态下的气囊导致气管膨出对食管产生压迫，从而改变了正常的吞咽生理。随后发现对于气管切开患者而言，其吞咽功能和呼吸道会发生一系列复杂的病理改变，包括吞咽过程中喉抬升减弱、口咽部和喉部的肌肉敏感性降低及失用性萎缩、真声带关闭和协调功能减弱、吞咽时无法形成声门下气压、有效咳嗽反射减弱、呼吸道阻力改变或消失、呼吸和吞咽之间的交互作用破裂等。

理论上，当气管切开导管气囊处于抽空状态，在呼气相部分呼出气流会经过上呼吸道和声门，可能会改善上述的病理生理状态。但事实上绝大多数呼出气流仍是经过气管切开导管呼出，流经声门的气流极其微弱，甚至可忽略不计。因此单独的气囊放气不足以恢复声门下压力。相关的研究也证实，和气囊充盈相比，气囊抽空并不能降低误吸的发生率及严重程度，甚至对于吞咽及咳嗽功能不佳的患者，临床发现气囊排空时会增加误吸及肺部感染的发生率。

二、说话瓣膜的分类和工作原理

（一）概念及分类

在气管切开患者中，当气囊排空时，在气管切开导管开口处安放一个单向通气阀，可增加呼气相经过上呼吸道及声门的气流量，从而改善患者说话和吞咽功能。由于患者佩戴该装置后，恢复了发音及语言交流的能力，因此被称之为说话瓣膜（speaking valve）或语音阀。

国外临床可见的说话瓣膜种类较多，包括 Passy-Muir（图 5-3-1）、Montgomery、Shikani-French、Shiley 瓣膜等，其中 Passy-Muir（简称 PMV）是最为经典的说话瓣膜之一。这种说话瓣膜是由一名叫 David.A.Muir 的患者参与研究和发明的。PMV 属闭合式单通道瓣膜，吸气时瓣膜开放，吸气末瓣膜自动关闭，不需要通过肺部的气体和分泌物向瓣膜反流使其关闭。在使用中，没有检测到漏气，理论上可以无限次使用，但生产厂商建议一次性使用。

近年来，国内有厂家也研发和生产出了一批可用于临床的说话瓣膜，改善了国内气管切开患者的语言交流和吞咽功能。

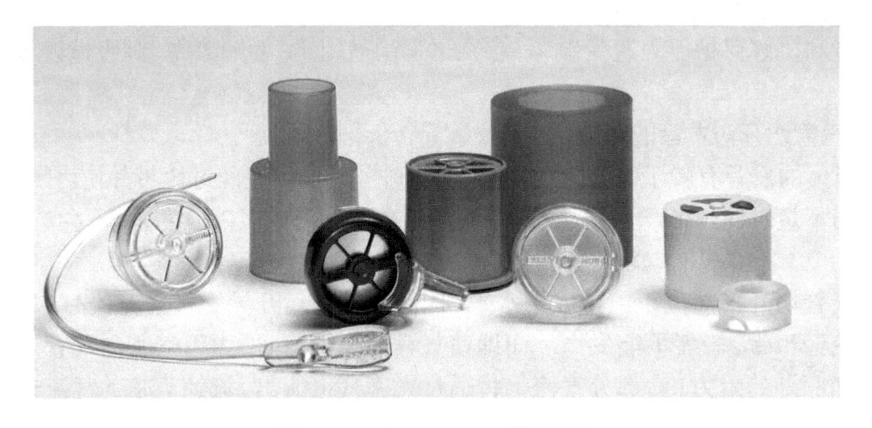

图 5-3-1 Passy-Muir 说话瓣膜

（二）工作原理

说话瓣膜的原理很简单，其本质是单向通气阀。当患者吸气时，气道内压力降低并低于大气压水平，因此单向阀开放，患者可经气管切开套管吸入气流。当患者呼气时，气道内压力增加，单向阀关闭，呼出气流经气管套管和气管壁之间的间隙，并通过声门从口鼻呼出（图 5-3-2）。由于有足够的气流经过声门并使声带发生振动，因此可明显改善患者的发音和说话能力，也能改善气管切开患儿的语言形成。

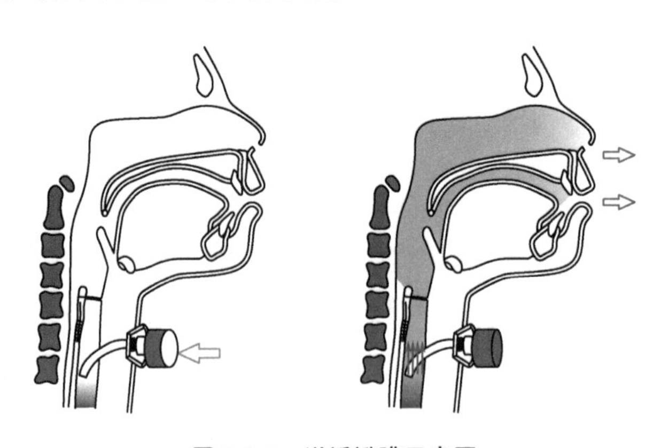

图 5-3-2 说话瓣膜示意图

吸气时，单向阀打开，患者可经气管切开套管吸入气体；呼气时，单向阀关闭，气流经声门从口鼻呼出，患者发音和吞咽功能得以改善。

多项研究及临床观察发现，气管切开套管气囊排空并结合使用说话瓣膜可以改善患者的吞咽功能，降低患者误吸的发生率及严重程度。许多原本不能耐受稀薄液体的气管造口患者可以安全地喝稀薄液体。其中一个重要的作用机制是单向阀存在的情况下，可以改善并恢复声门下压力。呼气时产生的气管内正压力对维持声门闭合反射起着关键作用，吞咽后向上的呼出气流还可帮助排出在吞咽过程中误吸入呼吸道内的液体或食物颗粒。

三、临床应用

气管切开患者有可能从吞咽说话瓣膜的使用过程中获益，以达到改善吞咽功能和语言交流能力的目的，但国内说话瓣膜使用尚未普及。

（一）说话瓣膜使用过程中存在的误区

临床医务人员常会有这样的误解：人工气道导管的气囊能够防止呼吸机相关性肺炎的发生，使用说话瓣膜时抽空气囊会增加患者误吸，因此拒绝说话瓣膜的使用。然而证据证明随着机械通气时间的延长，有 87% 的患者在气囊充盈的情况下出现了误吸。在充盈的气囊上方可形成一个分泌物和细菌定植的“黏液池”，任何到达气囊上方的物体都可能被误吸进入下呼吸道。说话瓣膜的运用一方面可在呼气时重新建立通过上气道的气流，改善咽部和喉部的感觉，使喉的开闭反射恢复，有助于安全吞咽；另一方面说话瓣膜使用后气管切开导管在呼气相处于闭塞状态，帮助患者建立气道和声门下正压，恢复有效的咳嗽和清喉，有助于排出吞咽过程中可能误入气管的物质。研究显示，在选择性气管切开患者喂食过程中，气囊充盈时误吸的发生率是气囊抽空状态下的 2.7 倍，气囊充盈时隐性误吸发生率也同样高于气囊抽空时（22.6% vs 7.2%）。气囊充盈也会严重损害吞咽生理，表现为喉抬高程度降低和吞咽发射难以诱发，且随着气囊压力的增加吞咽潜伏期明显延长。

有学者认为应等到患者从机械通气中脱离后再考虑使用说话瓣膜。笔者认为随着机械通气时间延长，患者出现病理性肌肉功能障碍和周围神经疾病的风险增高。肌肉无力目前已被认为是咽部功能障碍和误吸的独立预测因素，而误吸导致的肺炎会进一步诱发急性肺损伤，最终导致呼吸机撤机失败、住院时间延长甚至患者病死率增加。因此说话瓣膜的延迟使用可能弊大于利。

（二）操作前准备

需要注意的是使用说话瓣膜并不是总能改善气管切开患者的吞咽生理，必须考虑会加剧口腔和咽部残留及误吸等可能性。因此，临床医生、康复人员、呼吸治疗师等在使用说话瓣膜作为改善患者语言和吞咽功能之前，应该仔细评估适应证和禁忌证，必要时还应该在使用过程中对患者进行吞咽造影评估。

1. 说话瓣膜的适应证和禁忌证

（1）适应证：包括呼吸机依赖、四肢瘫痪、神经肌肉疾病、双侧声带麻痹、睡眠呼吸暂停、无法忍受堵管、慢性阻塞性肺疾病等。使用前患者应满足以下条件：头脑清醒，有说话意识；病情稳定，生命体征正常；能够忍受气囊放气（deflated cuff），用手堵住套管可以发音；咳嗽有力，痰量减少，并能够自己从口腔排痰；气道通畅无严重堵塞；肺顺应性良好；没有误吸风险。

（2）禁忌证：包括存在意识障碍和严重的行为障碍；严重的气道狭窄，特别是气管切开处肉芽肿增生或气管切开套管上存在呼吸道阻塞时可显著增加呼气阻力，降低气流沿声门呼出；临床病情不稳定，尤其是呼吸肌力差或通气负荷高的患者；气道内大量黏稠分泌物，且不易咳出者；不能耐受气囊放气或放气后不能维持足够通气的患者。

2. 检查气管切开导管型号　根据美国胸科学会和重症监护学会的标准和指南，气管切开导管初始选择时应在避免气管壁损伤的基础上考虑尽量减少导管阻力以降低呼吸功。但在使用说话瓣膜的过程中，大型号的气管切开导管意味着呼气时气道通畅性降低，阻力显著增加。选择相对较小型号的气管切开导管并充分抽空气囊，可增加有效气道直径，能明显提高患者佩戴说话瓣膜的舒适度和耐受性。在自主呼吸试验时，也可有效提高呼吸机撤离的成功率。原则上，佩戴说话瓣膜时气管切开导管外径不宜超过患者气管管腔的三分之二。

3. 其他　操作前应该向患者及家属做好充分解释和宣教，尤其是应详细地介绍说话瓣膜的作用原理，在使用过程中可能面临的各种情况和处理方法。

另外，在操作前还应准备各种相关的器械，包括负压、吸痰管、注射器，尤其是国内缺乏相应的配件，应认真考虑不同的说话瓣膜和气管切开导管之间如何进行连接。

（三）具体操作流程

1. 不依赖呼吸机通气患者说话瓣膜的放置方法

（1）体位：对于已成功脱离呼吸机的患者，在使用说话瓣膜时应先让患者处于恰当和舒适的体位，通常取半卧位，床头至少抬高 45°以上。部分呼吸功能良好患者，在充分准备的条件下，也可让患者保持直立坐位。

（2）分泌物吸引：患者气道、口腔和声门下分泌物可以明显增加通气时的阻力，降低患者舒适度。佩戴说话瓣膜时气囊抽空后，这些分泌物还可能误吸入患者下呼吸道内，增加院内感染风险。因此在操作前应对气道、口腔和声门下分泌物（如气管切开导管有声门下引流管）进行充分吸引。

（3）气囊放气：气囊放气前可适当提高吸入氧浓度（通常 10%）。放气过程应尽量缓慢，以减少患者的不适感。确认气囊完全放气极其重要，建议使用注射器将气体从放气管抽出直至球囊完全变扁且再也无法抽出气体为止。鼓励患者适度咳嗽，以清除或松动气囊上方和导管外壁黏附的黏稠分泌物。为确保气道的通畅和提高说话瓣膜使用的成功率，气囊放气后常需要再吸一次痰。

（4）佩戴手套后，用手指堵住气管切开导管开口，观察患者耐受性，并让患者尝试发音和讲话。若患者频繁咳嗽或是明显气促时，需要再次评估气道通畅程度，包括是否需要更换导管型号和进一步清除气道内分泌物。

（5）在患者无明显不适且能清楚发音的情况下，操作者可一手固定患者气管切开导管，一手轻轻地旋转说话瓣膜，将其妥善固定在导管开口处（建议旋转 1/4 圈左右，避免过松或过紧）。

（6）安装完成后再次评估患者耐受性和舒适度、能否发音和说话，包括音质和音量。开始使用语音阀时，患者会增加一定程度的呼吸做功，这种情况属于正常的情况。此时可使用气囊压力测量表测量跨气管压力，若压力＜ 5cmH$_2$O 提示可以使用，5~10cmH$_2$O 可短时间使用，如＞ 10cmH$_2$O 则需有人监测使用并建议换管，或需要耳鼻喉科医生检查。

（7）使用说话瓣膜时，患者仍是经气管切开口吸入气体，因此长时间使用过程中，需要对吸入气体进行湿化和温化。

(8)整个操作过程中都需要监测脉搏、心率、血氧饱和度，关注患者的主观感受。初次使用时应严密观察30min，评估患者的生命体征及对瓣膜耐受的情况，确保安全后方可离开。

(9)在患者耐受佩戴说话瓣膜时间超过30min以上时，可逐步考虑佩戴过程中开展吞咽功能训练。

2. 依赖呼吸机通气患者说话瓣膜的放置方法 对于存在呼吸机依赖的患者，由于病情相对较重，通常应在监护室环境内进行说话瓣膜的放置操作，并要求相关的医护人员熟悉放置的适应证、存在风险和应急处理方案(图5-3-3)。

(1)患者取仰卧位，床头抬高30°~45°。气囊放气前充分吸引气道、口腔和声门下分泌物(如气管切开导管有声门下引流管)进行充分吸引。

(2)调整呼吸机，目前临床许多高端呼吸机自带有创和无创通气功能，建议改为无创通气以开启呼吸机漏气补偿能力，对于无无创通气功能的呼吸机，优先选择定压型通气模式。气囊抽空后呼吸机的持续气流可能会影响声门的关闭，建议降低呼气终末正压(positive end-expiratory pressure，PEEP)或将其设置为0，以减小或消除气道内不必要的持续气流，改善患者耐受性和舒适度。此外使用说话瓣膜后，由于呼出气流不再返回呼吸机，需要调整呼吸机报警范围以减少不必要的报警，尤其是关闭呼出潮气量和低分钟通气量报警或将其设置为0。

(3)缓慢抽空气囊，并再次对气道内分泌物进行吸引。观察呼吸机漏气量以评估气道通畅程度。

(4)断开呼吸机，将说话瓣膜连接在气管切开导管和呼吸机之间。根据患者生命体征、呼吸机监测参数及对瓣膜的耐受情况调整呼吸机参数和报警范围。定容型通气模式此时需要增加潮气量设置以补充吸气相的漏气，增加的潮气量一般不超过400ml，常根据放置前后的气道峰压力进行调整。另外一项重要的内容是检查呼吸机是否存在误触发，并适当降低呼吸机触发灵敏度。

(5)如患者出现呼吸困难，应立即取下说话瓣膜并分析可能原因。常见的可能因素是气囊排空不足、痰液滞留或导管过粗导致的气道阻力增加。

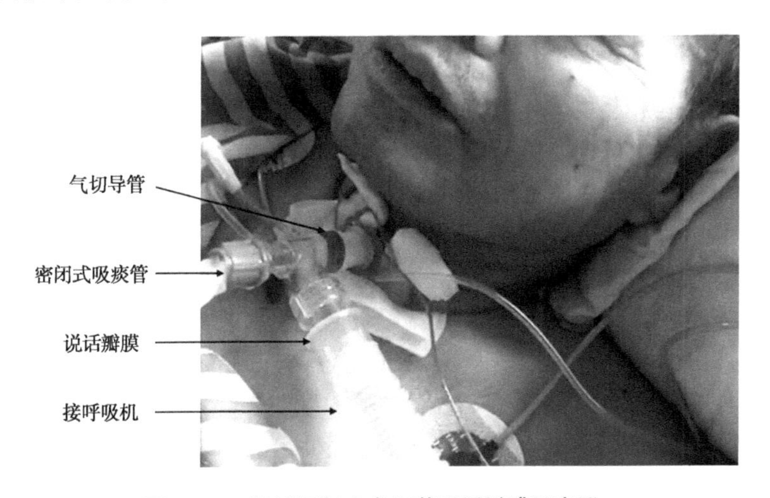

图5-3-3 机械通气患者佩戴说话瓣膜示意图

第四节 呼吸训练

一、呼吸与吞咽

口腔、咽部和喉部的结构在呼吸、说话、咀嚼和吞咽方面具有多种功能。因此，呼吸、咀嚼和吞咽之间的良好时间协调对于提供食物营养和防止肺吸入至关重要。吞咽时的气道保护机制可防止异物在吞咽前、吞咽中和吞咽后吸入气管。咽期食团诱发吞咽启动一系列的生理活动：①软腭上抬，咽后壁向前突出，封闭鼻咽通道，阻止食物进入鼻腔；②真声带的内收，关闭声门；③呼吸暂时停止，让食物通过咽；④喉前庭闭合前移，使食管上括约肌打开，食团从咽被挤入食管。随后，重新恢复的呼吸过程由呼气开始。

在成年人中，吞咽和呼吸具有紧密的时间协调性。在健康成年人中，吞咽发生在呼吸的呼气阶段。吞咽性呼吸暂停，是指吞咽过程中不自觉的呼吸暂停，通常持续0.5~1.0s，并在呼气时发生。Martin Harris 采用间接（额下肌电图或吞咽声）或直接可视化（视频荧光成像或视频内镜）分析吞咽过程中的生理事件显示：成人主要的呼吸吞咽模式是“呼出 - 吞咽 - 呼出”模式（67%~79%），其次是“吸入 - 吞咽 - 呼出”模式（18%~21%）。健康成年人很少会出现“呼气 - 吞咽 - 吸入”和“吸气 - 吞咽 - 吸入”模式。

咽下呼吸的时间顺序随吞咽的情况而变化，包括吞咽方法、身体位置和食物的稠度。喝水时连续吞咽，呼吸可以在吸气时恢复。当饮用液体时，坐位时吞咽更有可能在早期呼气时发生，而直立状态的吞咽则往往在呼气后期发生。吃固体食物时，时间协调与“呼出 - 吞咽 - 呼出”的关系持续存在。

老年人吞咽呼吸协调性也发生了改变。呼吸模式的特点是吞咽前后吸气的发生率增加。吞咽呼吸协调性因疾病而进一步改变。在患有脑血管病、帕金森病和其他神经系统疾病的个体中，吸气时发生吞咽的频率更高。吸气时吞咽的发生可能是这些疾病中吸入性肺炎高发的一个原因。

二、吞咽障碍和呼吸困难

呼吸和吞咽障碍可能是自主神经系统紊乱的征兆。自主神经障碍可能由其他损害自主神经的疾病引起，如酗酒、糖尿病和帕金森病。

呼吸短促和吞咽问题易导致肺部感染，即吸入性肺炎。引起严重呼吸问题的最常见原因包括：肺部感染，如支气管炎、肺炎和肺结核；哮喘；慢性阻塞性肺疾病；心力衰竭；肿瘤、卒中或出血引起的脑内血压升高；焦虑症；贫血；严重全身感染；过敏；肥胖。

吞咽功能受损，可导致肺炎吸入和营养不良。慢性呼吸系统疾病患者伴随的吞咽困难可使病情恶化。因此，患者更容易呼吸功能迅速恶化，并更频繁地入院。鉴于吞咽障碍的严重后果，确定慢性呼吸系统疾病患者是否有吞咽困难的风险至关重要。呼吸吞咽协调障碍在吞咽困难患者中很常见，特别是卒中和头颈癌治疗后正常呼吸吞咽模式受到干扰的患者。

三、呼吸训练对吞咽障碍患者的作用

吞咽困难的原因包括：帕金森病、脊髓损伤、卒中、ALS 和突然的神经损伤等。证据表明，运动生理学在治疗中的应用可以改善吞咽（吞咽行为），特别是呼气肌力量训练。在吞咽困难患者中，呼气肌力训练（expiratory muscle strength training，EMST）不仅可以增加咳嗽时的力量还可以促进舌咽偏移和软腭关闭。

研究显示脑血管意外的患者主动和反射性咳嗽均有不同程度的下降。EMST 适用于健康老年人、帕金森病和多发性硬化症成人，以改善自主咳嗽气流和反射性咳嗽功能。Kulnik 等最近在卒中后患者中研究了 EMST，以及吸气肌肉力量训练和安慰剂装置，发现自愿性咳嗽的呼气峰流速在训练后显著提高。此外，Troche 及其同事完成了一项 EMST 的随机对照试验，除改善帕金森病患者的气道保护，并发现吞咽功能也有所改善。咳嗽和吞咽功能改善的假设机制归因于呼气肌和颏下肌的强度和协调性增加。使用 EMST 装置时，上呼吸道扩张，表明存在显著的正压。EMST 对间接测量呼气肌强度（Pemax）以及咳嗽强度和吞咽功能（MBSimp）有显著影响：①训练吸气肌可能更有利于提高自发性咳嗽的有效性；②呼气肌训练当有足够的负荷时，可能有利于改善反射性咳嗽气流。

四、呼吸训练方法

（一）呼吸肌训练

吸气力量训练作用于吸气的肌肉横膈膜、肋间。吸气包括膈肌和肋间肌的收缩，增加胸内容积和减小压力。吸气肌训练有利于改善肺容积，并增加咳嗽峰流量。呼吸肌训练（EMST）的作用已被证明可以增加呼吸肌的力量，改善咳嗽、声音和吞咽功能。

RMST 推荐使用呼吸阻力训练器（图 5-4-1）。有用于吸气肌力训练和呼气肌力训练（IMST，EMST）的设备。RMST 是通过呼吸练习来进行的，更有效的方法是使用像肺活量扩张这样的呼吸练习。扩张肺利用阻力训练原理，在吸气和呼气时提供可变阻力。因此，呼吸肌变得更强时，增加改变阻力设置，使运动更具挑战性，继续加强肌肉，咳嗽和吞咽。

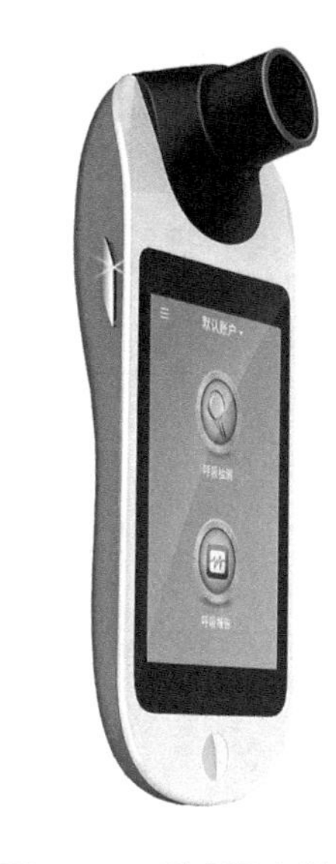

图 5-4-1　呼吸阻力训练器

EMST 可以通过结合强度（通过阻力）和重复训练来帮助改善吞咽和咳嗽功能，通过具有特定目标的肺膨胀和每次重复时缓慢而延长的呼气来训练。为了提高吞咽功能，建议每周使用 4~5 次肺扩张，完成 2~4 组 10 次重复。气流阻力引起的呼气所需的力起到改善咳嗽功能的作用。

EMST 干预的持续时间没有标准化，但通常应用 4~5 周。建议在 5 个疗程中执行 EMST 方案，每周 5 次，持续 4 周。4 周的阻力训练时间是基于骨骼肌肢体力量的研究；在此时间内持续的肌肉训练可以引起周围或结构的变化。

EMST 训练方法：

1. 测定三次符合质控（变化率< 5%）的平均最大呼气压（maximal expiratory pressure，MEP）。
2. 设置训练器的阻力为 70% MEP。
3. 患者戴上鼻夹，深呼吸，轻轻握住脸颊以减少口唇部漏气，尽可能用力通过阻力器吹气。
4. 每周训练 5d，每天完成 5 次 × 5 组。

（二）吞咽与呼吸协调性训练

精确的呼吸 - 吞咽协调对于气道保护至关重要。最近对健康、非消化性直立吞咽的个体进行的一项大规模研究中，吞咽持续发生在平静呼吸呼气期间中到低肺容积时。这种最佳的呼吸吞咽协调为吞咽提供了重要的气道保护和机械优势，与膈肌活动和呼吸时上呼吸道结构的牵引力有关。在呼气阶段早期，膈肌下降至收缩状态，以增加肺/胸腔的上下和侧前直径，从而减缓呼气末肺容积回到其静止位置。膈肌在呼气末肺容量处于最优越、放松的位置，这可能有助于咽缩短、喉抬高、咽段开放和食管远端食团运输到胃。同样，在平静呼吸中到低的呼气量下吞咽可以确保喉上的牵引力最小，这可能有助于喉抬高的重要气道保护功能，也有助于咽括约肌开口。此外，平静呼吸呼气期的中低与声带的中位数（副中位数）有关。研究表明吞咽后短暂呼气相关的正压可能有助于感觉喉部入口和周围的残余物。

吞咽与呼吸协调性训练（respiratory-swallow treatment，RST）训练方法：

1. 对患者进行呼吸周期演示，指导患者识别呼吸信号描述的呼吸周期的呼气阶段的中低肺容量范围。
2. 通过感应容积描记仪记录和校准呼吸过程已达到中低肺容量的目标。
3. 患者训练呼气阶段中到低肺活量开始吞咽，然后呼气。
4. 第一次训练 1h，每周 2 次。

RST 训练流程表见表 5-4-1：

表 5-4-1 RST 训练流程

<table>
<tr><td rowspan="3">认识阶段</td><td rowspan="2">第一周</td><td>第一阶段（1h）：使用模拟跟踪器识别呼吸周期吸气相和呼气相（目标 1）和吞咽事件（呼吸中断/暂停）（目标 2）</td></tr>
<tr><td>第二阶段（1h）：应用可视引导反馈通过吞咽过程呼吸运动确定目标呼吸周期时相 - 呼气相（目标 3）和吞咽事件（中 - 低肺容积）（目标 4）</td></tr>
<tr><td rowspan="2">第二周</td><td>第三阶段（1h）：吞咽过程使用模拟追踪器（目标 5）可视引导反馈（目标 6）识别平静呼吸周期呼气相和中 - 低肺容积的吞咽事件</td></tr>
<tr><td rowspan="4">接受阶段</td><td>第四阶段（1h）：使用可视引导反馈指导靶相期（呼气相，中 - 低肺容积）开始吞咽稀薄流质食物（目标 7）、增厚剂（目标 8）和蜂蜜增厚剂（目标 9）</td></tr>
<tr><td rowspan="2">第三周</td><td>第五阶段（1h）：不用可视引导反馈进行靶相期（呼气相，中 - 低肺容积）开始吞咽稀薄流质食物（目标 10）、增稠剂（目标 11）和蜂蜜增厚剂（目标 12）</td></tr>
<tr><td>第六阶段（1h）：使用可视引导反馈进行完全吞咽过程后靶相期（呼气相）吞咽低稠流质食物（目标 13）、增稠剂（目标 14）和蜂蜜增厚剂（目标 15）</td></tr>
<tr><td rowspan="2">第四周</td><td>第七阶段（1h）：使用可视引导反馈进行完全吞咽过程后靶相期（呼气相）吞咽稀薄流质食物（目标 16）、增稠剂（目标 17）和中稠增稠剂（目标 18）</td></tr>
<tr><td>掌握阶段</td><td>第八阶段（1h）：非可视引导反馈引导，进行完全吞咽过程后靶相期（呼气相）平静呼吸中 - 低肺容积目标呼吸周期（呼气期）开始吞咽稀薄流质食物（目标 19）、增稠剂（目标 20）和中稠增稠剂（目标 21）</td></tr>
</table>

参考文献

[1] Elpern EH. Effect of the Passy-Muir tracheostomy speaking valve on pulmonary aspiration in adults. Heart Lung, 2000, 29(4): 287-293.

[2] Ohmae Y. Effects of one-way speaking valve placement on swallowing physiology for tracheostomized patients: impact on laryngeal clearance. Nihon Jibiinkoka Gakkai Kaiho, 2006,109(7): 594-599.

[3] Prigent H. Effect of a tracheostomy speaking valve on breathing-swallowing interaction. Intensive Care Med, 2012, 38(1): 85-90.

[4] Frohlich MR. Safe swallowing and communicating for ventilated intensive care patients with tracheostoma: implementation of the Passy Muir speaking valve. Pflege, 2017,30(6): 387-394.

[5] Elpern E. Pulmonary aspiration in mechanically ventilated patients with tracheostomies. Chest, 1994. 105: 583-586.

[6] Ding R. Swallow physiology in patients with trach cuff inflated or deflated: A Retrospective Study. Head & Neck, 2005,27(9): 809-813.

[7] Amathieu R. Influence of the cuff pressure on the swallowing reflex in tracheostomized intensive care unit patients. British Journal of Anaesthesia,2012,109(4): 578-583.

[8] Leder S. Deglutition in patients with tracheostomy, nasogastric tubes and orogastric tubes. In Shaker et al.(ed.), Principles of Deglutition: A Multidisciplinary Text for Swallowing and Its Disorders. New York: Springer. 2013.

[9] Burkhead L. Swallowing evaluation and ventilator dependency—Considerations and contemporary approaches. Perspectives,2011,22(2): 18-22.

[10] Mirzakhani H, Williams JN, Mello J, et al. Muscle weakness predicts pharyngeal dysfunction in symptomatic aspiration in long-term ventilated patients. Anesthesiology,2012,119(2): 389-397.

[11] Humbert IA, Joel S. Tactile, gustatory, and visual biofeedback stimuli modulate neural substrates of deglutition. NeuroImage, 2012, 59(2): 1485-1490.

[12] 丘卫红,窦祖林,万桂芳,等.球囊扩张术治疗吞咽功能障碍的疗效观察.中华物理医学与康复杂志, 2007, 29: 825-828.

[13] Mano T, Katsuno M, Banno H, et al. Head lift exercise improves swallowing dysfunction in spinal and bulbar muscular atrophy. Eur Neurol, 2015, 74: 251-258.

[14] Antunes EB, Lunet N. Effects of the head lift exercise on the swallow function: a systematic review. Gerodontology, 2012, 29(4): 247-257.

[15] Yabunaka K, Konishi H, Nakagami G, et al. Videofluoroscopy-guided balloon dilatation for treatment of severe pharyngeal dysphagia. Diagn Interv Radiol, 2015, 21(2): 173-176.

[16] Ebihara S, Kohzuki M, Sumi Y, et al. Sensory stimulation to improve swallowing reflex and prevent aspiration pneumonia in elderly dysphagic people. J Pharmacol Sci, 2011, 115(2): 99-104.

[17] Antunes EB, Lunet N. Effects of the head lift exercise on the swallow function: a systematic review. Gerodontology, 2012, 29(4): 247-257.

[18] Yabunaka K, Konishi H, Nakagami G, et al. Videofluoroscopy-guided balloon dilatation for treatment of severe pharyngeal dysphagia. Diagn Interv Radiol, 2015, 21(2): 173-176.

[19] Raitio A, Cresner R, Smith R, et al. Fluoroscopic balloon dilatation for anastomotic strictures in patients with esophageal atresia: A fifteen-year single centre UK experience. J Pediatr Surg, 2016, 51(9): 1426-1428.

第六章　吞咽障碍电磁刺激治疗

吞咽障碍的电磁刺激治疗由来已久，但随着科技的发展与吞咽研究的不断深入，电磁刺激治疗由原来的外周干预发展至中枢干预，由经皮外周的肌肉刺激发展到经颅的中枢磁刺激，本章将分别介绍。

第一节　神经肌肉电刺激治疗

一、概述

随着电子技术的发展，电极的更新，过去视为相对禁忌的颈部电刺激技术目前已得到突破，作为吞咽障碍治疗的重要手段被广泛应用。在此领域目前较多使用的是神经肌肉电刺激疗法（neuromuscular electrical stimulation，NMES），它是通过刺激完整的外周运动神经来激活肌肉的电刺激，实际上是一种神经肌肉低频电刺激。主要治疗目标是强化无力肌肉，帮助恢复运动控制。NMES 刺激方式有表面刺激和植入（腔内）刺激两种，本节介绍吞咽障碍电刺激治疗是基于表面刺激的 NMES。

一般地，当电流经过身体时，不同生物组织则产生不同反应。神经肌肉电刺激的电流一般会在神经进入肌腹的地方，即在神经肌肉接头或运动终板处使外周运动神经去极化，产生动作电位，并沿着轴突进行传导。当动作电位传导至肌纤维时，通过兴奋收缩耦联，发生肌肉收缩。当用电触发肌肉收缩时，神经或神经的运动终板直接受到刺激，导致神经递质传递，依次触发肌肉收缩。若肌纤维直接受到电流刺激，也可触发肌肉收缩。但该方法明显需要更强电流和更宽的脉冲宽度。

二、神经肌肉电刺激的生物学效应

经低频电刺激产生的肌肉力量、耐力和协调性均表现出明确的正向训练效应。其生物学效应表现为：

1. 增加肌肉收缩蛋白的容积，使更多肌肉收缩。
2. 增加氧化过程中酶的含量。
3. 增加内质网数量和体积。
4. 增加毛细血管的密度。
5. 锻炼效果的最佳化和维持，继发随意运动。
6. 改善肌肉能力从而改善功能，提高日常生活活动能力。

三、神经肌肉电刺激应用于吞咽障碍治疗中的作用机制

神经肌肉电刺激通过刺激支配肌肉的外周神经来激发肌肉运动，改善功能。其应用于吞咽障碍的治疗有其独特的作用机制。

（一）肌纤维分类和募集顺序

肌纤维分成两大类，即Ⅰ型和Ⅱ型，但是所占的比例不同，主要取决于其功能。这些肌纤维具有截然不同的特性（表6-1-1）。

表6-1-1 Ⅰ型和Ⅱ型肌纤维的特性

	Ⅰ型	Ⅱ型
收缩速度	慢	快
耐力	高	低
疲劳	慢	快
力量	小	大
体积	小	大
功能	静态，姿势性的	动态，暴发性的

身体所有的肌肉都含有这两种肌纤维，正常的肌肉组织可看到Ⅱ型纤维大约是Ⅰ型纤维的2倍大小（图6-1-1，见文末彩插）。

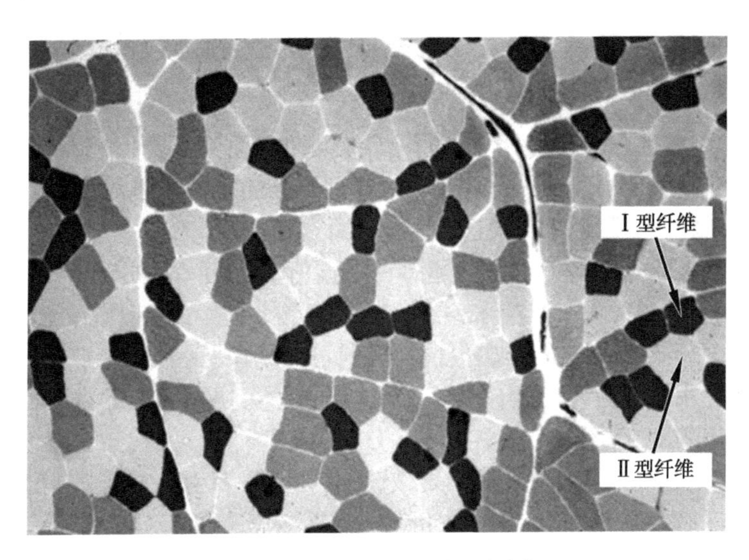

图6-1-1 正常肌肉活检pH染色

Ⅰ型肌纤维深染，Ⅱ型纤维浅染

根据肌肉的特定功能，一种类型的肌纤维所含比例高于另一种，大部分吞咽肌肉里含有大量Ⅱ型纤维，进行快速、动态和相对有利的吞咽动作，如舌内肌、舌骨上下肌群、中咽缩肌、下咽缩肌外层等。而翼外肌、腭帆提肌、下咽缩肌深层、环咽肌等张力肌则含有较高比例的Ⅰ型纤维。

当发生正常肌肉收缩时，首先募集Ⅰ型肌纤维，努力程度增加时才募集较大的肌纤维（Ⅱ型）。所以，Ⅰ型纤维首先获益于多数常规训练，如神经肌肉功能受损后早期康复所进行的低强度训练。较大的Ⅱ型肌纤维只在动态训练时才能得到募集。发生吞咽障碍时，Ⅱ型肌纤维总体比例相对较高的吞咽肌群受影响较大，失用性萎缩导致Ⅱ型纤维的体积（肌腹横截面积)明显减小，肌力下降；而Ⅰ型纤维占优势的张力肌则倾向于僵硬和纤维化(图6-1-2，见文末彩插)。

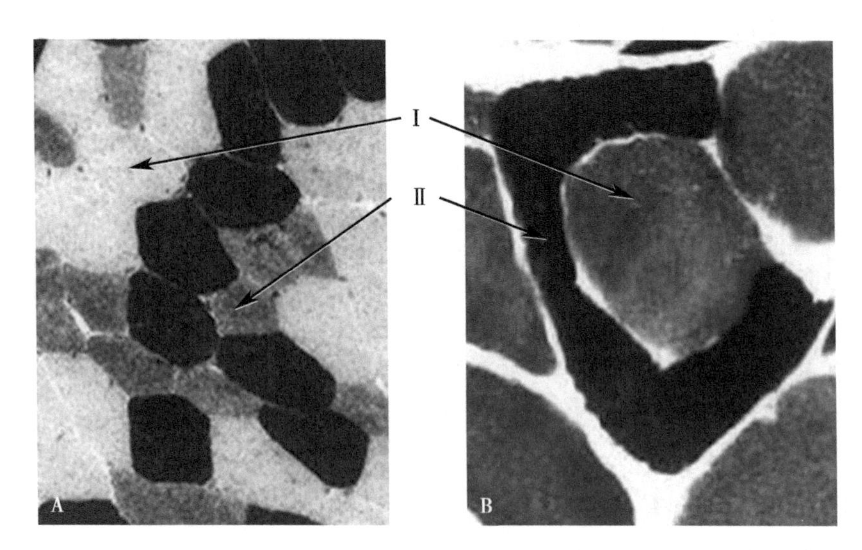

图6-1-2 失用性萎缩时肌纤维成分的变化

萎缩肌肉活检，Ⅰ型纤维在A图染色最浅、B图呈中度褐色；Ⅱ型纤维在A图呈中度褐色、B图呈深褐色

这就出现了治疗上的矛盾点，失用性萎缩致咽肌群肌力下降，而常规的口颜面训练和饮食调节实际上却只加强Ⅰ型纤维的作用，对Ⅱ型纤维的萎缩作用甚微。

神经肌肉电刺激的募集模式与正常肌肉收缩是相反的，有研究已证实，电刺激时Ⅱ型纤维先收缩，Ⅰ型纤维仅在脉宽和强度超过一定阈值时才收缩。出现该现象的原因是支配Ⅱ型肌纤维的运动神经元大于支配Ⅰ型纤维的神经元，比支配Ⅰ型肌纤维的小型神经去极化阈值低；因此对所接触的电流反应更快。由此可见，用神经肌肉电刺激可加强Ⅱ型肌纤维募集(吞咽肌)，用随意运动来集合全部肌肉运动并学会协调是训练吞咽肌的最好方法。

(二)肌纤维收缩触发模式

正常收缩过程中同一肌肉内的肌纤维彼此交替收缩，称为"非同步"收缩模式。肌纤维间互相重叠，允许肌张力渐进性变化，防止肌肉疲劳。当需求超出肌肉收缩能力范围时，则开始同步募集更多的运动单元，导致肌肉痉挛，随后快速疲劳。

神经肌肉电刺激发生作用时，所有在电流通路上的肌纤维均会收缩，称为"同步"收缩模式。此时，肌纤维不能被放松，运动强度比正常收缩的强度大，以强化肌力作为治疗目标，这是治疗吞咽障碍所希望的方式。但在使用表面刺激电极时，电流从一极流向另一极，通常选择电阻最小的通路，两极之间的浅层肌肉最先受累及，故使用神经肌肉电刺激时，浅层吞咽肌肉易被激活，而深层肌肉很难成功刺激。

(三)促进大脑皮层功能重组

脑损伤后大脑可塑性是实现功能重组的基础。由于吞咽机制的神经网络和代表区广泛，因此吞咽障碍对治疗具有更好的反应性。电刺激治疗显著促进皮层功能重组的关键因素包括：

1. 重复性　与较低强度训练相比，大量重复训练能产生更好的治疗效应。而持续的电刺激相当于给肌群重复训练，有助于功能恢复。

2. 感觉刺激相同　皮节与肌节区刺激易化运动重建，在此运动重建中，重要的是感觉刺激输入的强度。

3. 运动特异性反馈　特殊反馈包括感觉、视觉和本体感觉反馈，这些特殊反馈促进运动重建，因此在吞咽治疗中，肌电触发的生物反馈治疗或肌电触发的电刺激治疗都可以被很好应用。

四、设备

2001 年 1 月，美国语言治疗专家 Freed 开发的第一代专门针对吞咽障碍治疗的 Vitalstim 电刺激治疗仪经 FDA 批准使用；引入国内后得到普遍应用，且同类产品不断涌现，如与平板电脑结合有情景互动设计的吞咽神经肌肉电刺激仪，极大地丰富了吞咽治疗的手段，提高了神经肌肉电刺激治疗的效果。本文以 Vitalstim 电刺激治疗仪为例介绍其设备构成。

（一）硬件设备

主体为 Intelect 4 通道神经肌肉电刺激仪，在硬件配置上有治疗车，便于移动；足够的抽屉式储备室，供放置配件用；控制线和主线触手可及，连接处被隐藏，外观更美观。

（二）软件设计

刺激参数：波形为双向方波，波宽为 700ms，输出强度 0~15mA，变频固定，在 30~80Hz 范围可调，有固定通断比，治疗时间：0.5~1h/ 次，每天 1~2 次 /d，每周 5 次。此治疗仪的输出波形虽为双向方波，但在正负半波（各为 300μs）之间有 100μs 的间歇。这种输出波形与常用的低频电疗有明显不同（图 6-1-3）。

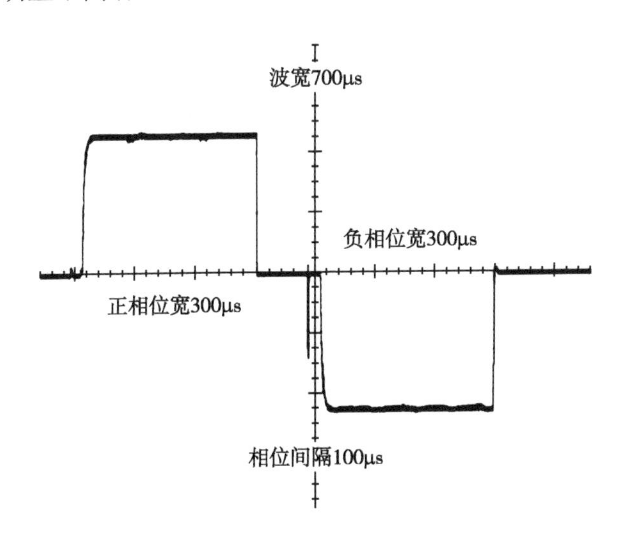

图 6-1-3　Vitalstim 输出波形、波宽

五、适应证与禁忌证

（一）适应证

1. 各种原因所致神经性吞咽障碍是首选适应证。

2. 头、颈、肺癌症术后吞咽障碍。

3. 面、颈部肌肉障碍。

（二）禁忌证

1. 由于使用鼻胃管而严重反流的患者应慎用，因为该设备还没有在此类人群中进行研究。

2. 带有心脏起搏器、其他植入电极的患者慎用：包括埋藏式复律除颤器，电流可干扰其信号，导致功能紊乱。

3. 不要在主动运动禁忌处使用，仅应用于引发实际肌肉收缩。

4. 癫痫发作患者慎用。

5. 不要直接在颈动脉窦使用电极，既往观察认为该区域电刺激可导致血压波动，尽管尚未得到实验证实。

六、操作步骤

Vitalstim 治疗参数已经设定，操作者根据治疗需要调节输出大小即可，操作规范如下：

1. 准备工作　①备皮，贴电极；②告诉患者治疗时的各种感觉、治疗进展以及预期的效果；③刺激维持 0.5~1h；④边刺激边让患者做吞咽动作；平均疗程是 10~14 次。

2. 输出强度调控　①开启电疗仪；②同时增加两通道电量，询问患者感觉，如蚁爬、麻刺感、颤动感、温热、烧灼感和抓捏、挤压感。随输出强度增大，感觉越明显。

3. 达到治疗强度的标志　①患者有被捏住、推揉，以及电极要剥脱皮肤的感觉；②在进食或进水的瞬间，给予耐受性强度刺激；③吞咽时可闻及咕噜声；④吞咽扳机点（trigger point）（在儿童尤为常见）；⑤肢体语言：坐直、试图取下电极；⑥声音改变。

4. 治疗量及进度　①启动吞咽训练，吞咽训练应遵守评估时确立的治疗方案；②依据患者的表现再决定治疗量及进度的调整，例如，滞留误吸是否消失。

5. 注意事项　①确保皮肤清洁、干燥并很好地修剪过毛发；②采用特定的清洁拭子或乙醇拭子清洁皮肤，特定拭子可提高黏度和导电性；③尽可能使头部处于中立位；④根据上述电极放置方法连接电极，如果皮肤凹陷明显或可采用通过绷带或胶带加强电极与皮肤的接触。

七、神经肌肉电刺激临床应用

神经肌肉电刺激治疗即时效应明显，是言语治疗师用来治疗吞咽障碍的一种重要方法，治疗过程中可以立即获得进食功能的改善。

（一）NMES 治疗的临床疗效

NMES 治疗吞咽障碍的疗效受影响因素较多，如患者病程的长短、病情的轻重程度、病变的部位、有无联合其他治疗方法、电刺激的强度、体表电极片的放置位置等。

目前研究发现 NMES 联合传统吞咽障碍训练可使患者由进食调整性状的食物逐渐过渡到正常饮食，而单独应用该治疗则不会出现该疗效。单独进行 NMES 或传统吞咽障碍训练对患者咽期障碍的改善没有差别，且传统吞咽障碍训练对口腔期疗效优于 NMES。NMES 可减少咽期残留，增加舌骨喉复合体的动度，缩短咽期传递时间并明显改善渗透 - 误吸量表的评分。

（二）体表电极片放置的部位

1. 确定靶肌肉　咽期吞咽障碍的治疗重点是改善舌骨喉复合体上提，从而减少渗透和误吸，改善吞咽功能。能够引起舌骨喉复合体上提的肌肉包括舌骨上肌群中的二腹肌、茎突舌骨肌、颏舌骨肌、下颌舌骨肌，舌骨下肌群中的甲状舌骨肌。在治疗中，体表电极片的放置位置可以产生不同的效果。正常人接受 NMES 发现，电刺激双侧颏舌肌运动点引起舌骨上抬(0.4 ± 0.5)cm，向前移动(2.7 ± 0.1)cm。电刺激双侧下颌舌骨肌 / 二腹肌前腹可以引起舌骨上抬(1.2 ± 0.1)cm，向前移动(0.7 ± 1.0)cm。而刺激双侧甲状舌骨肌可以引起舌骨下降(16.5 ± 7.4)cm，喉部下降(5.5 ± 1.4)cm，原因可能是覆盖于甲状舌骨肌表面的胸骨舌骨肌及肩胛舌骨肌受刺激后优先收缩。临床研究也发现休息状态下的喉部电刺激会引起舌骨下降，对吞咽不利。鉴于此，建议患者行 NMES 运动刺激时，体表电极片尽量放置在颌下、舌骨以上区域。放置在舌骨下区域可进行感觉刺激模式，进行运动刺激时，必须配合主动吞咽动作，进行抗阻练习。

2. 确定运动点　NMES 可以通过刺激神经肌肉接头处来促进肌群收缩，故刺激的最佳位点是靶肌肉的运动点。尸检研究结果表明，颏舌骨肌的运动点位于舌骨上(2.1 ± 0.6)cm，距离正中线(0.8 ± 0.3)cm。下颌舌骨肌和二腹肌前腹的运动点位于同一部位，位于舌骨上(2.3 ± 0.6)cm，距离中线(2.2 ± 0.6)cm。甲状舌骨肌的运动点位于甲状软骨上角的外下方。

（三）体表电刺激的强度

NMES 用于吞咽障碍的治疗机制包括刺激感觉通路或引发肌肉收缩，相应的治疗强度包括感觉刺激和运动刺激两种，目前大多数研究都采用运动刺激。患者在接受 NMES 感觉刺激时被刺激的肌肉皮肤出现麻木刺痛，可以增强感觉的传入，有助于吞咽反应的启动和调控。研究证实单纯感觉刺激可以改善气道保护；感觉刺激联合温度 - 触觉刺激或主动吞咽训练可以减少咽部残留，减少渗透误吸，缩短咽部传递时间，改善吞咽功能评分。体表电极片放置的位置对感觉刺激疗效影响较小。

（四）NMES 应用于头颈部肿瘤中的安全性

有研究显示 NMES 联合球囊扩张及传统吞咽训练能更显著地改善头颈部肿瘤患者的吞咽功能。但因为电刺激可能会刺激肿瘤细胞的生长，故 NMES 一直被视为肿瘤患者的禁忌证，其临床应用一直是个争议的议题。但最近一个动物实验设计对患有恶性肿瘤的小鼠进行为期 8d 的体表电刺激，8d 后评估肿瘤的体积，发现电刺激不会刺激小鼠模型的肿瘤生长。故对 NMES 应用于头颈部肿瘤的安全性仍需要进一步的临床研究证实。

第二节　经颅直流电刺激治疗

一、概述

1. 定义　经颅直流电刺激(transcranial direct current stimulation，tDCS)作为一种非侵入性脑刺激技术，是利用恒定、低强度直流电调节大脑皮层神经元活动。tDCS 可以引起大脑皮质神经细胞兴奋性改变及其他一系列变化。与经颅磁刺激相比，由于其安全、低廉、便携和良好的临床应用前景，近年来在肢体运动功能、认知、言语和吞咽等康复领域得到广泛的关注和应用。

2. 作用机制　经颅直流电刺激(tDCS)是通过调节自发性神经元网络活性而发挥作用。其作用机制是依靠不同的刺激极性作用引起静息膜电位超极化或者去极化改变，从而达到对皮质兴奋性调节。阳极刺激提高皮层的兴奋性，阴极刺激降低皮层的兴奋性。

二、适应证与禁忌证

1. 适应证　包括①脑卒中后偏瘫、认知障碍、言语、吞咽障碍患者；②老年痴呆症、帕金森病患者；③脊髓损伤患者；④疼痛（神经痛、偏头痛、纤维肌痛、下背痛）患者；⑤癫痫患者；⑥抑郁症、失眠、焦虑、孤独症患者；⑦耳鸣患者。

2. 禁忌证　包括①使用植入式电子装置（例如心脏起搏器）的患者；②颅内有金属植入器件的患者；③发热、电解质紊乱或生命体征不稳定患者；④孕妇、儿童；⑤局部皮肤损伤或炎症患者；⑥有出血倾向的患者；⑦有颅内压增高的患者；⑧存在严重心脏疾病或其他内科疾病的患者；⑨急性大面积脑梗死的患者；⑩癫痫患者及服用可以引起癫痫药物者；治疗区域有带有金属部件的植入器件患者；刺激区域有痛觉过敏的患者。

三、应用效果与评价

目前经颅直流电刺激在吞咽障碍领域的临床研究表明，阳极 tDCS（anodal tDCS，a-tDCS）能够改善脑卒中后吞咽障碍患者的吞咽功能。然而，其具体作用机制仍不明确，需要通过临床研究进一步探讨。

四、操作方法

（一）治疗前患者的评估

根据 tDCS 的适应证和禁忌证，进行评估。在治疗之前，应和患者做好充分沟通，轻微的反应（皮肤发痒、刺痛、被叮感等）属于正常现象，必要时可与患者签署知情同意书。

（二）制订治疗方案

根据患者病情，确定疗程、治疗部位，治疗用电极极性。选择刺激参数：确定治疗时间、刺激电流、缓升缓降时间等。注意：缓升缓降时间不应低于 30s。

（三）治疗操作

1. 清洁治疗部位　应用医用酒精进行脱脂和清洁。

2. 安放电极前的准备

（1）使用生理盐水或制备饱和盐水。

（2）湿润衬垫：将衬垫盐水浸泡后拧干（不要拧太干：用手稍用力捏紧衬垫，以不再滴水时为宜）。

3. 电极放置　tDCS 的作用电极放置采取国际脑电图 10-20 标准定位系统进行定位。选择适当大小的电极片（5cm × 7cm；5cm × 5cm），将电极片装入布或海绵衬垫。非作用电极放置的位置可根据研究方案调整。一般推荐放置在对侧眶上区或者是肩部，值得注意的是如果放在肩部，可使用加大的电极片。

（四）注意事项

1. 治疗前检查阻抗，如果电极和患者皮肤之间接触良好，才能开始治疗。另外，防止在治疗过程中电极发生移位。

2. 整个治疗过程中，操作人员不得擅自离开。如果治疗过程需要临时中断，必须先关闭治疗仪电源，再去除电极。

3. 为了延长电极线的使用寿命，注意保护电极插针根部的一小节线缆（此节线缆因频繁折弯最易发生断线故障）。

第三节 感应电电刺激治疗

一、概述

感应电流是利用电磁感应原理产生的一种双相、不对称的低频脉冲电流。所谓双相，是指它在一个周期内有两个方向（一个负波、一个正波）；所谓不对称，指正波是高尖的，有治疗作用；负波是低平的，由于电压过低而无生理的治疗作用。它的频率在60~80Hz之间，故属低频范围。其波宽在12.5~15.7ms之间，其尖峰部分类似一狭窄的三角形电流，$t_{有效}$（正向脉冲持续时间）为1~2ms。峰值电压为40~60V。随着电子技术的发展，现已用电子管或晶体管仪器产生出类似感应电流中的高尖部分而无低平部分的尖波电流，称为新感应电流。

二、生理作用

（一）电解作用较弱

因感应电流是双相的，通电时，电场中组织内的离子呈两个方向来回移动，因此感应电引起的电解远不如直流电明显，治疗时皮肤无针刺或烧灼感。

（二）有兴奋正常神经和肌肉的能力

为了兴奋正常运动神经和肌肉，除需要一定的电流强度外，尚需要一定的通电时间。引起运动神经和肌肉收缩的脉冲持续时间（$t_{有效}$）需分别达到0.03ms和1ms。感应电的高尖部分，除有足够的电压外，其$t_{有效}$在1ms以上，因此，当电压（或电流）达到上述组织的兴奋阈时，就可以兴奋正常的运动神经或肌肉。由于感应电流连续作用于正常肌肉时，可引起肌肉完全强直性收缩，但强直性收缩易引起肌肉的疲劳或萎缩，所以不能持续地使用感应电流，临床常用节律性感应电。

三、治疗设备

目前较常用的是国产DL-Ⅱ型感应电疗仪。

（一）DL-Ⅱ型直流感应电疗仪

频率50~100Hz，有效波宽0.1~1ms，接线连接铅板和手持式电极棒。

（二）手持式电极棒

带开关，电极棒可拆卸替换，一次性使用，电极前端为导电材质。

（三）辅助电极

布质衬垫，厚度约1cm，大小约10cm×10cm，用导线或铅板连接衬垫和电疗仪。

（四）固定带

固定辅助电极于颈后。

（五）隔水薄膜

隔开衬垫和患者衣物，防止弄湿衣服。

四、治疗处方

频率为50~100Hz，有效波宽为0.1~1ms，单次刺激3~5s，间歇时间为5~10s。电流强度以引起靶肌肉明显收缩为准，对于不能耐受者，建议尽量达到运动阈值及以上，每次总治疗时间约15~30min，1次/d，18~20次为一疗程。

五、操作步骤

（一）治疗前准备

用温水把衬垫充分湿透，用绑带固定辅助电极（衬垫）于颈后（注意要用隔水薄膜隔开衬垫和衣物，以防弄湿衣服），衬垫与手持式电极棒均经导线连接到感应电疗仪，检查确认感应电疗仪的输出旋钮是否在零位；治疗前检查治疗部位处（包括辅助电极）是否有皮肤破损、潮红等情况。

（二）电极放置

患者取舒适体位，操作者以手持式电极棒作为刺激电极，放置于下颌舌骨肌、二腹肌的前腹、甲状舌骨肌、舌骨舌肌以及口腔内的腭垂肌、两侧的腭咽肌弓、腭舌弓、上下舌纵肌、舌横肌、颊肌的运动点上（结合解剖部位和肌肉收缩时所产生的动作来确定位置）。以顺时针方向旋转电位器，调节电流强度，进行断续性刺激，使肌肉发生节律性收缩，以引起明显肌肉收缩为宜。

（三）刺激部位

1. 颊肌刺激　根据颊肌的肌肉走向，在口腔外和口腔内分别进行颊肌肌肉方向的移动刺激，有利于改善颊肌力量。值得注意的是，刺激此部位同时也刺激了腮腺，唾液分泌增加，有可能引起流涎量增加（图6-3-1）。

2. 唇肌刺激　对上唇方肌、下唇方肌的运动以及两侧地仓穴，一般采用固定法，有利于增强闭唇功能和包裹食物的能力，改善流涎情况（图6-3-2）。

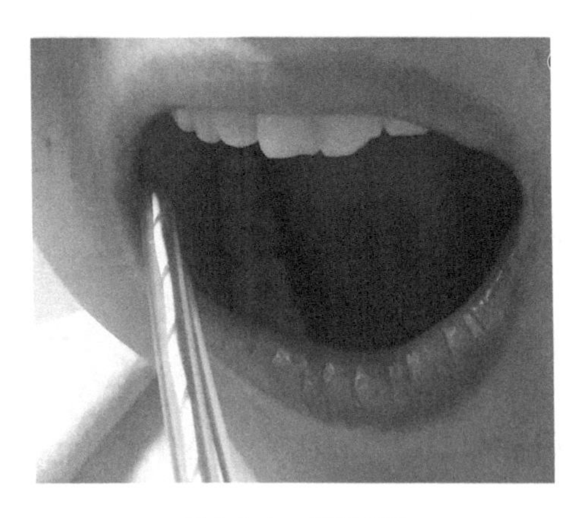

图6-3-1　颊肌刺激

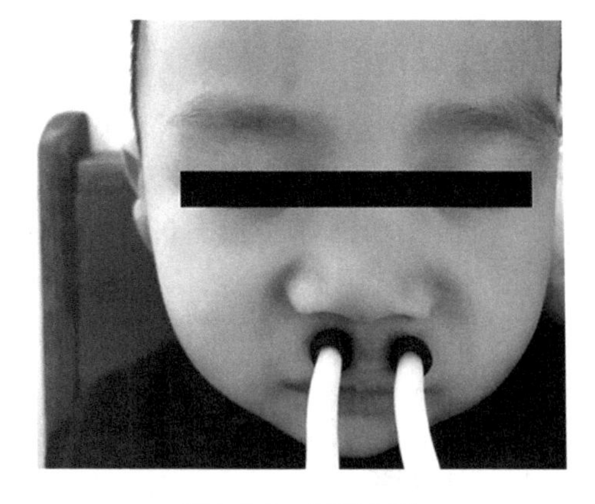

图6-3-2　唇肌刺激

3. 舌肌刺激　包括舌内肌群和舌外肌群的刺激。舌内肌群一般以从后往前方向的移动刺激舌上纵肌和左右方向移动刺激舌横肌，以改善舌的活动度；对于舌上抬不能的患者，可在舌前1/3处刺激；对于舌后缩无力的患者，可以移动或固定刺激舌后1/3处；部分舌肌萎缩的患者，可考虑刺激舌下纵肌。舌外肌群主要以下颌舌骨肌、二腹肌前腹为刺激靶点（图 6-3-3）。

4. 软腭、咽后壁刺激　对于真性延髓麻痹的患者，尤其是存在软腭、咽后壁纤维化的患者，可由下到上分别刺激腭舌弓、腭咽弓和咽后壁，改善软腭上抬和咽后壁前移的功能，减少鼻漏和食物渗漏的风险以及提高食团运送的功能（图 6-3-4）。

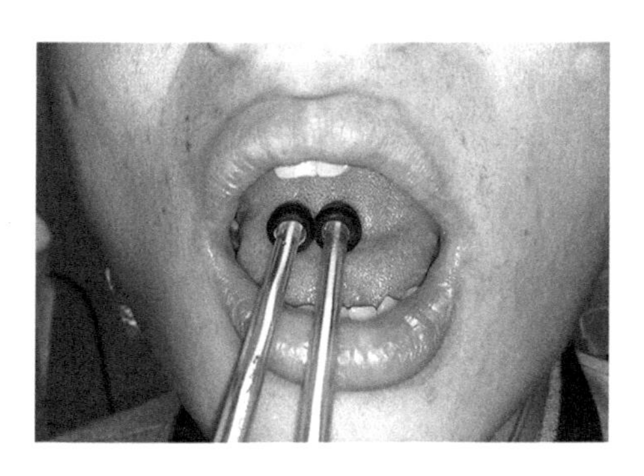

图 6-3-3　舌肌刺激

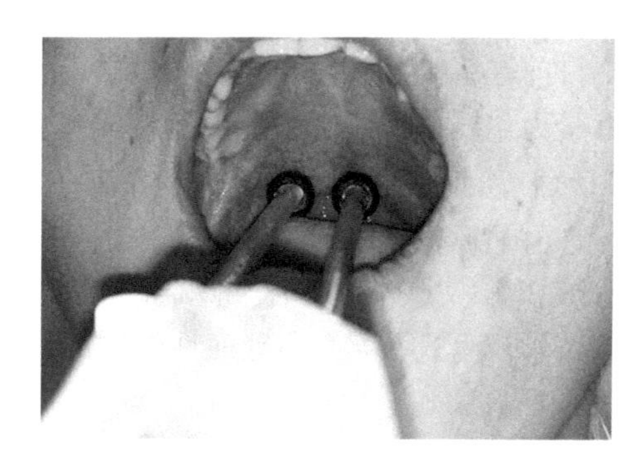

图 6-3-4　软腭刺激

5. 咽缩肌刺激　对于喉上抬不足的患者，可移动或固定刺激甲状舌骨肌，对于有误吸风险的患者，可刺激天突穴位（图 6-3-5）。

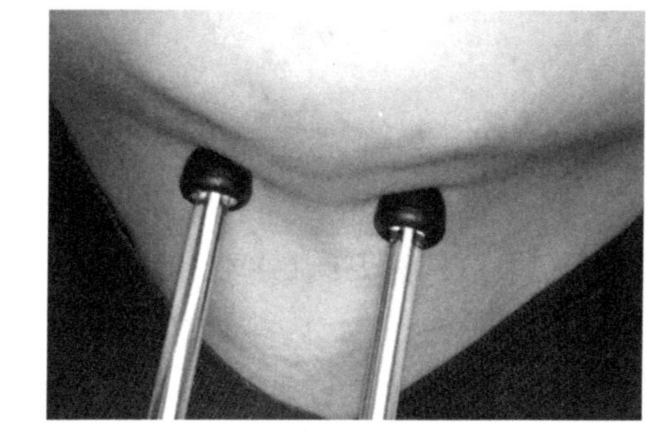

图 6-3-5　咽缩肌刺激

（四）治疗完毕

将输出电流调至零位，关闭电源，取下电极和衬垫。检查治疗部位的皮肤，如皮肤出现微红，无破损，为正常情况，0.5h 内可自动消退。

六、注意事项

1. 电流强度以引起靶肌肉明显收缩为准，对于电流敏感或不能耐受者，在耐受范围内尽量达到运动阈值以上强度。

2. 衬垫为专人专用，电极棒主体可拆卸，为一次性使用。

3. 治疗前后应注意做好解释工作，充分知情沟通，注意监测血压、血氧饱和度等生命体征变化。

4. 如患者发生头晕、血压升高或其他不适，应立即停止当前治疗。

七、应用效果评价

（一）基本治疗作用

1. 预防肌肉萎缩　对人体的刺激，当脉冲电流频率大于 20Hz，即可能使肌肉发生不完全强直性收缩；当频率上升到 50~60Hz 以上时，肌肉即发生完全的强直收缩。感应电的频率为 60~80Hz，能使肌肉发生强直收缩，有利于锻炼肌肉，可防止失用性萎缩。

2. 促进血液循环　感应电除引起肌肉收缩，还有扩张血管作用，促进血液循环。

3. 防止软组织粘连　肌肉的收缩活动能使轻度的粘连松解或防止粘连的形成。

4. 缓解疼痛　肌肉的收缩可改善局部的血液循环，促进致痛物质的吸收，具有一定的镇痛作用。

（二）在吞咽中的应用

手持式电棒结合感应电疗法，电极棒具有小巧、可移动性的优势，不仅可对口腔外的肌肉进行针对性的靶向刺激，还可对舌、软腭等口腔内器官进行直接刺激与治疗，弥补了表面电刺激的局限性，逐渐在国内推广及应用，并取得较好效果。

（三）临床应用效果评价

目前在吞咽领域的电刺激主要以口腔外低频电刺激为主，对以舌肌力量不足或萎缩、咽缩肌力量弱或纤维化等真性延髓麻痹的患者，应用感应电移动法可刺激至口腔内相关肌群，具有一定的治疗效果，配合常规治疗效果会更优，有关临床的相关应用报道颇多。

目前感应电移动法主要在国内的应用是以肌力下降为主的真性延髓麻痹患者（包括延髓麻痹和鼻咽癌放疗后吞咽障碍的患者），以及吞咽延迟或吞咽反射消失等模式非正常化的假性延髓麻痹患者，和癔症性失语的患者。由于相关研究较少，仍需进一步研究其作用机制。

第四节　经颅磁刺激治疗

一、概述

经颅磁刺激（transcraniai magnetic stimulation，TMS）技术是一种利用时变的脉冲磁场作用于中枢神经系统（主要是大脑），改变皮质神经细胞的膜电位，使之产生感应电流，影响脑内代谢和神经电活动，从而引起一系列生理生化反应的刺激技术。重复经颅磁刺激（repetitive transcraniai magnetic stimulation，rTMS）是在某一特定部位进行重复刺激的过程。rTMS 技术作为一种安全、无创、高效的神经调控技术，直接作用于大脑皮质，调节皮质的兴奋性，通过神经网络调节远离刺激部位的大脑结构的兴奋性，已广泛用于因大脑皮质及皮质下病变所致吞咽障碍的干预，且能通过在靶肌群记录到的运动诱发电位（motor evoked potential，MEP）定量评估运动皮质投射通路的兴奋性改变。

二、工作原理

rTMS 是建立在生物电磁学理论基础上发展起来的一门新医疗技术。它是根据法拉第电磁感应原理，通过强电流在线圈上产生磁场，然后磁场无创伤地穿透颅骨进入大脑皮层，并在相应的皮层引起局部微小感应电流，改变大脑皮层的膜电位促使大脑皮层产生相关的生理效应，比如激发神经递质的释放，使神经递质功能正常化，从而起到治疗作用。

rTMS 是通过双向调节大脑兴奋与抑制功能之间的平衡来治疗疾病，同时能够影响处于活动状态或休眠状态的神经元放电，能够模拟器质性病变或虚拟病灶 / 干扰效应。高频率、高强度的 rTMS，可产生兴奋性突触后电位总和，导致刺激部位神经异常兴奋，低频刺激的作用则相反。对 rTMS 的局部神经通过神经网络之间的联系和相互作用对多部位功能产生影响；对不同患者的大脑功能状况，需调整不同的刺激强度、刺激频率、刺激部位，甚至线圈方向，以取得最佳的治疗效果。

三、设备

国内目前较多采用的是国产 YRY CCY-I 型、CCY-IA 型、SENSTIM S-100A 型高性能磁刺激仪，自带 8 字形刺激线圈（直径 70mm），输出频率 1~100Hz，线圈表面最大输出磁场强度为 1~6T 连续可调。

（一）硬件

经颅磁刺激器的硬件部分包括高压电源、储能电容器、放电线圈（8 字形、圆形等）、电能泄放回路、磁刺激线圈及开关等。

（二）刺激线圈

1. 线圈类型 目前市场上最常用的标准配置刺激线圈为 8 字形和圆形线圈，其余为选件。根据形状：还有帽型、锥形、V 字形、多叶形、长方形和椭圆形。

（1）根据冷却模式分类：分为自然冷却、风冷、液体外冷和液体内冷。

（2）根据线圈结构分类：分为空心线圈、铁芯线圈和组合线圈。

2. 线圈的特点 不管什么样的刺激线圈，首先要了解磁刺激对生物组织的作用。刺激线圈首先由电流产生时变磁场，瞬变的磁场在颅内产生感应电流，电场力对带电离子有驱动作用，可以产生感应电流，离子流的变化改变了原来的细胞膜电位的动态平衡，使静息膜电位发生波动，发生去极化或者超极化。两种常用线圈的刺激特点如下：

（1）8 字形线圈：是在一个平面上把两个圆形线圈边靠边放置，一个线圈的电流方向顺时针，另一个为逆时针，两个线圈中间连接处的电流方向一致，线圈的匝数相加，磁场强度与方向也叠加在一起，所以中间联合处的磁感应强度最大，刺激面积小，刺激深度比较浅，有聚焦刺激作用，一般用于科研、定位要求比较严格的功能区制图，也可以用于治疗，但刺激面积与刺激强度比较小。

（2）圆形线圈：是自从 1985 年 TMS 诞生到现在一直都在使用的线圈，刺激面积大，同等的输出强度刺激作用强，很容易引出运动诱发电位，也适合刺激外周神经。用于常规检查和治疗，在高频刺激时，由于线圈作用面积大，容易对神经刺激产生时间和空间叠加作用，达到强刺激的效果。圆形线圈与头皮相切点刺激强度大，也有一定的聚焦作用，头颅的弧形是刺激点周围的皮质随着弧面增加了与线圈的距离，而刺激强度与刺激点的距离的平方成反比。

（三）TMS 优势

1. 与经颅直流电刺激相比，更容易实现颅脑深部刺激。表面电场值相同情况下，40mm 深处感应电流电场值比表面电刺激产生电场值大 10 倍。

2. 人体不适感较小 ①不直接刺激神经；②对电阻很大的头皮、骨骼组织而言，产生感应电流甚微；基本无不适感。

3. 与人体表面接触，属于无创的评估与治疗方法。

四、刺激模式

（一）单脉冲经颅磁刺激

每次输出一个刺激脉冲。主要用于电生理检查，测量运动阈值、运动诱发电位、中枢运动传导时间、功能区定位，研究大脑被刺激皮质区域（虚拟损伤或虚拟兴奋）与行为之间的因果关系。还可以用于刺激外周神经根、神经干，测量外周神经传导速度等。

（二）成对经颅磁刺激

每次成对（配对）输出两个脉冲。两个脉冲可以由同一个线圈输出，成对刺激同一部位，也可以分别由两个刺激线圈输出，成对刺激不同的部位。

（三）成对关联刺激

如果成对刺激的范围超过了大脑，即一个刺激大脑皮质，另一个刺激外周神经，或者是磁刺激大脑，电刺激外周，这样组成的成对刺激称为成对关联刺激。PAS 主要以活动时序依赖性、可塑性原理诱导大脑被刺激的区域产生长时程增强或长时程抑制。

（四）重复经颅磁刺激

每次输出两个以上成串的、有规律的重复磁刺激，包括高频刺激和低频刺激。高频和低频的划分主要是根据不同刺激频率的生理作用和效应，一致认为 1Hz 以下的低频刺激会引起皮质功能抑制并且没有刺激风险，而高频刺激的作用相反。就目前证据显示，1~5Hz 之间的重复经颅磁刺激效应不稳定，部分研究结果显示该治疗频率产生兴奋效应，而另一部分研究结果则得出抑制效应。故一般认为，刺激的重复频率≤ 1Hz 称为低频 rTMS，频率＞5Hz 称为高频 rTMS。一般频率高于 5Hz 的刺激容易引起皮质兴奋性增高，同时副作用的风险也增高。

（五）模式化重复刺激

内容与含义与常规 rTMS 的刺激序列明显不同，增加了各种暴发式簇状或丛状刺激模式，每一个丛、簇相当于常规 rTMS 中的一个脉冲，多个丛刺激组合在一起相当于常规的 rTMS 的一个串刺激。

现在常用的 θ 暴发式刺激（theta burst stimulation，TBS）是一种混合性刺激模式，是 5Hz 丛状刺激，每一丛内可有多个脉冲，丛内的脉冲频率为 50Hz 左右的高频，分为持续短阵快速脉冲刺激（continuous theta burst stimulation，cTBS）和间歇短阵快速脉冲刺激（intermittent theta burst stimulation，iTBS）。cTBS 模式能快速引起神经功能的抑制作用，iTBS 模式可诱导神经功能产生长时程兴奋性增加，分别产生与低频和高频 rTMS 类似的生物学效应，刺激时间更短，所需刺激强度较低，安全性更高。经典的 iTBS 方案如图 6-4-1。

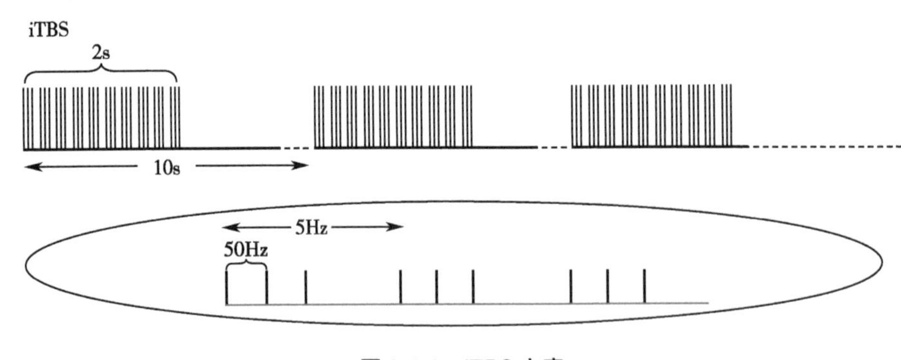

图 6-4-1 iTBS 方案

iTBS 刺激模式为丛内刺激频率 50Hz，丛间刺激频率 5Hz，每丛暴发刺激包含 3 个连续脉冲，刺激时间 2s，间歇 8s，重复 20 次，共 600 个脉冲。

cTBS 刺激模式为丛内刺激频率为 50Hz，丛间刺激频率为 5Hz，每丛暴发刺激包含 3 个连续脉冲，刺激时间 40s，共 600 个脉冲。

五、适应证与禁忌证

（一）适应证

脑卒中后吞咽障碍患者。

（二）禁忌证

经颅磁刺激的各种绝对或相对禁忌证，包括但不限于：①有癫痫发作史或强阳性癫痫家族史患者；②严重躯体疾病的患者；③严重酒精滥用者；④有颅脑手术者，脑内有金属植入者；⑤植入心脏起搏器的患者。

六、操作步骤

（一）测量运动阈值

在治疗前用单脉冲刺激测定受试者静息运动阈值（resting motor threshold，RMT）以右手第一背侧骨间肌为例，线圈放置在左侧半球初级运动皮质进行刺激，运动阈值的确定以能在肌电图记录到50μV 的运动诱发电位的最小刺激强度为准。

（二）吞咽功能区定位

1. 传统定位方法定位　有研究使用经颅磁刺激在人脑上对吞咽肌进行定位，发现吞咽肌的皮质代表区位于半球前外侧，大约为颅顶点前 3cm ± 2cm，侧方 8cm ± 3cm 处。参与吞咽活动的肌肉按照躯体定位在脑感觉运动皮质中排列，口肌靠外侧，咽肌和食管肌靠内侧。口肌代表区呈双侧半球对称分布，而咽肌和食管肌代表区双侧不对称，有明显的单侧优势，且与利手无关。

2. 通过磁刺激定位帽定位　佩戴磁刺激定位帽，将磁刺激定位帽上鼻枕线置于患者头部正中线（矢状线）上，将磁刺激定位帽上的 Cz 点（脑电 10-20 系统，鼻枕线与颞顶线焦点）置于患者眉心与枕后粗隆点连线（鼻枕线上）中点上。大约在初级运动皮层（M1）区的靠前外侧，头面部标识的下方，为吞咽初级皮质区。

3. 通过神经立体定位导航系统实现精准定位　将事先获取的受试者 T_1 加权头颅 MR 结构像输入导航系统，根据 MRI 薄层结构确定目标的皮质区，用指针对准目标点，显示出其矢状位、冠状位、水平位的三维坐标及其到刺激点的距离，再将 MRI 上对应的坐标距离输入到定位系统中，被试者与自身影像进行匹配。导航系统附带的支架上有 3 个摄像头，可以通过闪烁的远红外灯检测位置，同时计算目标物与支架之间的空间距离。这样，保证同一个摄像头内有 3 个 LED 光线落在线圈和头部时，就可显示出线圈与头部的位置，在同一个参考系统内完成功能区定位。

（三）刺激部位选择

功能定位完成后，将头部位置指示器固定在受试者头上，打开标记好的位点数据文件，将 8 字形线圈放置于受试者头顶，确保线圈与受试者头皮表面相切，在系统提示下移动线圈，并调整线圈方向、角度，当线圈焦点与标记好的位点的三维坐标均配对通过后，固定线圈位置并在可视化的状态下开始 TMS 精准刺激。

（四）刺激模式及参数选择

根据患者的病变部位，病程长短，大脑皮质的兴奋性的不同，相应选择合适的刺激模式和参数。常用的治疗方案大致见表 6-4-1。

表 6-4-1 常用的 TMS 治疗方案

刺激部位	病程 / 月	频率 /Hz	强度 /% RMT	串刺激时间 /s	串间隔时间 /s	脉冲数
健侧舌骨上运动皮质区（大脑半球卒中）	＞6	1	120	–	–	1 200
健侧大脑吞咽皮质区（大脑半球卒中）	＞1	5	90	10	50	300
患侧大脑吞咽皮质区（大脑半球卒中）	＜1	3	120	10	50	500
双侧食管运动皮质区（脑干卒中）	＜1	3	130	10	50	300
双侧舌骨上运动皮质区（大脑半球卒中）	＜2	10	90	5	55	500

注：“–”表示持续低频刺激。

七、治疗的临床应用

临床应用表明，采用重复经颅磁刺激治疗吞咽障碍已取得较好的效果。虽然关于吞咽障碍的刺激方案呈现多样性，但对吞咽功能康复均起促进作用。

基于目前证据可以认为，重复经颅磁刺激治疗脑卒中后吞咽障碍的疗效优于单纯常规康复、药物治疗或经颅电刺激治疗，且双侧大脑刺激的效果最优。但是由于影响其治疗效果的因素众多，除了患者脑组织损伤严重程度及病程对治疗效果有影响外，TMS 自身的参数不同，采用什么频率、刺激部位并没有统一的意见，何种参数对治疗最有效，仍需进一步研究。现没有关于 TMS 时间及疗程对吞咽障碍治疗的影响的研究，也无评价 TMS 的远期疗效的研究，此方向尚待进一步探讨。且目前的研究均以急性、亚急性期的患者为研究对象，鲜有经颅磁刺激对后遗症期吞咽障碍患者疗效的观察。尤其是执行功能变化后，对吞咽功能障碍产生何种影响，也未见大量文献报道。一项系统评价表明，rTMS 对吞咽障碍治疗的作用仍不确定，其最佳刺激策略及治疗效果还需进一步研究。

此外，TMS 用于治疗吞咽障碍的机制尚未明确，我们还需从神经影像学角度进一步探讨 rTMS 改善吞咽功能的作用机制。根据既往研究，在吞咽运动功能影像学中，初级感觉运动区域（SIM1）不仅恒定被激活，而且是激活信号最强的区域，可认为该区主要与吞咽过程中随意吞咽动作相关。运动前区（PM）和辅助运动区（SMA）也出现了信号激活，推测可能与吞咽运动过程中感觉运动信息的整合和吞咽运动概念的形成有关。因此进一步研究 rTMS 治疗的神经生理机制，通过研究吞咽神经网络，以探究神经刺激吞咽调控的最佳时间窗，以确定 rTMS 的治疗部位和刺激参数，为患者制订切实可行的个体化方案，能使患者有客观神经影像学上和主观评定量表上的改善，判断预后。

尽管还有许多未知问题，但是 TMS 无疑为今后临床治疗卒中后吞咽障碍提供了新的手段。

第五节 针灸治疗

一、概述

针刺疗法在国内吞咽障碍康复中广为应用，也有国外临床应用的报道。传统针刺技术使用毫针刺入穴位，实施手法刺激或电刺激以发挥治疗作用。此外，头皮针、项针、舌针等方法也有应用。

系统综述和荟萃分析显示，脑血管病后吞咽障碍针刺治疗有效率是对照组的3倍。

二、作用机制

针刺治疗吞咽障碍可能会从下述方面发挥作用：①按照经络学说，任脉、脾经、胃经、肾经、肝经的循行都经过舌、咽、喉部；选用这些经络的穴位可能具有调节舌、咽、喉部功能，从而改善吞咽障碍的效果。②头皮针、耳针、舌针体系认为分布于头皮、耳部、舌部的不同穴区与人体各部位之间存在对应关系，刺激特定穴区能够影响其对应部位的功能。③刺激位于舌、咽、喉或其邻近处的穴位，会对这些器官发挥直接的治疗效应。④刺激咽喉部、颈部的穴位，能够提高局部神经肌肉的兴奋程度，改善咽喉部的血液循环、颈动脉和椎动脉系统的血液供应，从而促进脑功能恢复，改善吞咽障碍。

三、常用穴位和操作方法

通常使用不锈钢制毫针。针灸针的规格包括直径和长度，如0.25mm×40mm是指针的直径为0.25mm、长度为40mm；长度仅指针身的长度，不包括针柄。临床常用的长度包括13mm（0.5寸）、25mm（1寸）、40mm（1.5寸）、50mm（2寸）等。直径主要有34号（直径0.22mm）、32号（直径0.25mm）、30号（直径0.32mm）、28号（直径0.38mm）和26号（直径0.45mm）等。

刺激穴位常采用提插法、捻转法。提插法是指将针刺入腧穴一定深度后，将针上提、下插，使针尖在浅层-深层之间进行往复运动。捻转法是将针刺入腧穴一定深度后，以拇指和中、示二指持住针柄，进行一前一后的来回旋转捻动的操作方法。针刺穴位可导致局部产生酸、胀、麻、重、肌肉跳动等反应。

（一）传统针刺法

廉泉穴、旁廉泉穴或外金津玉液，向舌根方向斜刺1~1.5寸，可能会触发吞咽动作；双侧翳风、完骨、天柱，直刺0.5~1寸；风池，向鼻尖斜刺1~1.5寸，注意避免刺向脑干方向。水沟，向上斜刺0.3寸~0.5寸，强刺激。风府，患者坐位，头微前倾，项部放松，向下颌方向缓慢刺入不超过0.5寸，应特别注意避免向上深刺，以免刺入枕骨大孔，伤及延髓，并观察患者反应。

（二）头皮针

百会、头针运动区及感觉区。针刺入帽状腱膜下层，使针与头皮平行，平刺1寸左右。快速捻转行针，连续捻转2~3min，留针20~30min。也可使用电针。

（三）项针疗法

患者坐位，用0.35mm×50mm毫针，取双侧风池、翳明、供血穴，刺入20~30mm，针尖稍向内下方，各穴快速捻转约15s，留针30min，期间行针3次后出针。再取颈部廉泉、外金津玉液，用0.35mm×60mm毫针向舌根方向刺入30~35mm，捻转15s后出针。

用0.35mm×50mm毫针，针刺治呛穴（喉结与舌骨之间的凹陷中）、吞咽穴（舌骨与喉结之间，正中线旁开0.5寸凹陷中）、发音穴（喉结下0.5寸，正中线旁开0.3寸），刺入5~10mm，快速捻转15s后出针，不留针。行针时如有咳嗽倾向，即刻出针，出针后压迫针孔。

（四）舌针疗法

针刺前清洁口腔，嘱患者伸舌，选用28号1~1.5寸毫针，进针1~2cm，捻转12次后出针。颈穴(舌蒂与舌系带之中点)直刺2~3cm,脑灵穴(舌蒂下1/3处)直刺2~5cm,脑神穴(颈穴、脑灵穴中间旁开舌蒂外边缘处),直刺3~8cm。软腭抬升差,腭中穴(腭垂之底正中处)、天腭穴(腭中穴旁开3cm),均以0.40mm×75mm毫针点刺,深度1~2cm,同时嘱患者尽量发"啊"音。舌体活动不灵活,神根穴(舌底舌下系带根部凹陷中)以0.40mm×75mm毫针刺向舌根部约25~40mm,聚泉穴(张口伸舌,在舌背正中缝的中点处)直刺1~2cm。舌萎缩处可用电针刺激,疏密波15min,以强化舌内肌力量。

四、禁忌证和注意事项

(一)禁忌证

患者饥饿、疲劳、醉酒及精神过度紧张,穴位局部有皮肤破损或其他病变,出血倾向,心肺功能衰竭等针刺治疗的常规禁忌证。

(二)注意事项

1. 病情稳定、生命体征平稳后,可考虑开始针刺治疗。根据患者状况选用适宜的穴位和刺激量。

2. 针刺风池、翳风、风府等颈部穴位时,应注意针刺方向、深度和操作手法的幅度,避免损伤脑干、大血管。

五、临床应用要点

选择穴位时可参考吞咽X线造影(VFSS)、软式内镜吞咽检查(FEES)及床旁评估的结果。例如,舌-喉复合体前上移不充分,考虑为舌骨上肌群活动不充分,可选用廉泉穴、旁廉泉穴等穴位;舌体活动受限,可选用位于舌体的穴位;喉口、声门关闭不全,可选用项针疗法的发音穴、吞咽穴。

如患者体质能够耐受,可考虑采用足够强度的刺激量。例如,刺激咽喉部穴位,刺激感应到达咽喉部;刺激舌体穴位,可见舌体抽动。

文献报道,针刺或电刺激足三里穴能够改善吞咽反射延迟。

参考文献

[1] Ye Q, Xie Y, Shi J, et al. Systematic review on acupuncture for treatment of dysphagia after stroke[J]. Evidance based complement Alternat Med, 2017; 2017: 6421852.

[2] 窦祖林. 吞咽障碍评估与治疗[M]. 第2版. 北京:人民卫生出版社. 2017.

[3] Miller S, Jungheim M, Kuhn D, et al. Electrical stimulation in treatment of pharyngolaryngeal dysfunctions [J]. Folia Phoniatr Logop, 2013, 65(3): 154-168.

[4] Poorjavad M, Talebian Moghadam S, Nakhostin Ansari N, et al. Surface electrical stimulation for treating swallowing disorders after stroke: a review of the stimulation intensity levels and the electrode placements [J]. Stroke Res Treat, 2014, 2014: 918057.

[5] Chen YW, Chang KH, Chen HC, et al. The effects of surface neuromuscular electrical stimulation on post-stroke dysphagia: a systemic review and meta-analysis [J]. Clin Rehabil, 2016, 30(1): 24-35.

[6] Frost J, Robinson HF, Hibberd J. A comparison of neuromuscular electrical stimulation and traditional therapy, versus traditional therapy in patients with longstanding dysphagia [J]. Curr Opin Otolaryngol Head Neck Surg,

2018, 26(3): 167-173.

[7] 李修齐，余克威，吴毅. 经颅磁刺激治疗卒中后吞咽困难研究进展 [J]. 康复学报，2018,28(03): 68-72.

[8] 郭桂珍等. 重复经颅磁刺激治疗脑卒中后吞咽障碍的 Meta 分析 [J]. 武汉大学学报(医学版)，2018,39(5): 855-860.

[9] 王楠，张立新. 延髓梗死后吞咽障碍的研究进展 [J]. 中国康复理论与实践，2018, 24(07): 807-811.

[10] Dionísio A. Transcranial magnetic stimulation as an intervention tool to recover from language, swallowing and attentional deficits after stroke: a systematic review[J]. Cerebrovascular Diseases, 2018, 46(3-4): 178-185.

[11] Chiang C. Comparative efficacy of noninvasive neurostimulation therapies for acute and subacute poststroke dysphagia: A systematic review and network meta-analysis[J]. Archives of Physical Medicine and Rehabilitation, 2019, 100(4): 739-750. e4.

[12] Yamamura K, Kurose M, Okamoto K. Guide to enhancing swallowing initiation: insights from findings in healthy subjects and dysphagic patients[J]. Current Physical Medicine and Rehabilitation Reports, 2018, 6(3): 178-185.

[13] Sebastianelli L. Low-frequency rTMS of the unaffected hemisphere in stroke patients: A systematic review[J]. Acta Neurologica Scandinavica, 2017, 136(6): 585-605.

[14] Liao X. Repetitive transcranial magnetic stimulation as an alternative therapy for dysphagia after stroke: a systematic review and meta-analysis[J]. Clinical Rehabilitation, 2017, 31(3): 289-298.

[15] Simons A, Hamdy S. The use of brain stimulation in dysphagia management[J]. Dysphagia, 2017. 32(2): 209-215.

[16] Wang Z, Song W, Wang L, Application of noninvasive brain stimulation for post-stroke dysphagia rehabilitation[J]. The Kaohsiung Journal of Medical Sciences, 2017, 33(2): 55-61.

[17] Momosaki R. Noninvasive brain stimulation for dysphagia after acquired brain injury: a systematic review[J]. J Med Invest, 2016. 63(3-4): 153-158.

[18] Cabib C. Neurorehabilitation strategies for poststroke oropharyngeal dysphagia: from compensation to the recovery of swallowing function[J]. Annals of the New York Academy of Sciences, 2016, 1380(1): 121-138.

[19] Park E. Effects of Bilateral repetitive transcranial magnetic stimulation on post-stroke dysphagia[J]. Brain Stimulation, 2017. 10(1): 75-82.

第七章 吞咽障碍的手术治疗

吞咽障碍患者，如无解剖结构异常，一般通过康复治疗可恢复吞咽功能，但是部分患者虽然经康复治疗，仍不能恢复吞咽功能，需要手术干预，改善营养摄入不足的状况或吞咽功能。对严重误吸患者，长期恢复无望，可采用较彻底的手术方法，如喉气道食管分离术、喉全切除术，以保持营养和完全气道防护、避免误吸。对于吞咽解剖结构异常的患者，则需要重建解剖结构，恢复吞咽功能或改善功能。对于一些吞咽功能性或解剖因素引起的吞咽阻力增加的疾病，可手术减小吞咽阻力。

第一节 改善进食的手术

一、经皮内镜下胃造瘘术

经皮内镜下胃造瘘术（percutaneous endoscopic gastrostomy，PEG）是一种通过胃镜介导放置胃造瘘管进行肠内营养或胃肠减压无需外科手术的内镜微创手术，是不能经口进食但需要长期供给营养患者的首选，已广泛应用于临床。

当患者需要长期的营养支持时，PEG 比全胃肠道外营养（TPN）更符合生理状态；比外科胃造瘘术更简单，具有技术要求低、创伤小、无需全麻、并发症少、拔管简单、术后恢复快等优点；比较经鼻胃管的营养支持，可明显减少胃食管反流和吸入性肺炎的发生，避免了鼻胃管对鼻咽部的刺激，易于耐受，可保持患者的外表尊严和便于活动，便于护理，方便给药，可长期留置，不必经常更换。

（一）适应证

1. 各种原因的经口进食困难造成的营养不良、但胃肠功能正常，需要长期营养支持的患者。

2. 继发于良性或恶性疾病的慢性肠梗阻的胃肠减压　具体情况包括：①各种中枢神经系统疾病造成的吞咽障碍；②头颈部肿瘤放疗期间或手术前后不能经口进食。

3. 外伤或肿瘤造成进食困难。

4. 食管穿孔、食管-气管瘘不能经口进食。

5. 各种肌肉疾病所致吞咽困难。

6. 完全不能进食的神经性厌食。

（二）禁忌证

1. 严重心肺疾病。

2. 未改善的严重凝血功能障碍患者。

3. 精神失常不能合作者。

4. 食管、胃十二指肠穿孔。

5. 急性重症咽喉部疾病，内镜不能插入者。

6. 腐蚀性食管损伤的急性期。

7. 肝脏肿大，覆盖胃腔前壁。

8. 胃前壁大面积病变或穿刺部位有肿瘤者。

9. 各种原因（如食管癌）引起的食管贲门狭窄的患者。

10. 食管静脉曲张患者。

11. 胃前壁与腹壁不能贴近者，如大量腹水。

12. 估计短期内会死亡的危重患者。

（三）术前准备

1. 经皮经胃给予营养的患者要求肠道通畅。

2. 需排除胃流出道梗阻。

3. 术前禁食 4h 以上。

4. 凝血功能评估。

5. 必要时预防性使用抗生素。

（四）技术方法

1. 仰卧位。

2. 胃镜送入胃内，大量注气，胃膨胀后使得胃壁贴近腹壁。

3. 关灯，便于观察内镜通过腹壁的透光区。

4. 通过触诊胃和观察透光最强处，选择 PEG 的合适位置，标记于腹壁。最佳放置位置在脐上，紧靠中线或中线偏右侧，其次是左上腹部。

5. 该区域应距离剑突或肋弓数厘米，以尽可能避免损伤血管、神经和肋骨。避开既往腹部手术部位，以避免损伤可能存在粘连的肠袢。

6. 选择好 PEG 位点，消毒，铺无菌巾，局部麻醉，做一个约 1cm 皮肤切口。

7. 套管针插入胃内，拔出针芯，通过套管插入双股环状导线至胃腔。

8. 内镜操作者应用圈套器或异物钳抓住导线，连同胃镜一起撤出口腔外。

9. 导线从口腔拉出后，与 PEG 管前端环线连接、系紧。

10. 从腹壁牵拉导线使 PEG 管经口腔、食管进入胃腔，通过腹壁穿出，牵引 PEG 管使其末端的内缓冲垫紧贴胃前壁。

11. 体外裁剪掉 PEG 管的头端使其长度合适，然后放置外缓冲垫，防止 PEG 管向体内移位。

12. 再次插入胃镜检查，明确穿刺部位是否合适和出血情况，直视下观察 PEG 管内缓冲垫位置以调整外缓冲垫，切记内、外缓冲垫不能压迫胃壁、腹壁过紧，保证 PEG 管能够自由转动为宜，以免引起局部组织坏死等并发症。

13. PEG 管头端连接接头，以便进行胃肠营养。

（五）术后处理

1. 术后 PEG 管或瘘口出血较多，可缩短外、内缓冲垫之间的距离，达到压迫止血的目的。如仍有出血不止，请外科协助处理。但应避免压迫过度造成坏死性筋膜炎。

2. 外缓冲垫应距腹壁 1~2cm，其下垫薄层敷料，尽量避免伤口受压、感染和瘘管破坏。

3. 术后 1 周至少每天检查 PEG 瘘口一次，一般术后 2 周内造瘘口局部有炎症及少量清亮渗液，注意观察，排除有无合并感染、脓肿。

4. 无并发症者术后 3h 后即可开始肠内营养。

5. 注食应先从少量约 50ml 开始，避免过多造成渗漏，影响瘘口愈合，或造成误吸。

6. 注食时或注食 0.5h 内应保持患者头部抬高 30°或半坐位，减少误吸可能性。

7. 约 2 周后局部完全愈合，可取掉敷料。

（六）并发症

PEG 作为一种有创操作，在操作中及操作后可能会出现并发症，术中使用的镇静药物本身就可能加重患者的病情，有 1%~2% 的患者死亡与操作相关。PEG 的主要轻微并发症约为 13%，严重约为 8%。常见的并发症包括：

1. 镇静剂过量。

2. 呼吸道吸入及肺部感染。

3. 胃肠道出血或腹腔内出血。

4. 瘘口周围局部感染及脓肿形成。

5. 结肠或小肠穿孔、瘘管形成。

6. 不慎 1 周内过早拔出 PEG 管致胃液外流至腹腔内，形成腹膜炎。

7. 固定器置入综合征，即 PEG 内缓冲垫长时间被过度牵拉，部分或全部被嵌入胃壁中。

8. PEG 移位伴胃出口梗阻。

9. 胃溃疡。

10. 一过性胃轻瘫或肠梗阻。

11. PEG 瘘管管道肿瘤种植。

二、腹腔镜胃造瘘术

腹腔镜胃造瘘术的目的与经皮内镜下胃造瘘术相同，更适用于需要胃造瘘但无法接受内镜（如食管严重狭窄内镜无法通过）的患者。其适应证同经皮内镜下胃造瘘术，相对禁忌证还包括上腹部手术史和上腹部广泛粘连。

术前准备同经皮内镜下胃造瘘术，具体操作技术方法如下：

1. 气管插管麻醉或硬膜外麻醉。

2. 患者平卧位，常规上腹手术消毒铺巾。于脐上缘穿刺，置入 10mm 穿刺器，先进行腹腔镜探查，确认腹腔状态适合腹腔镜下造瘘术。

3. 右上腹壁 1 个操作孔，左上腹设置一个穿刺造瘘口。

4. 用抓钳提起胃前壁根据张力确定胃壁和腹壁造瘘口位置，将套针经皮肤和胃前壁刺入胃内。

5. 沿套针将扩张管置入胃内，再沿扩张管将胃造瘘管置入胃内，拔出扩张管，将胃造瘘管的前端气囊充气，防止胃造瘘管滑脱。可在胃造瘘管周围胃壁上做荷包缝合，密封和固定胃造瘘管。最后固定胃造瘘管于腹壁。

术后处理和并发症同经皮内镜下胃造瘘术。

三、经皮内镜下胃空肠造口术

对于不能耐受胃内营养，出现恶心、呕吐、大量胃潴留或胃轻瘫的患者，将面临误吸及吸入性肺炎的风险。对于这部分患者，可通过胃造瘘管内放置空肠喂饲管的方法，即经皮内镜下胃空肠造口术（percutaneous endoscopic gastrojejunostomy，PEGJ），达到供给肠内营养和减轻胃潴留的目的。

（一）适应证

1. 胃梗阻或无功能（糖尿病胃轻瘫）的患者。

2. 鼻胃管营养支持证明有误吸等高度风险的患者。

（二）禁忌证

同 PEG。

（三）术前准备

之前已行胃造瘘的患者行 PEGJ，无需使用抗生素和纠正凝血障碍。

（四）技术方法

1. 患者仰卧位。

2. 按 PEG 步骤放置 PEG 管。

3. 截短 PEG 管体外部分至 10cm 左右，以便空肠喂饲管最大限度地进入小肠的远端。

4. 将 Y 型接头连接于 PEG 管尾端，将带有导丝的空肠喂饲管通过 Y 型接头插至胃腔。

5. 经过口腔插入胃镜至胃内，应用异物钳夹持空肠喂饲管的头端，随同胃镜一起，通过幽门将空肠喂饲管送入空肠，抽出导丝，松开异物钳，胃镜退至胃腔。

6. 体外固定空肠喂饲管于 PEG 管接头上，可以同时保持空肠喂饲营养和胃内减压的功能。

7. 胃镜吸尽胃腔液体和气体，退出胃镜。

8. 调整体外缓冲垫。

四、直接经皮内镜下空肠造口术

（一）适应证

1. 既往有胃切除或改道手术史、不适宜放置 PEG 的患者。

2. 胸腔胃需要肠内通路的患者。

（二）禁忌证

同 PEG。

（三）术前准备

同 PEG。

（四）手术方法

1. 患者仰卧位。

2. 应用胰高血糖素或 654-2 等药物控制肠道蠕动。

3. 插入结肠镜或小肠镜至十二指肠悬韧带（屈氏韧带）以下。

4. 如前述放置 PEG 术，在腹壁上选定透光区域，结合手指触摸确定穿刺点，标记。

5. 选择好 DPEJ 位点，消毒，铺无菌巾，局部麻醉，做一个约 1cm 皮肤切口。

6. 套管针经腹壁插入至空肠。

7. 通过内镜孔道送入标准息肉切除圈套器，尽量牢固抓住套管针，使小肠贴近前腹壁。

8. 拔出套管针的针芯。

9. 通过套管针送入双股环状导丝，圈套器抓住导丝。

10. 导丝被圈套器固定后，拔出内镜和导丝，导丝的一端置于口腔外。

11. 类似于标准牵拉式PEG方式，DPEJ管与导丝连接，牵拉通过腹壁。

12. 调整内缓冲垫和外缓冲垫的位置后固定DPEJ管。

第二节　重建口腔颌面吞咽解剖结构的手术

口腔作为吞咽言语的第一门户，在吞咽言语过程中发挥着重要作用。口腔颌面疾病如炎症、肿瘤、外伤等可造成口腔颌面解剖结构局部破坏，导致口腔准备期和口腔期吞咽困难，影响了吞咽言语功能的正常运行，所以在手术根治口腔颌面疾病的同时，应尽可能保存或恢复原有的外形和口腔吞咽、咀嚼、呼吸等生理功能，从而保证和提高患者治疗后的生存质量。而其中恢复外形和功能的康复需要通过重建手术和赝复完成，重建手术可以同期进行或延期进行，赝复多为延期完成。实施功能性外科，应在术前有准备地制订详尽的、针对性的措施，并注意遵循：①恢复功能为主并兼顾形态的原则；②传承与创新结合的原则；③手术技能与审美观点统一的原则；④医患双方达成共识的原则。

口腔颌面功能性外科以保存和修复口腔颌面固有功能和外形为目的，可归纳为：①切除病变组织、保存正常的组织，主要适用于肿瘤外科、感染外科以及颞下颌关节外科等。②对缺损的组织进行修复和重建，对口腔颌面部的唇、舌、腭、鼻、耳、颌骨、牙等重要器官，缺失后应立即行器官再造术，以恢复功能和外形，便于术后咀嚼、语音、吞咽和通气等功能的恢复。对于某些不宜进行即刻修复者，应计划进行二期修复。③避免破坏正常的解剖结构。

口腔颌面功能性外科分为保存性功能外科和修复性功能外科，保存性功能外科主要强调尽量保留功能性残存组织，修复性功能外科主要包括口腔颌面软组织缺损修复、颅颌面骨组织缺损的修复和神经缺损的动力性修复。

一、修复性功能手术

（一）定义

功能修复性手术主要是针对先天性或后天性缺损进行立即或延期的整复。如颌骨骨折、先天性、后天性畸形、肌肉附着点的错位愈合、牙颌面畸形、口腔颌面肿瘤切除术后的缺损、放射性骨坏死切除术后的缺损都应进行功能性修复。

（二）口腔颌面软组织缺损的修复

口腔颌面软组织缺损的修复与重建关闭创面，包括对洞穿性缺损的修复以及器官重建，如唇、舌与软腭的器官成形术。软组织缺损的修复多采用游离皮、邻近皮瓣、带蒂肌皮瓣以及血管化的游离肌（皮）瓣等。

1. 唇裂修复术

（1）适应证：适用于先天性或后天性唇部畸形，多见于唇部裂隙。

（2）分类：国内分为单侧唇裂和双侧唇裂。

1）单侧唇裂分为Ⅰ度唇裂：仅限于唇红部分的裂开；Ⅱ度唇裂：上唇部分裂开，但鼻底尚完整；Ⅲ度唇裂：整个上唇至鼻底完全裂开。

2）双侧唇裂：按单侧唇裂分类的方法对两侧分别进行分类，如双侧Ⅲ度唇裂，左侧Ⅲ度右侧Ⅱ度混合唇裂。临床上还可见到隐性唇裂，即皮肤和黏膜无裂开，但其下方的肌层未能联合或错位愈合，致裂侧出现浅沟状凹陷及唇峰分离等畸形。

（3）手术方法：手术麻醉方法以全麻为主，除成人可在局部麻醉（眶下孔阻滞）进行外，都应在气管内插管全麻后施行。

1）单侧唇裂修复术：最为常见为旋转推进法，又称 Millard 法。分为定点、切开和缝合三大步骤。在唇红缘非裂侧和裂侧将唇峰、人中切迹、鼻底处定点，切开，非裂侧唇部可形成 A、C 两个唇瓣，裂侧形成一个单纯的唇瓣 B；B 瓣亦可向下旋转并向非裂侧推进。缝合：将 C 瓣向上旋转并推进插入唇上部切开三角形间隙内，将 B 瓣向下旋转并推进至唇下切开形成的三角形间隙内。

先缝合鼻底后，再缝合黏膜层、肌层；皮肤层缝合应从裂隙两侧唇峰点开始，由下而上逆行缝合，最后修整唇红。

2）双侧唇裂修复术：最常见为直线缝合法，分为定点、切开、缝合三大步骤。两侧定点基本相同，以一侧为例：于鼻小柱基部稍外、前唇缘、前唇唇红缘中点、侧唇上及唇红最厚处定点，测出口角定点，同法完成另一侧定点。切开后，按两唇峰点开始的由下而上的分层逆行缝合法。保证两侧上唇高度的对称性。按同法进行另一侧的缝合。

2. 唇颊缺损修复术

（1）适应证：主要是由炎症、损伤或肿瘤切除后导致的唇颊部缺损。

（2）手术方法

1）直接拉拢缝合：适用于 1/3 以内的唇缺损。如缝合切口过长，可以行皮肤及皮下组织附加 Z 字成形术，以免术后瘢痕挛缩形成唇部缝合口凹陷产生继发畸形。

2）唇颊组织瓣滑行推进术：也称 Bernard 手术，多用于下唇 1/2~2/3 的缺损。在两侧口角部设计两底与口裂平行的正三角形切口，三角形底的长度各应为上唇长度减去下唇剩余再除 2。将三角形之两侧斜边全层切口，底边只切透肌层而保留黏膜，然后将三角形的皮肤、肌全部切除弃去。再于下唇颊沟皱褶处平行向后切开，此时，残存之下唇、颊组织瓣即可向中线滑行推进，在中线部位对位分层位分层缝合。口角两侧留下的三角形黏膜向外翻转，经修整后与皮肤缝合即形成新的下唇唇红缘。

3）唇交叉组织瓣转移术：组织瓣设计在唇中份者称 Abbe 手术，组织瓣设计在唇侧方者称 Eslander 手术，统称为 Abbe-Estlander 法。适用于上、下唇缺损在 1/2 左右者。如缺损在上唇中部，可在下唇中部切取一与缺损形体相符合的唇组织瓣，仅在唇红缘留一小蒂部，以唇动脉作为血供来源。先缝合下唇，再将唇瓣向上旋转 180°，向上填入上唇中部缺损处，分别缝合。同样也可以在上唇切取相应形状唇瓣来修复下唇缺损。

4）带蒂血管皮瓣转移修复唇缺损术：利用游离带蒂血管皮瓣，例如桡侧前臂皮瓣修复唇部缺损，甚至部分患者采用股前外侧皮瓣等修复。

3. 面颊缺损修复术

（1）适应证：主要是由炎症、外伤或恶性肿瘤切除后导致的面颊部缺损。

（2）手术方法

1）面颊部皮肤缺损修复术：以带蒂皮瓣整复最为常用。皮瓣以邻近组织如耳前方、颊、颈部等为宜，有时也可采用额部隧道皮瓣，通过皮下转移。对于包括皮下组织在内的大型颊部缺损，最好采用血管吻合的游离皮瓣移植，供区可选择前臂桡侧或尺侧等区域。

2）颊部黏膜缺损修复术：小面积的颊黏膜缺损，一般采用游离植皮整复。颊黏膜后部或同时伴有磨牙后区及口咽部黏膜缺损者，用舌组织瓣带蒂转移修复。大面积颊黏膜缺损，可采用游离皮瓣修复，额部隧道皮瓣。

3）颊部全层洞穿性缺损修复术：对于陈旧性小型洞穿性缺损，里层黏膜的整复多可用缺损边缘皮肤翻转以形成里层，较大型缺损或肿瘤切除术后立即整复时，可采用额部隧道皮瓣做里层整复。外层皮肤的缺损可按单纯面颊皮肤缺损。也可各种组织瓣同时瓦合应用。用全额折叠裸露皮瓣带蒂转移一次整复或应用前臂皮瓣折叠同时修复内外两层，也可以采用复合组织瓣移植。

4）面颊部凹陷畸形修复术：如皮肤、黏膜完整仅有皮下组织或肌缺损而引起凹陷畸形时，可用真皮脂肪、骨、软骨或生物材料填入，以纠正畸形。

4. 舌缺损修复术

（1）适应证：主要是由于肿瘤术后、炎症或外伤导致的舌缺损畸形，多见于肿瘤术后。

（2）手术方法：目前舌缺损修复术种类较多，此处主要介绍临床常用手术方法。

1）直接缝合术和舌交叉瓣修复：对于扩大切除术后缺损不超过舌宽度 1/3 的舌缘和舌根缺损，可直接拉拢缝合，但是直接拉拢缝合可能会影响舌部分功能。由孙坚教授提出的交叉瓣应用广泛，设计时采用类似 Z 形交叉的整形外科技术，可设计成带蒂黏膜肌肉瓣。

2）舌缺损游离皮瓣修复术：对于半舌、扩大半舌或仅全舌缺损应选择带蒂或游离的组织瓣，如前臂、股前外侧皮瓣、腹直肌皮瓣、胸大肌皮瓣等，若有下颌骨缺损，应同时修复下颌骨缺损，此时可以选用肌皮瓣或骨肌皮瓣如腓骨肌皮瓣、髂骨肌皮瓣，同时联合软组织皮瓣修复。另外，对于全舌切除保留喉的患者，大部分并没有出现误吸，少部分误吸患者采用胃造瘘进食，对于舌根累及会厌切除部分会厌的患者，经过一定康复训练也可以恢复经口进食，而对于全舌切除不能保留喉的患者，请参考后面章节的术式。

5. 腭裂修复术

（1）适应证：多见于先天性畸形常伴有其他畸形，腭部裂开。

（2）缺损分类：国内外尚无统一腭裂分类方法，多采用下列临床分类：软腭裂，不完全腭裂，单侧完全性腭裂，双侧完全性腭裂。

（3）手术方法：一般选择全麻手术，分为腭成形术和咽成形术。

1）腭成形术：患者一般平卧，头后仰垫肩；在腭部用加适量肾上腺素的 0.25%~0.5% 利多卡因或生理盐水做局部浸润注射。用 11 号尖刀片或 15 号小圆刀从腭舌弓外侧翼下颌韧带稍内侧开始绕过上颌结节的后内方至硬腭，沿牙龈缘 1~2mm 处向前切开黏骨膜到侧切牙，剖开裂隙边缘，剥离黏骨膜瓣，拨断翼沟，腭前神经、处理腭降血管束（游离血管神经束 0.8~1.5cm），切断或剪断腭腱膜，分离鼻腔侧黏膜，缝合，碘仿油纱填塞两侧松弛切口。

2）咽成形术：对于腭咽闭合不全的治疗有手术和非手术两种方法，非手术方法主要是赝复治疗，在后面会有详细讲述。手术治疗有咽后壁组织瓣转移术（利用咽后壁黏膜肌瓣翻转移置软腭部），改良咽后壁组织瓣转移术（改变成在软腭部位的横切口），腭咽肌瓣转移术（纵行平行切口做好后在平舌根水平横行剪断黏膜及腭咽肌下端，沿咽上缩肌平面将腭咽肌黏膜瓣整体向上分离到扁桃体窝上方，形成蒂在上方的腭咽肌黏膜复合组织瓣）。

6. 腭部缺损修复术

（1）适应证：主要见于肿瘤术后，炎症或外伤，其中腭部缺损在肿瘤术后最为多见。

（2）手术方法：对于小的缺损直接拉拢缝合，对于小到中等的缺损可以采用带蒂局部组织瓣或区域皮瓣如腭部岛状瓣、颏下岛状瓣等修复，对于较大的软腭缺损则可以采用游离筋膜皮瓣如桡侧前臂皮瓣、上臂外侧皮瓣等修复。对于软硬腭缺损比较广泛的缺损，部分联合上颌骨缺损，可以采用游离肌皮瓣或带蒂皮瓣，如股前外侧皮瓣、腹直肌皮瓣、胸大肌皮瓣等。

7. 口底缺损修复术

（1）适应证：多见于口底肿瘤术后，包括舌肿瘤累及口底术后，也可见于外伤。

（2）手术方法：由于口底病变周围组织结构较为复杂，易累及舌和下颌骨，手术方式取决于肿瘤在口底的大小和位置。口底肿瘤的根治需要达到肿瘤的根治原则，另外需要尽可能达到功能的最大保留和重建。具体参考舌肿瘤和下颌骨缺损修复的手术原则。

（三）口腔颌面部硬组织缺损的修复

口腔颌面部硬组织缺损主要包括发育畸形如牙颌面畸形，外伤或肿瘤术后缺损畸形，肿瘤术后缺损以下颌骨缺损为最多见，其次为上颌骨及其他面骨（颧骨、鼻骨等），临床上对其修复与重建主要以上、下颌骨为主，手术原则是重建功能，尽可能恢复外形。

1. 牙颌面畸形修复

（1）适应证：由于先天或后天因素导致颌骨体积、形态结构以及上、下颌骨之间及其与颅面其他骨骼之间的位置关系失调，又称为骨性错颌。

（2）手术方法：手术方法比较多，如上颌前部骨切开术、LeFort Ⅰ型骨切开术、下颌前部根尖下骨切开术、下颌支矢状骨劈开术、下颌支垂直/斜行骨切开术、颏成形术、双颌手术、下颌角成形术。

2. 下颌骨缺损修复

（1）适应证：主要有肿瘤切除、外伤和感染，多见于肿瘤切除术后缺损。

（2）分类：方法有多种，如洪民ABCD分类、David分类、HCL分类、Urken分类、张益分类，这些分类都基于骨缺损的分类，而功能包括咬合功能、颌骨周围咀嚼肌功能等分类涉及较少，因此国内分别有张庆福、廖贵清、张陈平等提出了一系列分类，考虑到了下颌骨的功能分区和生物力学特点，对指导修复重建具有重要意义。

（3）手术方法：对于保留下颌骨边缘的局部缺损，包括喙突的缺损和/或颌齿槽突的缺损，对于齿槽突缺损可以采用游离松质骨修复，来恢复颌骨的高度，而喙突一般不修复。节段性缺损、小于9cm的缺损，选择髂骨肌皮瓣，大于9cm的缺损，选择腓骨肌皮瓣，如果仅限于下颌骨升支部，可以选择用肩胛骨皮瓣，对于那些软组织床健康、非感染、非放疗的病例，甚至可考虑选择非血管化的单纯游离骨移植。对于下颌支的缺损并伴有软组织缺损的病例，最好采用肩胛骨肌皮瓣，甚至肩胛骨-背阔肌皮瓣，同时修复下颌支及周围的软组织缺损。对于单纯髁突缺损或全下颌支缺损可选择人工管接头置换、自体肋骨-软骨修复或肩胛骨或髂骨带人工关节、肋骨-软骨、腓骨移植-末端圆钝处理或接人工关节或接肋骨-软骨。

3. 上颌骨缺损修复

（1）适应证：因肿瘤切除和严重的创伤等引起的后天获得性缺损畸形。

（2）手术方法：现广泛应用的仍为Brown分类，BrownⅠ、Ⅱ、Ⅲ类缺损等局限性的上颌骨缺损以及不适合行血管化组织瓣修复而余留牙有足够支持力的患者可用赝复体修复。而用于修复上颌骨缺损的可用血管化软组织肌皮瓣如前臂皮瓣、游离背阔肌肌皮瓣、游离腹直肌肌皮瓣、前锯肌等，还可用软组织结合计算机辅助设计（CAD）与计算机辅助制造（CAM）预制的钛网重建，另外修复上颌骨缺损的可用腓骨肌皮瓣，甚至串联前臂皮瓣和颧骨种植体修复等。

（四）动力性修复神经缺损术

颌面颈部的神经主要来源于脑神经和脊神经及各自的分支，其中与口腔颌面外科关系最密切的是面神经、副神经以及舌下神经。外伤或肿瘤术后都会造成上述神经的损伤，引起一系列感觉和功能的障碍，严重影响患者的生存质量。而直接影响患者言语和吞咽功能的主要为面神经、舌下神经等。

1. 面神经损伤修复术

（1）适应证：多见于口腔颌面部外伤及手术造成的面神经损伤。

（2）手术方法：面神经直接吻合术、自体神经移植术、跨面部面神经吻合术、神经移植吻合术（如嚼肌神经移植修复术）、面 - 舌下神经交叉吻合术等，最常见的移植神经是耳大神经或者腓肠神经。对于晚期面瘫的动力性修复，分为生理性动力性修复和非生理性动力性修复，而生理性动力性修复目前应用最广的是由上海交通大学医学院附属第九人民医院整复外科王炜首创的超长蒂背阔肌瓣一期游离移植术，而临床上常用的还有带上臂外侧皮神经的上臂外侧皮瓣修复面瘫。而非生理性的动力性修复方法中最常见的是应用颞肌瓣来修复面部的功能。

2. 动力性修复缺损术　其中动力性舌再造是口腔颌面功能性外科的重要内容，如舌 - 舌下神经移植术。除恢复足够的外形和体积外，舌还应具有运动和感觉两种功能，但迄今为止，舌缺损再造后的功能恢复距舌固有的功能仍相差甚远。

二、赝复康复治疗

颌面赝复学（maxillofaxial prosthetics）是口腔修复学的一个重要组成部分，是应用口腔修复学的原理和方法，以人工材料修复难以用自体组织和外科手术方法重建患者颌面部缺损的学科。虽然手术可以修复大部分因肿瘤、创伤以及先天因素造成的口腔颌面部缺损，但许多特殊结构如眼球缺损、眶缺损、颌骨缺损仅靠手术还不能得到完全的整复，仍需采用人工材料的赝复体进行修复。颌面缺损修复根据缺损部位的不同，可分为颌骨缺损修复和颜面缺损修复两大类，前者重在恢复功能，后者则重在恢复容貌，或同时兼顾功能及容貌。

（一）颌骨缺损

1. 适应证　适用于颌骨缺损，暂时不宜行皮瓣修复或不愿意接受皮瓣修复的患者。

2. 禁忌证　张口严重受限者，不能配合者，身体不能耐受的患者。

3. 修复方法　颌骨缺损造成口腔支持组织的缺失，常伴有邻近缺损区组织的损伤，形成了特殊的解剖结构，制作难度大。

赝复康复流程包括术前制作腭护板或斜面导板，术后立刻带入腭护板（或翼状导板、预制颌骨修复体或斜面导板）；术后 7~10d 拆线同时将腭护板在口内直接改成暂时性阻塞器；术后 2 个月，待创面完全愈合，为患者制作永久性修复体。而下颌骨斜面导板可以根据情况再选择是否重新制作。

（1）上颌骨缺损的修复设计

1）缺损位于硬腭中部的修复设计：缺损区位于硬腭中部，未损伤牙列，不影响患者的咀嚼功能，主要影响语音和吞咽功能。通常采用支架式修复体，修复体呈四边形，修复体上端伸展入缺损腔中，高度不超过 1.5cm。修复体可采用连模铸造的金属支架上连接塑料的阻塞器，也可直接用塑料做成大基托式的中空修复体。当上颌牙列有缺损时，修复体可与义齿结合，做成义齿式阻塞器。

2）一侧上颌骨缺损的修复设计：重点仍是修复体的稳定，口鼻腔封闭以及面形恢复，除基牙设计外，基托也需要设计，另外将修复体的阻塞器的侧后部伸展到缺损腔顶部，因此处为蝶骨大翼所在处，也是整个缺损中唯一余留的可直接起支持作用的骨组织，依靠该区域的支持，可以显著增加修复体的稳定性和提高咀嚼效能。还可将阻塞器的颊侧壁伸展进入颊侧瘢痕组织上方的软组织倒凹中，一方面可增加口鼻腔封闭的密合性，另一方面还有一定的辅助固位作用。修复体阻塞器部的顶端在蝶骨大翼保持接触外，其余部均应与鼻腔顶部保持 1~1.5cm 的空间，作为气道和发音时的共鸣腔，阻塞器的高度一般为 2~2.5cm。

3）无牙颌患者的上颌骨缺损修复设计：无牙颌患者通常因固位困难而难以获得有效的修复。一侧上颌骨缺损是无牙颌上颌骨缺损修复中的重点问题。缺损设计科利用硅橡胶阻塞器的弹性变形进入缺损腔的上方、软腭上方、颊侧瘢痕组织上方的倒凹区内，实现固位，再于阻塞器上设置磁性附着体与全口义齿相连，磁性附着体的设置应靠近中线处。阻塞器的腭面外形应与腭顶形态相似，以阻塞器恢复腭部的正常外形，即使患者不戴义齿，也有正常的腭部外形和良好的口鼻腔封闭。另外也可充分利用余留的健侧颌骨植入 3 枚以上种植体，并设置杆卡式附着体以支持和固位修复缺损侧的咀嚼功能，应将铸造固位杆向缺损区内延伸约 1cm，通常在固位杆上设置 3 个以上尼龙卡，以满足修复体的固位要求。将患侧做成中空式修复体并使阻塞器的后颊侧壁与缺损腔的后外侧上方骨壁部密切接触，以对抗部分力，这种方固位可靠，患侧可获得一定的支持力，因而可部分恢复患侧的咀嚼功能。

（2）下颌骨缺损的修复设计：下颌骨缺损修复设计除符合颌骨缺损的修复原则外，还需注意恢复下颌骨的连续性及咬合关系、早期修复。

1）因各种原因暂不能行植骨修复的下颌骨缺损修复设计：如位于下颌骨前部的缺损，可用固定义齿修复；如固定桥固定两侧余留估量，可采用可摘式局部义齿修复；上颌双侧带翼导板，对于下颌骨后部或前后部的缺损可采用可摘式下颌翼状导板修复，双牙列式上颌义齿。上述方法的不足是不能恢复患者的正常面容和减少了固有口腔空间，使舌运动受限，可能影响发音。

2）植骨完成后的下颌骨缺损的修复设计：此时的下颌骨缺损仅有着牙槽嵴和牙列缺损，因此即可将植骨后的下颌骨缺损看成需采用义齿修复的牙列缺损。植骨后的牙槽嵴及部分牙列缺损，可采用可摘局部义齿、固定义齿和种植义齿进行修复，对于植骨术后的无牙颌，最有效的修复方法是种植全口义齿修复。

（二）颜面部缺损

1. 修复原则　需要早期修复，尽可能恢复面部的正常外形，要有足够的固位，要简单轻巧、使用方便。

2. 印模特点与方法　印模特点以面模的制取作为基础，即面部、眼球、鼻缺损、耳缺损、面颊部缺损的印模方法。

3. 固位特点　主要是种植体固位，磁性附着体固位。

4. 设计特点　按照各自缺损的区域进行相关的设计。

（三）口腔结构不完整或无力

1. 腭结构不完整或无力

（1）腭结构不完整，影响腭咽闭合。先天性腭裂缺损术后仍会存留部分缺损，肿瘤切除术后结构不佳又不适宜马上采用皮瓣修复，甚至部分放疗患者的腭部结构萎缩都可以采用阻塞器。

（2）腭无力是指不能正常的腭咽闭合，中枢性神经性疾病或周围性神经性疾病引起腭咽功能不全，部分软腭萎缩患者甚至舌损伤不能上抬患者需要制作软腭赝复体来抬高软腭，前者是模拟缺损软腭功能状态下向后上收缩形态，与残留软腭组织、咽后壁组织共同形成腭咽闭合，封闭口咽腔与鼻咽腔的交通，使食团可以顺利送入咽腔，保证吞咽活动正常进行。而将软腭抬高的赝复体是把软腭向后向上挤压到正常功能状态下软腭上举的位置，通过咽腔壁的肌肉向前向内运动与抬高的软腭形成腭咽闭合，辅助吞咽、改善发音，同时刺激了软腭及咽腔壁，使其活动程度逐渐增加。

2. 舌结构不全或舌萎缩无力　舌部分切除或全部切除术后，口内残留较多空腔，唾液堆积，容易误吸。用赝复体包括硬腭支持式赝复体及下颌支持式赝复体，可以弥补术后皮瓣修复或不修复术后的空腔，减少残留分泌物发生误吸的可能性，并能恢复舌根 - 软腭接触部位的括约肌功能。

随着口腔颌面头颈部疾病率的增加，在治愈率逐渐增加的情况下，人们开始关注幸存者的生存质量问题。对这些患者的随访康复护理是多方面的，其中吞咽困难和言语障碍对于大多数长期幸存者是最重要的因素。预后总的趋势是一致的，切除范围越小，功能预后就越好。康复干预措施存在着患者特异性，旨在预防、恢复、补偿、减轻症状和后遗症，实现最佳的功能。提供全面的跨学科诊治康复团队的主要是头颈外科医师、喉科医师、康复科医师、赝复科医师和言语学家。针对这个具有挑战性的患者人群，常规功能评估、长期随访及与这些专家定期沟通和协调是帮助患者尽可能的提高生命质量的关键。通过康复团队的合作，可以综合考虑患者的手术治疗方案，实现量体裁衣，给患者提供一个良好的康复效果。

第三节　改善气道防护的手术

一、气管切开术

气管切开术多用于解除上呼吸道梗阻，也常用于预防严重误吸患者的吸入性肺炎，但是气管切开后对吞咽功能也造成一定影响，如何把握适应证及拔管时机非常重要。

（一）适应证

1. 各种原因引起的下呼吸道分泌物潴留，必要时行气管切开术，吸除下呼吸道分泌物，保持下呼吸道通畅。

（1）肺部感染。

（2）各种原因引起的昏迷。

（3）胸腹部外伤或较大手术后。

（4）神经系统疾病导致的呼吸肌麻痹或严重误吸。

（5）某些大手术的前置手术，如颌面部、口腔、咽、喉部手术时，为防止血液流入下呼吸道或术后局部肿胀阻碍呼吸，行预防性气管切开术。

2. 各种原因引起的喉梗阻、呼吸困难明显，病因不能很快解除时应行气管切开术。

（1）喉及邻近器官的炎症。

（2）喉外伤：如挫伤、挤压伤、切割伤或化学腐蚀剂烧灼等。

（3）喉异物及气管内活动性异物。

(4)喉肿瘤：以喉癌、喉乳头状瘤等较为常见。

(5)喉头水肿：如血管神经性水肿、药物或某些食物过敏反应等，可致喉黏膜急性水肿，喉腔变窄，影响呼吸，可发生急性喉阻塞。

(6)其他疾病：如先天性喉蹼、喉鸣，各种原因引起的两侧声带外展麻痹、严重的阻塞性睡眠呼吸暂停低通气综合征(obstructive sleep apnea-hypopnea syndrome，OSAAS)；由于毒性气体或化学药品的刺激、低血钙抽搐、破伤风、感染以及不明原因的阵发性痉挛等，可并发急性喉阻塞，甚至窒息。

(二)禁忌证

1. 张力性气胸。
2. 低血容量休克、心力衰竭尤其是右心衰竭。
3. 肺大疱、气胸及纵隔气肿未引流前。
4. 大咯血患者。
5. 心肌梗死者(心源性肺水肿)。

(三)术前准备

1. 备好手术器械　包括手术刀、剪刀、切口拉钩、甲状腺拉钩、止血钳、针线、镊子、敷料、吸引器、注射器等。

2. 气管套管　根据年龄、性别和需要选用。

3. 备好氧气、气管插管、麻醉喉镜及抢救药品。

(四)手术方法

1. 体位　一般取患者仰卧位，肩下垫一小枕，头后仰，使气管接近皮肤，以利于手术。助手坐于头侧，以固定患者头部，保持正中位。常规消毒，铺无菌巾。

2. 麻醉　采用局麻。沿颈前正中上自甲状软骨下缘下至胸骨上窝区域进行浸润麻醉。对于昏迷、危重或窒息患者，若患者已无知觉也可不予麻醉。

3. 切口　多采用直切口，自环状软骨下缘至接近胸骨上窝处，沿颈前正中线切开皮肤和皮下组织。

4. 分离气管前组织　用血管钳沿中线分离胸骨舌骨肌及胸骨甲状肌，暴露甲状腺峡部，若峡部过宽，可在其下缘稍加分离，用小钩将峡部向上牵引，必要时也可将峡部夹持切断缝扎，以便暴露气管。分离过程中，两个拉钩用力应均匀，使手术视野始终保持在中线，并经常用手指探查环状软骨及气管，是否保持在正中位置。

5. 切开气管　确定气管后，一般于第2~4气管环处，用尖刀片自下向上挑开2个气管环，切开4~5气管环者为低位气管切开术。刀尖勿插入过深，以免刺伤气管后壁和食管前壁，引起气管食管瘘。现多主张在气管前壁做个倒U形瓣，缝合于切口皮下，可防止气管套管脱出，也利于脱出后再放入。

6. 插入气管套管　以弯钳或气管切口扩张器，撑开气管切口，插入大小适合、带有管芯的气管套管，插入外管后，立即取出管芯，放入内管，吸净分泌物，并检查有无出血。

7. 创口处理　气管套管上的带子系于颈部，打成死结以牢固固定。气管套管以上的伤口，可以缝合，但不必缝合切口的下部，以防气肿。最后用一块开口纱布垫于伤口与套管之间。

(五)术后处理

术后立刻供氧，注意气道湿化或定时使用超声雾化吸入，密切观察呼吸状况，使气流通畅。每隔12~24h将气管导管内管取出清洗。可适当应用抗生素3~5d预防感染。

（六）术后并发症

1. 皮下气肿　轻者仅限于颈部切口附近。重者蔓延至颌面部、胸、背、腹部等。皮下气肿一般在24h内停止发展，可在1周左右自行吸收。严重者应立即拆除切口缝线，以利气体逸出。

2. 纵隔气肿　轻者症状不明显，X线检查才能发现。重者呼吸短促，听诊心音低而远，叩诊心浊音界不明。X线检查可见纵隔影变宽，侧位像见心与胸壁之间的组织内有条状空气影。应于胸骨上方，沿气管前下区向下分离，将纵隔气体放出。

3. 气胸　暴露气管时过于向下分离，易伤及胸膜顶引起气胸。也可因喉阻塞严重，引起自发性气胸。

4. 出血　原发性出血较为常见，多因损伤颈前动脉、静脉、甲状腺等，修复术中止血不彻底或血管结扎线头脱落所致。术后出血量少，可在套管周围填入碘仿纱条，压迫止血；出血若多，应立即打开伤口，结扎出血点。继发性出血较为少见，其原因是：气管切口过低，套管下端过分向前弯曲磨损无名动脉、静脉，引起大出血。遇有大出血时，应立即换上带气囊的套管或麻醉插管，气囊充气，以保持呼吸道通畅，同时采取积极的抢救措施。

5. 拔管困难　原因多为气管切开位置过高、损坏环状软骨、气管腔内肉芽增生、原发疾病未彻底治愈或套管型号偏大等，应行喉镜、气管镜检查、喉侧位X线片等，查明原因加以治疗。

（七）气管切开对吞咽功能的影响

对严重误吸患者，目前临床上常行气管切开预防吸入性肺炎的发生。如严重误吸，先气管切开，进食时将气管套管的气囊充气，避免误吸的食物进入肺，进食后将套囊放气，将进入气管的食物咳出。部分患者进食时可以不给气管套囊充气，让患者将进食时误吸的食物及时经套管咳出，一般能避免吸入性肺炎的发生。对气管切开患者的吞咽动力学研究发现，拔出气管套管前后、气管套管充气前后、堵管前后舌骨最大移动距离、喉与舌骨接近的程度均无差异，认为气管切开对喉运动的限制作用不大。有研究发现气管切开患者的误吸发生率非常高，采用合适的带气囊的气管套管，可降低气管切开患者的误吸发生率。因此，尽管气管切开对多数患者进食影响不大，但应注意误吸情况，防止吸入性肺炎的发生。

（八）气管切开拔管指征

功能恢复后，对气管切开患者可考虑拔出气管套管，恢复正常呼吸和进食功能。气管切开拔管前要从以下几个方面进行评估：

1. 上气道的评估　上气道评估主要是评估上气道的通畅性，可采用纤维喉镜和颈部CT进行评估。纤维喉镜可见声带的活动是否良好、有无双侧声带麻痹等。颈部CT可从多个切面观察气道的通畅情况。

2. 肺功能评估　传统的肺功能检查不适于气管切开患者，对于肺功能的评估主要集中在咳嗽能力、呼吸肌的力量、胸廓的活动度、呼吸的节律、实验室的相关指标（如血气分析）等方面。

3. 肺部感染情况的评估　观察患者的咳痰情况，听诊器听诊双肺的呼吸音是否清楚、有无啰音。可采用X线、CT、纤维支气管镜评定患者肺部感染的情况。

4. 吞咽功能的评估　气管切开患者常伴有误吸，需进行吞咽评估，有无误吸，误吸后有无咳嗽能力把误吸物从气管咳出。

5. 实验室检查　血气分析是否正常。

气管切开患者在以上五个方面的情况正常后才可考虑拔出气管套管，拔管前观察有无呼吸不畅或困难，有无呛咳误吸，有无吸入性肺炎的情况，如一切正常才考虑拔管。

二、声门闭合手术

声门闭合是吞咽过程中气道保护的重要部分，声门关闭不好常常增加误吸的风险，治疗声门关闭不全可以有手术和非手术两种方式，手术治疗是一种较为有效的治疗方式。手术治疗声门关闭不全包括注射喉成形术、声带内移甲状软骨成形术、杓状软骨内旋术或固定术、单侧环甲融合术。也可以以甲状软骨成形术为基础合并行杓状软骨内旋术或者杓状软骨固定术以及单侧环甲融合术，有些患者还需要合并行下咽整形术、环咽肌扩张及切断术。

（一）适应证

由于单侧声带麻痹或是声门裂较大导致频繁的中到重度的吞咽障碍及误吸，吸入性肺炎风险增加及营养不良。声带麻痹的病因可以是肺部、甲状腺以及颅底的肿瘤，也可以是手术如甲状腺手术、心血管手术、肺部手术、颈椎手术及颅底手术等，也可以是神经炎或放疗等。由于导致吞咽功能障碍和误吸的原因很多，声带内移手术可以减轻大部分声带麻痹患者的吞咽障碍和消除部分患者的误吸问题，同时声带内移手术可以有效缓解患者的嗓音嘶哑问题。注射喉成形术由于注射物会有一定的吸收，疗效持续时间较短，一般 6~12 个月后部分患者有复发症状，故注射喉成形术更多的用来临时性解决患者吞咽障碍和声嘶问题。可以是声带麻痹出现误吸的早期（3 个月内），也可以是后期（6 个月后），要视患者的吞咽障碍程度而定。早期手术建议使用脂肪注射、杓状软骨内旋术改善吞咽功能，而后期可使用甲状软骨成形术。

（二）禁忌证

心、脑、肺、血液系统等系统性疾病严重无法完成手术治疗者。吞咽困难同时伴有梗阻性呼吸困难的患者不适应此手术。吞咽时咽肌活动差的患者不应行此类手术。

（三）术前准备

通过 X 线、心电图以及血生化等评估全身系统性疾病。通过量表、喉镜和 X 线评估患者吞咽困难程度及部位。通过喉镜和 X 线评估患者呼吸困难的程度及部位。通过嗓音障碍指数、最大发音时间和计算机嗓音分析评估患者嗓音情况。

（四）手术方法

1. 注射喉成形术　通常使用自体脂肪或可溶性胶原作为注射材料。取脂肪时患者仰卧位，在腹部肚脐周围切取脂肪 2~3ml，切割至能使用注射器通畅注射的大小。患者全麻后支撑喉镜暴露声门，使用高压注射器于患侧声带旁黏膜下注射 1~2ml 备好的自体脂肪。也可使用粗针头经皮肤穿刺过甲状软骨板进入声带黏膜下注射脂肪。还可以沿甲状软骨板下缘进针，向上达声门旁，注射自体脂肪颗粒。

2. 甲状软骨成形术　通常采用局部麻醉，患者仰卧位，于颈前甲状软骨下缘切开皮肤，暴露皮下及甲状软骨后，在患侧甲状软骨板的前下部“开窗”，将塑形的硅胶、钛合金等材料植入并固定于声门旁，推动声带内移，缩小声门以减少误吸的发生。

3. 杓状软骨内旋术　患者全麻，于颈前甲状软骨下缘横行切开皮肤，暴露甲状软骨后，于患侧逐渐暴露甲状软骨后缘，用咬骨钳咬除部分甲状软骨后缘软骨后，暴露杓状软骨肌突,使用单股不可吸收聚丙烯缝线(Prolene)缝合肌突后向前外侧牵拉并固定于甲状软骨板上,从而使声带及声带突内悬,达到缩小声门的目的。

4. 单侧环甲融合术 麻醉方式为局麻或全麻。颈前切口暴露甲状软骨板和环状软骨,使用Prolene强力线在黏膜下将麻痹侧环状软骨和甲状软骨拉拢缝合从而达到拉紧并旋转麻痹侧声带达到闭合声门的目的。

(五)术后处理

术后注意患者呼吸情况。患者应减少用嗓,碱性饮食,应用质子泵抑制剂减少胃酸反流,适量使用抗生素预防感染。甲状软骨成形术、杓状软骨内旋术和单侧环甲融合术需要保持术腔引流通畅,术后3~4d拔除,术后1个月及3个月需要使用纤维喉镜随诊评估。

(六)术后并发症

最严重的并发症是呼吸困难,如果呼吸困难逐渐加重要及时气管切开保持呼吸道通畅。甲状软骨成形术还可能发生植入物移位、植入物脱出等情况导致疗效不佳,如果是植入物脱出,则需要取出植入物。植入物移位则需要视患者的需求决定是否再次手术置换新的植入物。

三、喉关闭术

闭合喉部的通气腔道可以有效避免误吸,文献报道有声门上喉关闭术、声门区喉关闭术和声门喉关闭术,临床上常用声门区喉关闭术。因此本节只介绍声门区喉关闭术。

(一)适应证

适用于各种原因引起的慢性误吸,致反复肺部感染、肺功能异常者,经气管切开术后仍不能纠正误吸者,而这些原因有可能解除者。高龄声门上型喉癌患者行喉声门上部分切除术,术前评估不能克服呛咳者。

(二)禁忌证

心肺及血液等全身系统的疾病使患者无法承担麻醉和手术者。无法接受气管切开者。

(三)术前准备

全身检查,评估患者全身状态,以及吞咽及嗓音恢复的可能性。恶性肿瘤患者还需要通过喉镜、CT或MRI评估肿瘤的范围,术前需要病理确诊。

(四)手术方法

全麻下手术,先行气管切开,切开皮肤、皮下组织,达甲状软骨表面,经中线切开甲状软骨,剥离切除双侧声带黏膜,缝合、关闭双侧声带;也可以在支撑喉镜下,用喉显微外科器械行双侧声带黏膜剥脱,缝合、关闭双侧声带;对于喉癌行喉声门上部分切除术者,切除声门上部分喉后,直视下切除声带黏膜,缝合、关闭双侧声带。注意术中保留后联合区域黏膜完整,术后可以保留发音功能。也可以行喉裂开,切除部分甲状软骨、部分声带和室带,缩窄喉腔,关闭声门。

(五)术后处理

术后注意气管切开术后护理,常规应用抗生素3~5d预防感染。行喉声门上部分切除术者,术后鼻饲10d左右。

(六)术后并发症

术后部分患者声带缝合处裂开,不能解决患者误吸问题。可以再次手术缝合声带,或行喉全切除术或喉气管-食管分离转向术。

四、喉气管转向或分离术

喉气管转向(tracheoesophageal diversion, TED)或分离术(laryngotracheal separation, LTS)是外科治疗严重误吸的方法之一,其最大优点是吞咽功能恢复后,能再次手术恢复喉的呼吸和发音功能。

(一)适应证

适用于难治性误吸,特别是中枢性病变所致误吸患者和误吸导致吸入性肺炎危及生命的患者。

(二)禁忌证

绝对禁忌证:颈段气管已有病变者、有严重的心脑血管肺疾病患者。相对禁忌证:已行气管切开者、小儿患者。

(三)术前准备

颈段气管X线检查或气管镜检查,无异常时行此手术。

(四)手术方法

经口气管插管全麻后,取颈前正中垂直切口,上起环状软骨,下至胸骨上切迹上数厘米,分离皮下组织及带状肌,暴露环状软骨、甲状腺峡部和气管。切断甲状腺峡部,辨认喉返神经并予保护(图7-3-1)。于2~3气管环之间或原气管切开处切断气管,拔出气管插管,在远端气管重新插入气管插管,近端气管按前后方向间断缝合关闭气管近端(喉气管分离术)或将气管近端与颈段食管前壁行端侧吻合(喉气管转向术),将远端气管断端在颈部皮肤行气管造瘘。此法未伤及喉结构,如果患者恢复了吞咽功能,此术式可以逆转,将远近端气管行端端吻合。术后发音、呼吸和吞咽功能可恢复正常。

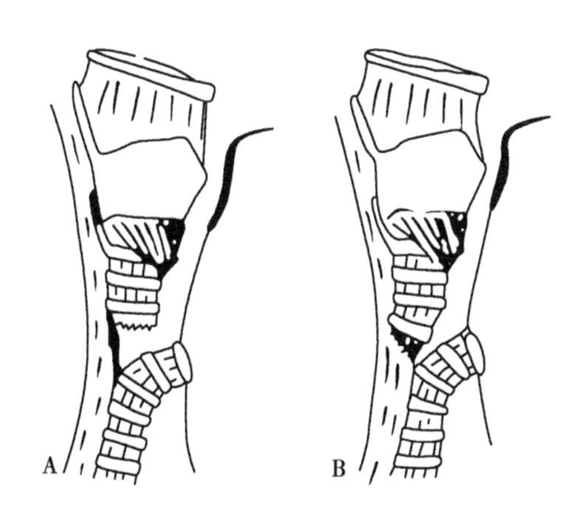

图7-3-1 喉气管转向或分离术

A. 喉气管转向术;B. 喉气管分离术

(五)术后处理

全身使用抗生素7~10d,进行气管切开护理,鼻饲流质饮食7~10d改为软食。

（六）术后并发症

喉功能丧失、气管残端口破裂导致气管皮瘘等。

五、喉全切除术

喉全切除术永久性完全隔断了吞咽和呼吸通道，可有效治疗严重的误吸患者。

（一）适应证

患者由于中枢病变，特别是延髓病变，引起严重误吸和发音障碍，保守治疗不能恢复，导致频繁的吸入性肺炎，患者又不愿行胃或十二指肠造瘘，也不想长期鼻饲和气管切开且期望寿命较长者，并可接受无喉发音。有些高龄喉癌患者预计喉部分切除术后不能克服呛咳者。

（二）禁忌证

心肺及血液等全身系统的疾病使患者无法承担麻醉和手术者。口腔及咽部肌肉严重功能障碍，即使喉全切除也不能改善吞咽者。无法接受无喉发音的患者。

（三）术前准备

全身检查，评估患者全身状态，以及吞咽及嗓音恢复的可能性。恶性肿瘤患者还需要通过喉镜、CT或MRI评估肿瘤的范围，术前需要病理确诊。

（四）手术方法

全麻手术，一般采用颈前皮肤T形切口，中线切开，暴露喉及气管，切除舌骨，向两侧沿甲状软骨分离至甲状软骨后缘，切断咽缩肌，分离保留梨状窝黏膜，可在1~2气管环之间横断气管或根据患者病情决定气管横断部位，沿气管食管间隙向上分离至环后区，于会厌前间隙入咽腔，沿会厌两侧切开咽侧壁，横断环后黏膜，完整切除全喉，T形缝合关闭咽腔，环咽肌加固缝合，逐层关闭伤口，气管与颈前皮肤做造瘘。喉癌患者可能需要行颈淋巴结清扫术。

（五）术后处理

保持伤口清洁和引流管通畅，2d左右根据引流量拔除。适量使用抗生素预防感染，通过鼻胃管加强营养。尽早进行食管发音训练或电子喉替代发音训练。

（六）术后并发症

术后出血及血肿、术后感染、咽瘘。术后出血较多者需要打开伤口重新止血，而术后感染及咽瘘患者需要多次换药，必要时行咽瘘修补术。

第四节　降低吞咽阻力的手术

一、环咽肌切断术

环咽肌切断术是治疗原发性和继发性环咽肌失弛缓症的主要手段之一，早期手术方式以颈外入路为主，由于内镜技术的发展及CO_2激光等能量设备的出现，目前经口内镜下环咽肌切断术基本取代了颈外入路手术。

（一）适应证

1. 环咽肌失弛缓症。
2. 咽食管憩室。

3. 神经肌肉病变或脑卒中导致的环咽肌功能障碍。

4. 头颈部肿瘤放射治疗后环咽肌功能障碍。

5. 原发性环咽肌失弛缓症和咽食管憩室是绝对适应证。

（二）禁忌证

严重的心肺脑血管病变不能耐受手术者；头颈部肿瘤患者僵硬或张口困难，不能置入支撑喉镜或憩室镜者。

（三）术前准备

无并发症或病情不复杂的患者，严格禁食、禁水。营养欠佳者，应纠正营养的状况。如是憩室可用体位排空或多饮水的方法，借以冲洗憩室内潴留的分泌物、食物。如果食管有明显的梗阻或成角畸形，则术前要扩张食管。有吸入性肺炎或肺脓肿的患者，可以考虑行胃造瘘术，以维持营养、改善全身状况。

（四）手术方法

经口内镜下环咽肌切断术：一般在全麻下进行。经口气管插管全身麻醉，取仰卧位，常规消毒，铺无菌单，经口置入支撑喉镜或憩室镜，挑起环后区，暴露环咽肌，见环咽肌呈一半槛状或全槛状黏膜隆起。用 CO_2 激光或等离子刀沿隆起的正中纵行切开黏膜，慢慢逐层切开黏膜下肌肉即环咽肌，直至显露整个食管腔。

对于因头颈部肿瘤或者僵硬或张口困难，不能置入喉镜或憩室镜者可以考虑颈侧入路的开放手术。手术形式为 Kaplan 术式：患者全麻后平卧，头偏向一侧。沿一侧胸锁乳突肌前缘做切口，切开颈阔肌，分离胸骨舌骨肌暴露甲状腺并将之牵向内侧、将颈动脉拉向外侧，暴露环状软骨后板外缘，沿斜行的咽下缩肌找到环咽肌（宽约 2cm 的横行纤维）后，切断环咽肌束。注意避免损伤黏膜，然后缝合创口，通常不放置引流。

（五）术后处理

一般术后鼻饲饮食 1 周，之后半流质饮食 1 周、逐渐改为普食。为防止感染，术后应用抗生素 3~5d。

（六）并发症

咽喉疼痛常见。偶尔可见纵隔炎、颈部皮下气肿、颈部脓肿、食管瘘、一侧声带麻痹、咽部或食管穿孔等。

二、抗反流手术治疗食管狭窄和预防误吸

胃食管反流（gastroesophageal reflux，GER）指胃十二指肠内容物反流入食管，引起的反酸、烧心、胸骨后疼痛等不适症状及咽喉、气道等食管以外的组织损害的症状。临床常表现为糜烂性食管炎、非糜烂性反流病。食管狭窄（peptic esophageal stricture，PES）是 GER 的常见严重并发症之一，7%~23% 合并食管炎的患者可发生 PES。PES 主要表现为吞咽困难，可误诊为贲门失弛缓症等。PES 多数位于下段食管齿状线，长度 1~4cm。并发症越严重的 GER 患者合并食管动力异常的比例越高，合并 PES 的患者食管动力异常的比例可高达 90%，PES 患者通常还合并较高比例的食管裂孔疝（$>50\%$）。

另外，咽部吞咽障碍如果合并 GER 的高位反流则容易发生反复误吸、咳嗽、哮喘，甚至吸入性肺炎等严重呼吸道并发症。最常应用的为腹腔镜胃底折叠术，具体内容如下：

（一）适应证

1. 在充分的药物治疗后行食管扩张加抗反流手术，术后对仍有明显吞咽困难症状的患

者继续反复食管扩张治疗。

2. 因高位胃食管反流而导致咽部吞咽障碍患者反复误吸乃至吸入性肺炎等严重呼吸道并发症者，在充分的药物等保守治疗后仍疗效不佳可行抗反流手术。

（二）禁忌证

1. 合并严重心肺疾病不能行气管插管全身麻醉者。

2. 未经过充分的内科治疗者。

3. 诊断不明确，症状是否由胃食管反流引起尚难肯定，不能排除胃肠动力性疾病或功能性疾病。

（三）术前准备

1. 纠正全身状况，调节水、电解质平衡，对于合并哮喘等呼吸道症状的患者术前强化内科治疗使患者呼吸功能达到最佳状态。

2. 术前禁食水 8h，术前一天晚上清洁肠道。

3. 手术当天留置尿管、鼻胃管。

4. 术前签署知情同意书，并告知可能获得的益处和风险。

（四）手术方法

1. 气管插管后全麻，患者取 20°~45° 头高脚低位。

2. 分别于脐缘、剑突下 1cm、左右锁骨中线与肋缘交界下 2cm 以及左腋前线平脐水平放置相应的套管。

3. 牵开肝脏左叶，暴露肝胃韧带。

4. 超声刀分离肝胃韧带、脾胃韧带及膈食管韧带，使游离的胃底达到无张力状态，充分游离食管下段使腹段食管 ≥ 3cm。在操作过程中保护前后迷走神经、胸膜、心包及大血管等重要组织。

5. 在游离的腹段食管后方，用 3-0 不可吸收线间断缝合，缩小食管裂孔至 2~2.5cm。如食管裂孔 ≥ 5cm、膈肌脚明显薄弱或缝合后张力过大，则采用可吸收或不可吸收补片修补加强两侧膈肌脚，用钉枪固定补片。

6. 将胃底自食管前方包绕下括约肌 180°，3-0 不可吸收线间断缝合将折叠的胃底分别缝合固定于两侧食管壁和膈肌脚，每侧缝合 3 针，形成 Dor 胃底折叠。

7. 或者将胃底自食管后方包绕下括约肌 270°，3-0 不可吸收线间断缝合将折叠的胃底分别缝合固定于对应的两侧食管壁，每侧缝合 3 针，形成 Toupet 胃底折叠。固定折叠瓣于食管后方膈肌脚。

8. 或者牵拉胃底从食管后方松弛包绕下括约肌 360°，间断缝合 2~3 针固定折叠瓣于食管前方，形成 Nissen 胃底折叠。最后，3-0 不可吸收线间断缝合 2 针，固定折叠瓣于食管后方膈肌脚（图 7-4-1）。

（五）术后处理

为了减少患者的痛苦，多数情况下术后即可拔除鼻胃管，无需胃肠减压。但若遇到以下情形则需保留鼻胃管：①手术时间超过 5h，估计术后胃肠蠕动恢复会较慢；②术中进行过食管或胃的穿孔修补，或疑似有小穿孔；③同时进行腹腔镜其他手术，如胆囊切除术、高选择性迷走神经切除术或幽门成形术等。

术后次日即可进流质饮食，术后第三天可进半流质，根据吞咽困难程度逐渐过渡到软食和普食。指导患者细嚼慢咽，不要过快或大口进食，不要进食干硬的食物。

术后若出现较严重的吞咽困难或怀疑有胃食管穿孔，应口服泛影葡胺或碘海醇进行食管造影检查。

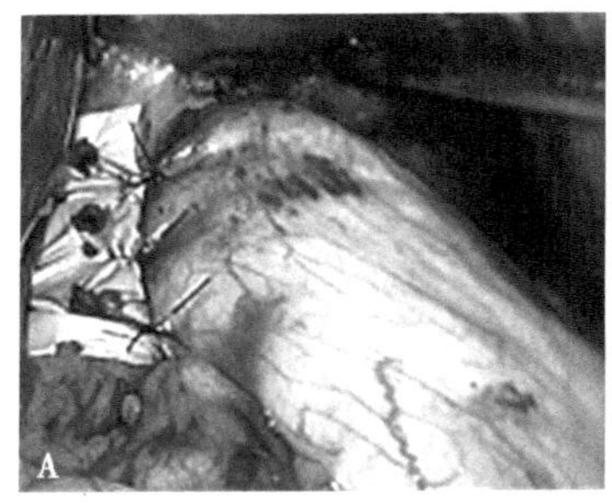
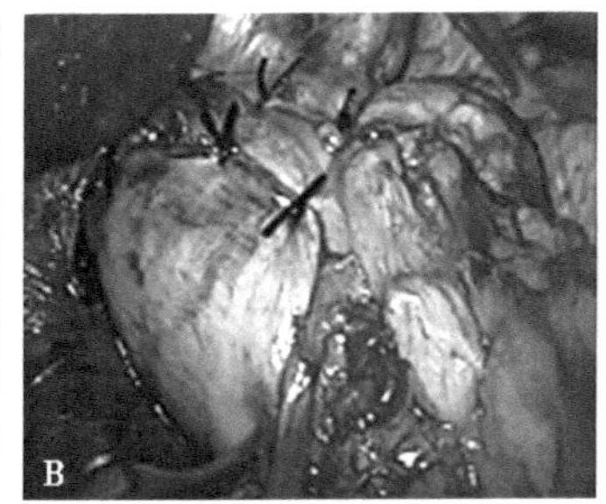
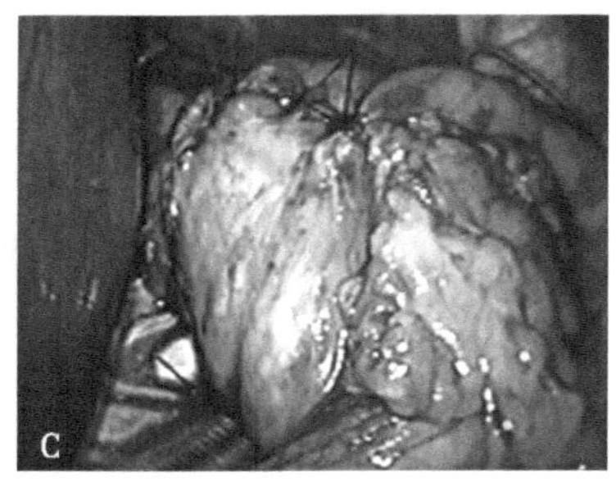

图 7-4-1 腹腔镜下胃底折叠术

A. Dor 胃底折叠（180°）; B. Toupet 胃底折叠（270°）; C. Nissen 胃底折叠（360°）

止吐、镇咳、尽早下地活动：早期预防恶心呕吐，积极镇咳，避免腹内压增高造成早期疝，早期活动促进胃肠功能恢复减少术后粘连。

（六）并发症

1. 出血 常见为胃短血管、脾脏或肝脏损伤出血，胃短血管可通过超声刀或止血夹止血。脾脏或脾脏多采用压迫止血法，可加用止血材料或医用胶止血，如果脾脏出血无法控制则需要进行脾切除。

2. 食管或胃穿孔 穿孔在术中及时发现，用丝线间断缝合关闭，一般都能一期愈合。若术后发现穿孔，小穿孔可通过禁食、胃肠减压和营养支持等保守方法痊愈，症状明显一定要积极进行腹腔镜探查，修补穿孔，腹腔或纵隔冲洗引流。

3. 气胸、皮下气肿和纵隔气肿 一般无须特殊处理。如为严重气胸，应插胸腔闭式引流管。

4. 术后吞咽困难 胃底折叠术后本身造成短暂的吞咽困难比较常见，多数症状轻微，与术后早期折叠部位水肿等有关，一般都能在 2~6 周自行缓解。如果吞咽困难较严重，明显影响进食或出现胸痛、呕吐等情况，应行吞钡造影以判断食管下端折叠部位的松紧情况，可考虑使用球囊或探条进行扩张。如果症状持续存在，各种非手术方法均无效（补片卡压或食管裂孔缝合过小等），则应再次腹腔镜手术解除梗阻。

5. 术后折叠瓣移位至纵隔或裂孔旁疝形成 如症状明显复发或出现明显疝症状可重新进行食管裂孔修补和胃底折叠。

6. 术后胃肠功能紊乱 症状包括胃肠胀气、嗳气困难、放屁增多、腹泻等，可采用促进胃肠蠕动、调节肠道菌群等治疗方法，一般在一年时间内这些症状慢慢会缓解，不主张重新手术，因为再次手术可能会带来更严重或新的胃肠紊乱。

三、改善贲门失弛缓症吞咽困难的手术

贲门失弛缓症（achalasia）又称贲门痉挛、巨食管，是由食管神经肌肉功能障碍所致的疾病，其主要特征是食管体部同步收缩或缺乏蠕动，食管下括约肌（LES）高压和对吞咽动作的松弛反应减弱或消失。临床表现为吞咽困难、食物反流和胸骨后不适或疼痛，偶尔出现肺部并发症和营养不良。

目前没有能够有效缓解贲门失弛缓症症状的药物。症状影响生活质量，经胃镜、上消

化道造影和食管动力学检查确诊为贲门失弛缓症即可行贲门球囊扩张术，但扩张次数不应过多，以防增加扩张并发症的机会和手术难度。亦可尽早行腹腔镜 Heller-Dor（Heller 括约肌切开术加部分胃底折叠术）手术或内镜下肌切开术（peroral endoscopic myotomy，POEM），Heller-Dor 目前仍为首选。

（一）腹腔镜 Heller-Dor 手术

1. 适应证与禁忌证　术前吞咽困难非常严重甚至食物无法通过 LES 进入胃内的患者，食管明显扩张甚至呈 S 形或 U 形的患者，术前曾接受过其他治疗者（如球囊扩张、肉毒素注射和支架治疗等），既往外科 Heller 和 POEM 手术失败或症状复发者，亦可进行手术，但手术难度和失败率可能增高。芝加哥分型为Ⅰ型和Ⅱ型的患者疗效最佳，Ⅲ型次之。

合并严重凝血功能障碍、严重心肺等器质性疾病等无法耐受手术者，以及食管黏膜下层严重粘连纤维化而无法成功分离或建立黏膜下隧道者为 Heller 或 POEM 手术的禁忌证。食管下段或食管胃交界部（esophagogastfic junction，EGJ）明显炎症或巨大溃疡者，作为 Heller 或 POEM 手术的相对禁忌证。

2. 术前准备

（1）病情评估：病史、症状评分、既往治疗情况及详细术前检查等全面术前评估，明确贲门失弛缓症的诊断及分级，评估手术的难度及预期效果。

（2）调整心肺凝血功能及营养状况。

（3）患者准备：术前流质饮食或禁食 2d 以上，手术前清空食管内潴留物，减少食管内张力，为手术提供良好的视野，较少穿孔和污染术野可能，并预防麻醉过程中的反流误吸。

（4）知情同意：术前签署知情同意书，并告知可能获得的益处和风险。

3. 手术方法　气管插管全麻，患者取 20°~45°反 Trendelenburg 体位（头高脚低位），分别于脐缘、剑突下 1cm、左右锁骨中线与肋缘交界下 2cm 以及左腋前线平脐水平放置相应的套管。牵开肝脏左叶，暴露肝胃韧带。超声刀分离肝胃韧带、食管右侧、前方和后方膈食管韧带，游离并充分暴露食管下段≥ 6cm。如果患者食管下段明显扭曲成角，需增加游离长度并纠正食管形态。左右牵张食管，超声刀于胃食管结合部前方切开食管纵行肌和横行肌，完整保留黏膜层及黏膜下层结缔组织和血管。边分离边切断食管平滑肌，食管纵向切开至少 6cm，再向下纵向切开胃浆膜层和平滑肌层至少 2cm，使黏膜层及黏膜下层明显膨出。切开部位无残余平滑肌，无穿孔，如果术中穿孔可使用可吸收细线进行缝合关闭。如果合并食管裂孔疝，膈裂孔明显增大，则需要不可吸收线缝合缩小膈裂孔。将胃底覆盖于食管前方，不可吸收线将胃底固定于左侧膈肌脚和左侧食管壁，以及右侧食管壁和右侧膈肌脚，形成 Dor 胃底折叠。部分胃底折叠术不会降低手术对吞咽困难症状的疗效，而可以降低术后发生胃食管反流的风险（图 7-4-2）。

4. 术后处理

（1）留置鼻胃管及禁食至少 24h，补液。术中有穿孔者需使用抗生素。

（2）监测生命体征，观察有无出血和穿孔等症状体征。

（3）碘造影剂行上消化道造影证实无胃食管穿孔后进流食或半流食。

（4）观察患者症状改善情况。

5. 术后并发症

（1）球囊扩张是 Heller 切开术治疗失弛缓症失败后的首选治疗方法，亦可再次行 Heller 切开术或 POEM。

（2）发现术后食管穿孔，需禁食、肠外营养或加用空肠营养，胃食管持续负压引流及瘘口冲洗引流等。可进一步行内镜下金属夹夹闭、覆膜支架封堵或腹腔镜下缝合。有感染同时使用抗生素。

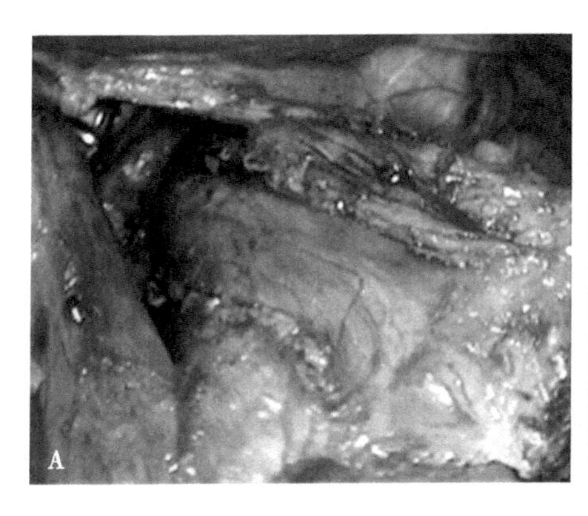
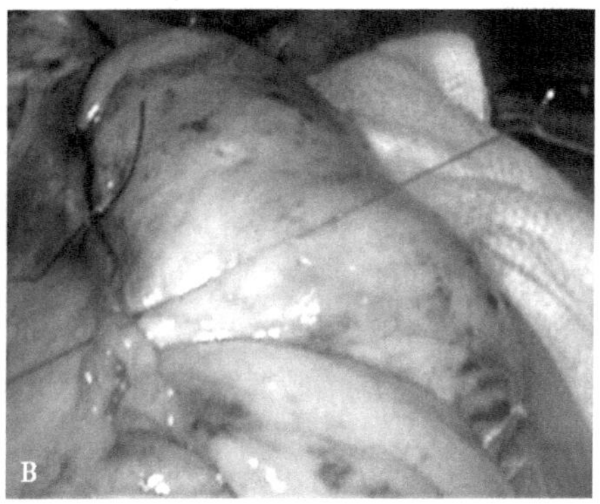

图 7-4-2 腹腔镜下 Heller-Dor 手术

A. 食管纵向切开至少 6cm，胃纵向切开浆膜层和平滑肌层至少 2cm，使黏膜层及黏膜下层明显膨出；B. Dor 胃底折叠（180°）

（3）术后可能出现反酸和烧心等胃食管反流症状，可口服质子泵抑制剂控制症状。严重者需行抗反流手术。

（二）内镜下肌切开术

1. 适应证、禁忌证、术前准备同 Heller-Dor 手术。

2. 手术方法

（1）气管插管全身麻醉，仰卧位或左侧卧位，术前预防性静脉应用抗生素。

（2）食管黏膜层切开：胃镜确定 EGJ 距门齿距离。常规于 EGJ 上方 10cm 处行食管壁黏膜下注射。纵形切开黏膜层 1.5~2.0cm 显露黏膜下层。

（3）建立黏膜下“隧道”：沿食管黏膜下层自上而下分离，建立黏膜下“隧道”直至 EGJ 下方 2~3cm。操作时尽量靠近肌层进行黏膜下层分离，分离中反复进行黏膜下注射，避免损伤黏膜层。

（4）肌切开：胃镜直视下从“隧道”入口下方 2cm 处开始，从上而下、由浅而深纵形切开环形肌束至 EGJ 下方 2cm 以上。对于创面出血点随时电凝止血。肌切开完成后确认胃镜通过贲门无阻力。肌切开长度常规为 8~10cm，尤其是 EGJ 下方至少应超过 2cm；对于以胸痛和食管痉挛为主要表现的Ⅲ型贲门失弛缓症患者，肌切开范围应包括所有异常收缩导致的狭窄环，切开长度可通过内镜或测压判断；对于 Heller 术后患者，肌切开部位常规选择原手术区对侧，以避免既往手术瘢痕粘连的影响。

（5）金属夹关闭黏膜层切口：将“隧道”内和食管胃腔内气液体吸尽，冲洗创面并电凝创面出血点和小血管，多枚金属夹关闭黏膜层切口。如果手术过程中出现的黏膜层损伤甚至穿孔，特别是贲门部位，可在肌切开完成后于食管腔内采用金属夹夹闭，必要时胃镜监视下放置胃肠减压管。

3. 术后处理 同 Heller 术后，且需要以下几点：

（1）观察有无颈部和胸前皮下气肿，术后静脉使用质子泵抑制剂。

（2）术后胸部平片或胸部CT检查，了解有无纵隔气肿、气胸、气腹和胸腔积液等。常规术后3d进食流质，术后2周进食半流质，术后口服质子泵抑制剂4周。

4. 术后并发症 同Heller术后，且需要以下几点：

（1）气胸和气腹：对于肺压缩体积超过30%的气胸，可使用临床常用的静脉穿刺导管于锁骨中线与第2肋间隙交界处行胸腔穿刺闭式引流；如果膈下气体较多，腹胀明显，可行胃肠减压，必要时可用14G穿刺针进行腹腔穿刺放气。

（2）胸腔积液：一般可自行吸收，无需特殊处理。对于较大量胸腔积液、影响呼吸并高热者，及时于超声引导下置管引流。

（3）出血：POEM术后出血的发生率较低。术后“隧道”内出血应及时行胃镜探查，清除创面及黏膜下隧道内的积血，电凝止血。如不能明确活动性出血点，可用三腔管食管囊压迫止血。术后出血者应治疗性应用抗生素。

（4）感染：主要包括黏膜下“隧道”感染、纵隔感染和肺部感染等，需要行化痰和静脉应用抗生素等。

参考文献

[1] Djugai S, Boeger D, Buentzel J, et al. Chronic vocal cord palsy in Thuringia, Germany: a population-based study on epidemiology and outcome. Eur Arch Otorhinolaryngol, 2014, 271(2): 329-335.

[2] Anis MM, Memon Z. Injection medialization laryngoplasty improves dysphagia in patients with unilateral vocal fold immobility. World J Otorhinolaryngol Head Neck Surg, 2018, 4(2): 126-129.

[3] Cates DJ, Venkatesan NN, Strong B, et al. Effect of vocal fold medialization on dysphagia in patients with unilateral vocal fold immobility. Otolaryngol Head Neck Surg, 2016, 155(3): 454-457.

[4] Zuniga S, Ebersole B, Jamal N. Improved swallow outcomes after injection laryngoplasty in unilateral vocal fold immobility. Ear Nose Throat J, 2018, 97(8): 250-256.

[5] Takano S, Goto T, Kabeya M, et al. Surgical closure of the larynx for the treatment of intractable aspiration: surgical technique and clinical results. Laryngoscope, 2012, 122(6): 1273-1278.

[6] 王剑，李五一，刘建汉，等. 顽固性吞咽障碍及误吸的外科治疗. 中华耳鼻咽喉头颈外科杂志，2015，50(2): 89-94.

[7] Kimura Y, Kishimoto S, Sumi T, et al. Improving the quality of life of patients with severe dysphagia by surgically closing the larynx. Ann Otol Rhinol Laryngol, 2019, 128(2): 96-103.

[8] Takano K, Kurose M, Mitsuzawa H, et al. Clinical outcomes of tracheoesophageal diversion and laryngotracheal separation for aspiration in patients with severe motor and intellectual disability. Acta Otolaryngol, 2015, 135(12): 1304-1310.

[9] Topf MC, Magaña LC, Salmon K, et al. Safety and efficacy of functional laryngectomy for end-stage dysphagia. Laryngoscope, 2018, 128(3): 597-602.

[10] Allen J, Blair D, Miles A, et al. Assessment of videofluoroscopic swallow study findings before and after cricopharyngeal myotomy. Head Neck, 2017, 39(9): 1869-1875.

[11] Kocdor P, iegel ER, Pulunay-guru. Cricopharyngeal dysfunction: A systematic review comparing outcomes of dilatation, botulinum toxin injection, and myotomy. Laryngoscope, 2016, 126(1): 135-141.

[12] 王剑，李五一，李永金，等. 内镜下经口环咽肌切除术治疗脑卒中后持续吞咽障碍. 中华耳鼻喉头颈外

科杂志，2017，52(10)：729-732.

[13] Hoesseini A，Honings J，Marres HA，et al. Outcomes of endoscopic cricopharyngeal myotomy with CO_2 laser surgery：A retrospective study of 47 patient. Head & Neck，2016，28(7)：1022-1027.

[14] 陈孝平，汪建平，赵继宗. 外科学. 第9版. 北京：人民卫生出版社，2018.

[15] Khoma O，Falk SE，Burton L，et al. Gastro-Oesophageal reflux and aspiration：does laparoscopic fundoplication significantly decrease pulmonary aspiration？ . Lung，2018，196(4)：491-496.

[16] 潘凯. 腹腔镜胃肠外科手术学. 第2版. 北京：人民卫生出版社，2016.

[17] Zaninotto G，Bennett C，Boeckxstaens G，et al. The 2018 ISDE achalasia guidelines. Dis Esophagus，2018，31(9)：1-29.

[18] 纪涛，吴继敏，胡志伟，等. 腹腔镜 Heller 括约肌切开联合 Dor 胃底折叠术治疗贲门失弛缓症临床效果. 临床误诊误治，2017，30(12)：60-63.

[19] Docimo S Jr，Mathew A，Shope AJ，et al. Reduced postoperative pain scores and narcotic use favor per-oral endoscopic myotomy over laparoscopic Heller myotomy. Surg Endosc，2017，31(2)：795-800.

[20] Zhang XC，Li QL，Xu MD，et al. Major perioperative adverse events of peroral endoscopic myotomy：a systematic 5-year analysis. Endoscopy，2016，48(11)：967-978.

第八章 食物的选择与调配

第一节 吞咽障碍食品分级

目前我国还未能普及对食品进行物性测量，对于不均质食物的物性测量方法还不健全，可供参考的研究成果也较少。中国康复医学会吞咽障碍康复专业委员会与中国营养学会老年医学分会组织专家，结合国人的膳食习惯，根据食物的性状和形状，将食物分为液体和固体食物两类，共6级(图8-1-1)。其中液体食物分3个级别："低稠""中稠"和"高稠"(表8-1-1)。可使用市售食品功能调整剂，添加到稀薄液体介质中进行增稠。每一级别液体食物均明确规范具体范围区间的黏度值。固体食物根据物理性状和适用人群将食物分为3个级别(表8-1-2)，其中增加摄食训练专用食品。

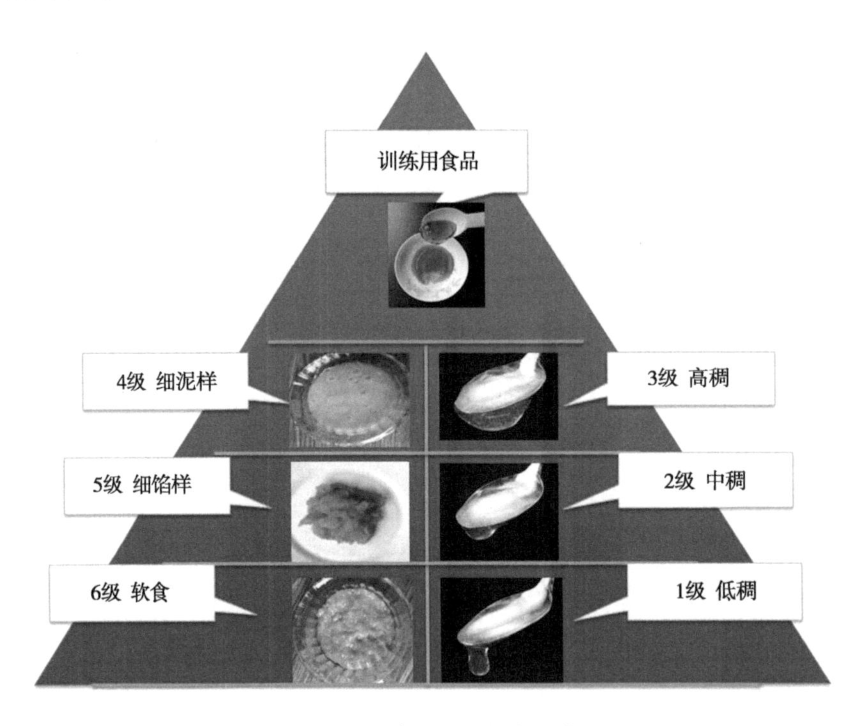

图8-1-1 食物分级的金字塔

一、液体食物分级标准

1级：低稠

特点：进食方式可以用"吸"表达。低稠食物入口便在口腔内扩散。下咽时不需要太大的力量。倾斜勺子能感觉到落下稍有延迟，但容易从勺子中流出。可使用细吸管吸食。也可以作为吞咽造影检查和吞咽内镜检查中使用的增稠液体。

2 级：中稠

特点：进食方式可以用“喝”表达。是吞咽障碍患者首先应尝试的液体黏稠度。明显感觉到黏稠，在口腔内慢慢扩散，容易在舌头上聚集。如果用汤匙搅拌，仅有少量痕迹残留于汤匙表面。即使用汤匙舀也不怎么洒落。作为吞咽造影检查和吞咽内镜检查中的必备起始液体稠度。

3 级：高稠

特点：进食方式可以用“吃”表达。适合重度吞咽障碍病例为对象的黏稠程度。明显感觉到黏稠，易成团，送入咽部需要一定的力量，不适合使用吸管。倾斜勺子也不会马上流下。吞咽造影检查和吞咽喉镜检查中使用的增稠液体。

二、固体食物分级标准

（一）吞咽训练专用食品特点

作为吞咽训练食品应具有以下特点：

1. 食物为均质、附着力较低、内聚性较高、硬度较软、脱水较少的冻状。
2. 食物容易舀成片状，用汤匙舀取时即变成合适的食物团块。
3. 不需要咀嚼即可直接咽下（整个吞下）。
4. 不含或蛋白质含量较少的吞咽调整食物，即使有残留也容易清除。
5. 是吞咽障碍者的吞咽评价和训练的推荐食物形态，同时也是吞咽造影或吞咽喉镜下最容易咽下的候选检查食物。

表 8-1-1　液体食物分级标准

	低稠（吸）	中稠（喝）	高稠（吃）
性状描述	入口便在口腔内扩散，下咽时不需要太大的力量	在口腔内慢慢扩散，容易在舌头上聚集	明显感觉到黏稠，送入咽部需要一定的力量
适用人群	适合轻度吞咽障碍患者	适合吞咽障碍患者开始治疗性经口进食的稠度	适合重度吞咽障碍患者
质地描述	倾斜勺子容易从中流出，用“吸”表达最为合适	如果用汤匙搅拌，仅有少量痕迹残留于汤匙表面。可以用杯子喝，“喝”这一表达最为合适	倾斜勺子不会马上流到杯沿。用“吃”表达最为合适
黏度/（mPa·s）	50~150	150~300	300~500
LST 值/mm	36~43	32~36	30~32

LST：线圈板测试

表 8-1-2　固体食物分级标准

级别	吞咽训练专用	细泥样食物	细馅样食物	软食
形态	均质、附着力较低、内聚性较高、硬度较软、脱水较少的凝胶状食品。舀成片状，用汤匙舀取时即变成合适的食物团块。	均质、光滑，易聚集、可以用汤匙舀起。	有一定形状，但容易压碎。	不硬、不易分散、不易粘连。

续表

级别	吞咽训练专用	细泥样食物	细馅样食物	软食
特点	以不含或蛋白质含量较少的吞咽调整食物，即使有残留也容易清除。	通过口腔的简单操作可以形成食团。易吞咽；不易在口咽部残留、误吸。	容易形成食团，不会在口腔内发生大量的离水，有一定的内聚性，通过咽腔不容易散开的食物。	具有用筷子或汤匙就能切断的软硬度。
所需咀嚼能力	不需要咀嚼即可直接咽下（整个吞下）。	有食团形成能力和食团保持能力，不需要撕咬或者咀嚼。	舌头和上下腭之间的压碎能力。	需要牙齿间的挤压或碾压即使没有牙齿也能吞咽；具备上下牙床间的碾压能力。
食物举例	用食品功能调整剂制作的茶凝胶或果汁凝胶。	添加食物功能调整剂经过搅拌机搅拌后的各种均质食物。	加入食品功能调整剂搅拌后制成的食品如三分粥、五分粥、各种软食。	软菜食，流食的食品作为主要食物，有全粥，软饭以及加入食品功能调整剂搅拌后制成的硬度较高的食物。
适合的对象	作为吞咽造影或吞咽内镜最容易咽下的候选检查食物。拔管前后的患者和经口进食的初试患者。	不需要咀嚼能力但有意识地将舌头推向上腭的患者。有运送食物的能力。可以经口进食的患者。	通过舌头与上下腭可以压碎食物，可以通过舌头运送食物。	高龄老人以及存在误吸风险的吞咽功能及咀嚼功能下降的人群。
汤匙倾侧测试	质地足够黏，可在汤匙上维持原状。若将汤匙侧倾，则一整个汤匙的食物会全部落下。	将汤匙侧倾会，整勺食物会滑出。	可以在汤匙上保持形状；当向下或向一侧倾汤匙时或者轻微摇晃汤匙，整勺食物会全部滑下，在餐盘上可成团状或缓慢塌陷。	使用汤匙边缘可将此类食物切断或分成小块，当使用汤匙的头部下压一块拇指大小的食物时可将食物压扁，将汤匙移开，食物不会恢复原状。
营养标准	仅用作训练用，无特殊营养要求，不作为提供能量使用。	正餐每餐可选择3大类食物；餐次：正餐3次+加餐2~3次；正餐能量目标：300kcal/300ml；加餐能量目标：100~120kcal/100ml。每天能量：1 200~1 600kcal。	正餐每餐选择3~4大类食物；餐次：正餐3次+加餐1~2次 正餐能量目标：300~500kcal/餐；加餐能量目标：100~120kcal/100ml。每天能量：1 400~1 800kcal。	正餐每餐选择3~4大类食物；餐次：正餐3次+加餐1次 正餐能量目标：300~500kcal/餐；加餐能量目标：100~120kcal/100ml。每天能量：1 400~2 000kcal。

注：1cal=4.185 8J

6. 可通过添加食品功能调整剂制作，如茶凝胶或果汁凝胶。

（二）细泥样（4级）食物特点

1. 均质、光滑，易聚集、可以用汤匙舀起。
2. 通过口腔的简单处理可以形成食团。不易在咽部残留，易吞咽。
3. 不需要撕咬或者咀嚼但要具有食团形成能力和食团保持能力。
4. 添加食品功能调整剂经过搅拌机搅拌后的食物，使其顺滑并具有内聚性的各种食物。
5. 适合不能咀嚼但有意识将舌头推向上腭有运送食物能力的患者。
6. 各种食物加入食品功能调整剂后加工后的各种肉类、蔬菜、粥等搅拌后的糊状食物或冻状食物等。

（三）细馅样（5级）食物特点

1. 有一定形状，但容易压碎。
2. 有一定的内聚性且容易形成食团，不会在口腔内发生大量的离水，通过咽腔不容易散开的食物。
3. 适应于通过舌头与上下腭可以压碎的食物，可以通过舌头运送的食物。
4. 加入食品功能调整剂经过搅拌机搅拌的食物或者食物粉碎再塑形。
5. 三分粥、五分粥、各种软食及加入食品功能调整剂搅拌后制成的食品。

（四）软食（6级）特点

1. 不硬、不易分散、不易粘连，用筷子或汤匙就能切断的软硬度。
2. 进食软食，患者无需具备牙齿或义齿等咀嚼相关能力，但必须具备上下牙床间的碾压能力。
3. 以存在误吸风险的吞咽功能及咀嚼功能轻度下降的人群为对象。
4. 食物举例：全粥、软饭以及加入食品功能调整剂搅拌后制成的硬度较高的食物。

第二节 食物调配

一、吞咽障碍不同状态对食物的要求

（一）食物选择因人而异

吞咽障碍患者出现障碍的不同时期、不同程度所选择的食物有所不同，主要从患者容易吞咽，而又不引起误吸和残留因素考虑，必要时须在吞咽造影下进行选择。实际上，不同病变造成的吞咽障碍部位不同，对食物的要求各异，吞咽障碍食物质地的选择可参考表8-2-1。但应根据患者吞咽功能的情况，平衡地选择食物的质地。黏稠度低的如稀流质不易残留，但误吸的风险高，黏稠度高的食物不易误吸但容易残留。

表8-2-1 不同类型吞咽障碍食物质地的选择

吞咽障碍异常情况	适合的食物质地	应避免的食物质地
舌运动受限	开始时吃浓流质食物，食物质地均一，硬度较低，黏稠度不宜过高。	糊状食物，硬度高的食物。

续表

吞咽障碍异常情况	适合的食物质地	应避免的食物质地
舌的协调性不足	浓稠液体	糊状食物，不容易形成食团的食物。
舌的力量不足	稀液体，黏附性低，硬度低的食物。	大量糊状食物，黏度高、黏附性强的食物。
舌根部后缩不足	稀液体，黏附性低，硬度低的食物。	高黏稠性食物
咽期吞咽延迟	浓稠液体	稀液体和流质
呼吸道闭合不足，误吸风险高	布丁和糊状	稀液体和流质
喉上抬不足/环咽肌功能紊乱	稀液体	很浓稠和高黏稠性
咽壁收缩不足，残留较多	稀液体，黏附性低的食物。	很浓稠和高黏稠性
环咽段功能紊乱或开放不完全	稀流质	很浓稠和高黏稠性

（二）选择原则

吞咽障碍患者宜选择密度均匀、黏性适当、有一定硬度、质地爽滑、易于变形通过咽部和食管的食物。并常将固体食物改成糊状或凝胶状，在稀液体内加入增稠剂以增加黏度。合适的食物种类包括软食、半流质食物、糊状食物。吞咽障碍患者除对食物性状有严格要求外，仍需注重食物营养搭配及患者个人喜好，通过食物的调配及结合吞咽的姿势与辅助手法保障患者安全有效进食。

二、不同性状食物的调配

吞咽障碍患者的食物性状的选择应根据临床评估和仪器评估的结果确定，可根据吞咽障碍影响吞咽器官的部位，选择适当食物并进行合理配制，不同质地的食物根据需要，可调制成不同形态。如患者饮水呛咳，进食糖浆状或糊状食物无误吸，那么就可以将水或其他液体调稠进食。若患者咀嚼困难，可以将食物硬度降低，用搅拌机打碎，制作成糊状或布丁状软食，如搅拌机固化食物困难可以使用半固化食物调节剂（如舒食素G）进行半固化处理，以易于吞咽。下面分别介绍如何调配软食、半流质、糊状食物。

（一）软食的调配

1. 适应人群　轻度咀嚼障碍的患者（老人）。

2. 食物特征　食物细软、不散、不黏；容易咀嚼或用牙龈咀嚼。

3. 调配方法　将热的食材、高汤（均为70℃）和半固化食物调节剂（以舒食素U为例）一起放入搅拌机，搅拌至均匀；倒入容器中即可成软食。（图8-2-1）

4. 调配后食物的优点

（1）少量添加即可成胶。

（2）顺滑不黏附，无口腔残留，尤其适合摄食训练。

（3）不改变食材的性质、构造，不改变食物味道和营养。

（4）操作简单。

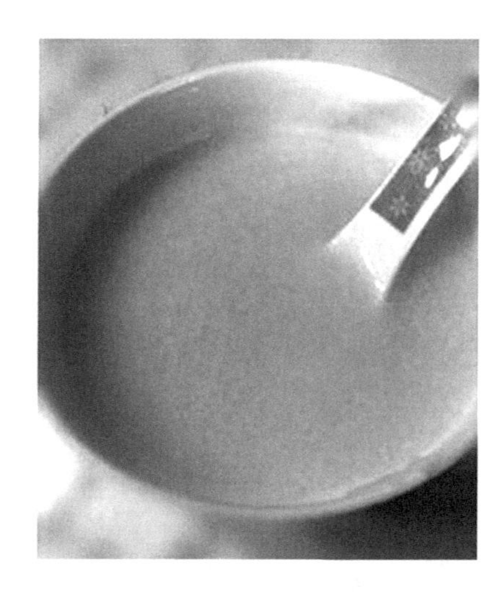
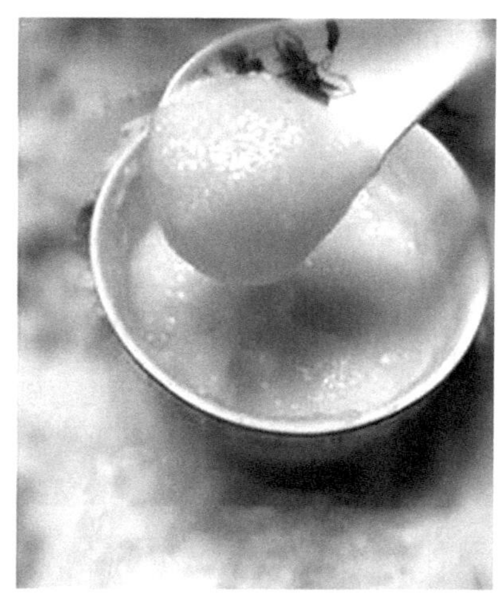

图 8-2-1　软食的调配

（二）半流质的调配

1. 适合人群　中度咀嚼或吞咽障碍的患者。

2. 食物特征　食物湿润有形状，即使没有牙齿也可用舌压碎，且容易形成食团，在咽部不会分散，容易吞咽。

3. 调配方法　为保障吞咽障碍患者安全进食流质，将流质添加增稠剂。增稠剂的应用不仅是治疗，也是评估的重要工具，如吞咽造影下试食不同类型的食物，也是患者经口进食食物的依据。

（1）增稠剂的类型：食物增稠剂可以将食物由稀变稠，原料主要有淀粉类、黄原胶两大类。淀粉类原料的增稠剂容易在口腔和食管消化，黄原胶的增稠剂则不易在口腔和上消化道消化。临床上各有特点，对于口腔期障碍患者，食物通过较慢的则不宜选择淀粉类，而对于食管蠕动较慢，残留较多的患者则不宜使用黄原胶类增稠剂。增稠剂广泛用于各种吞咽障碍患者。

（2）增稠剂的特点：①室温下，迅速且完全溶解，冲调方便；②稳定性佳，隔夜放置，也不会改变浓稠度；③无色无味，与食物调制时，不会改变原口味；④用途广泛：可应用于冷热、咸甜饮品，并可将糊状食物塑型，以方便进食，促进食欲；⑤可冷藏，调制后，可先冷藏再烹调，冷藏时间可长达 24h，增加供餐的便利性。其调制方法简易、快速，而且不改变食物的原味。

（3）增稠剂的应用：根据需要可将食物与增稠剂混合调整成合适黏稠度的食物（图 8-2-2）。液体类的食物可直接添加适量的增稠剂，不同品牌的增稠剂的用量会有所差别，具体根据产品说明进行添加。对于固体类的食物，如米饭、肉类、坚果则需降低食物的硬度，把所需食物与水混合，用搅拌机搅碎，根据需要添加或不添加增稠剂，调制成各种黏稠度的流质食物（图 8-2-3）。

（三）糊状食物的调配

1. 适合人群　明显咀嚼或吞咽障碍患者。

2. 食物特征　食物成啫喱状或果冻状，无需咀嚼，易吞咽；通过咽和食管时易变形且很少在口腔内残留。

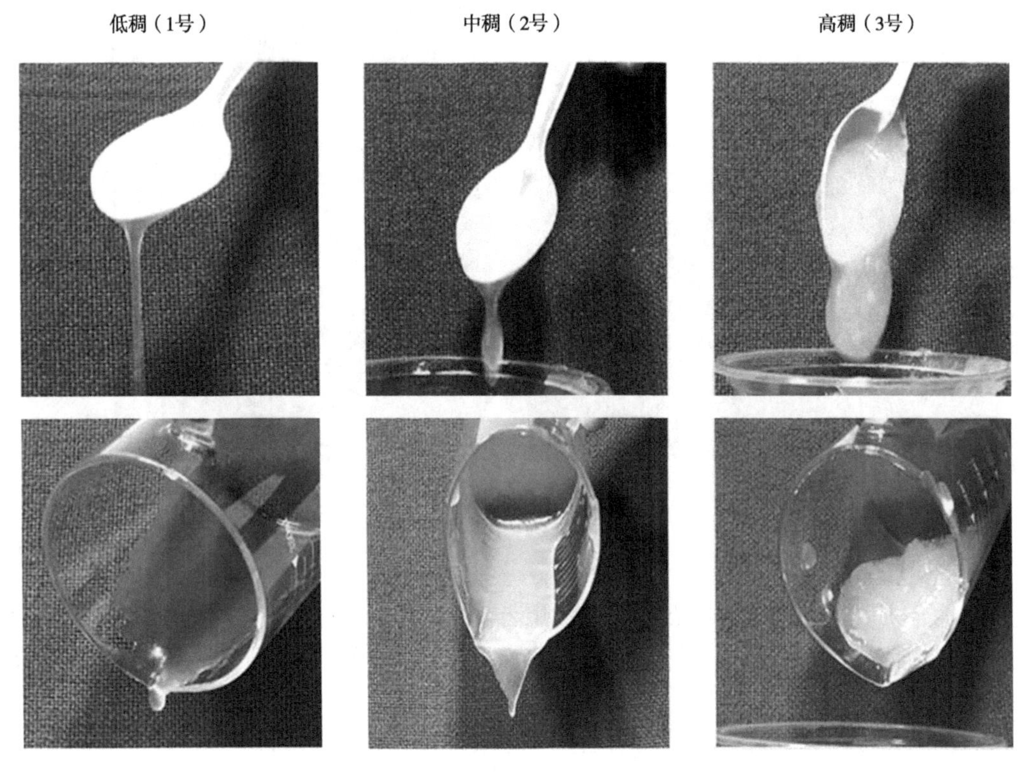

图 8-2-2　不同黏稠度食物

3. 食物调配（以粥为例）　改变食物的感官性状，进而使糊状食物成形。将每天所需食物混合，以 140ml 液体（菜汤或水）+ 相应容积食物（1 ∶ 1）为 1 份，加 1.5 袋增稠剂（6.4g/袋），用搅拌机搅碎成相应稠度食物（图 8-2-3）。根据少量多餐原则，每餐< 300ml，每天总量分多餐完成进食。调配后食物特点：可以改善搅拌粗纤维食物的口感，使搅拌后的食物更顺滑，增加患者的依从性。减少口腔残留且不受温度影响。

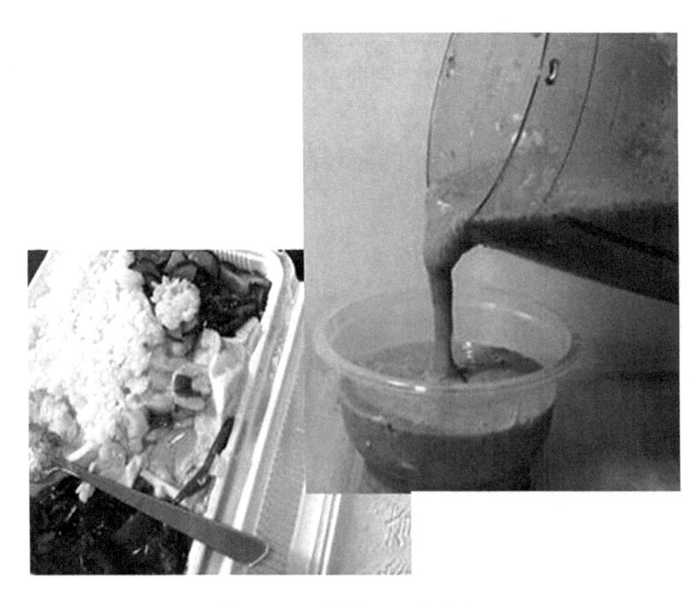

图 8-2-3　搅拌机调制食物

第三节 直接摄食训练

经过间接吞咽功能训练以后，患者可逐步进行直接摄食训练。直接摄食训练是指采取相应的措施直接经口进食。措施包括进食环境选择、食物选择及调配、餐具选择、一口量及食团入口位置、进食体位及姿势调整等，进食时需注意进食前后患者处置，做好观察与记录。其适应证为患者意识状态清醒，格拉斯哥评分（GCS）≥ 12 分，全身状态稳定，能产生吞咽反射，少量误咽能通过随意咳嗽咳出。但需根据患者的吞咽功能状况，确定喂食处方，根据临床筛查、临床评估及吞咽造影检查，制订适合患者的进食处方。

一、进食准备

1. 进食环境　应尽可能尊重患者的饮食文化。进餐的环境要安静舒适（关闭电视、清除其他家属、不要大声说话、让其专注于饮食），进餐中可以运用言语示意（如说“吞”）、手势示意（指着照顾者的嘴巴提示保持紧闭状态），同时让患者尽量保持轻松、愉快的心情，以促进食欲，减少呛咳，增加进食的安全性。

2. 食物的选择　食物的种类及比例选择，以均衡营养为主，可适当考虑特殊营养成分的补充，如肠内营养素等。食物质地应根据吞咽障碍的程度，本着先易后难的原则来选择准备，糊状食物（高稠）不易误吸，液状食物容易误吸，进食顺序是一般先糊状食物（高稠），吞咽功能明显改善后逐渐过渡到软饭等食物，最后可进食普通食物和液体食物。容易吞咽的食物应符合以下要求：①密度均匀；②黏性适当、不易松散；③有一定硬度，通过咽和食管时易变形且很少在黏膜上残留；④稠的食物比稀的安全，因为它能较满意地刺激触觉、压觉和唾液分泌，使吞咽变得容易；⑤还要兼顾食物的色、香、味及温度等。吞咽障碍患者食物性状分级标准见本章第一节。

3. 餐具的选择　根据患者的功能情况尽量选用适宜、得心应手的餐具，有利于顺利地完成进食。可按以下要求选择餐具：

（1）匙羹：一般采用边缘钝厚、匙炳较长、容量 5~10ml 的匙子，便于准确放置食物及控制每勺食物量为宜。当患者手抓握能力较差时，应选用柄粗、柄长、匙面小、难以粘上食物、边缘钝的匙羹，以便患者稳定握持餐具。

（2）碗：如患者用一只手舀碗里的食物有困难，可选择广口平底碗。必要时，可以在碗底放置防滑垫，避免患者舀食物时碰翻碗具。

（3）杯：用普通的的杯子饮水时，因患者需头向后仰饮水，则有增大误吸的可能。此时，可选用切口杯，因为杯口不会接触到患者鼻部的杯子，这样患者不用费力仰头就可以饮用，从而避免误吸。

（4）吸管：普通吸管因为短且细，一般不适用于吞咽障碍患者。若患者需要吸管，在吸口部分应改良。如在吸口或注射器上加上吸管等，慎重调整一口量。此外，还可以采用挤压柔软容器，挤出其中的食物。

二、进食的要求

（一）食团在口中位置

进食时应把食物放在口腔最能感觉食物的位置，最适宜促进食物在口腔中保持及运送。

最好把食物放在健侧舌后部或健侧颊部，这样有利于食物的吞咽。这种做法不仅适合部分或全部舌、颊、口、面部有感觉障碍的患者，也适合所有面舌肌肉力量弱的患者。

（二）一口量及进食速度

1. 一口量　即最适于吞咽的每次摄食入口量。对患者进行摄食训练时，如果一口量过多，食物将从口中漏出或引起咽部残留导致误咽；过少，则会因刺激强度不够，难以诱发吞咽反射。一般正常人每口量：①低稠液体 5~20ml；②中稠 5~7ml；③高稠泥状食物 3~5ml；④肉团平均为 2ml。先以少量试之（稀液体 1~4ml），然后参考国际标准分级酌情增加。为防止吞咽时食物误吸入气管，可结合声门上吞咽法训练，在吞咽时使声带闭合更好后再吞咽，吞咽后立即咳嗽，可除去残留在咽喉部的食物残渣。

2. 进食速度　为减少误咽的危险，应调整合适的进食速度，前一口吞咽完成后再进食下一口，避免两次食物重叠入口的现象。

食团的大小和进食速度对某些患者能否顺利吞咽有一定影响。某些咽期启动吞咽延迟或咽缩肌无力的患者常需 2~3 次吞咽才能将食团咽下，如食团过大、进食速度过快，食物容易滞留于咽并发生误吸。因此，咽缩肌无力的患者慎用或禁用大食团。对于舌部蠕动差的，可用汤匙将食物运送至舌根，方便患者进食。另外，根据患者吞咽功能情况，指导患者改变和适应饮食习惯，速度过快，提醒放慢，以防误咽。

（三）进食前后处置

正常人每 2min 左右会自然产生吞咽一次，把口腔及咽分泌物吞入食管，进食后，口腔及咽如有残留物会有异物感，正常人能反射性咳出及清除。而吞咽障碍患者因为口腔及咽感觉、反射差，进食后残留在口腔及咽的食物容易随呼吸进入呼吸道；环咽肌功能障碍患者唾液无法进入食管，通常容易流入呼吸道，导致进食后潜在性的肺部感染。

1. 口腔与咽的清洁　进食前后口腔与咽的清洁对于吞咽障碍患者预防肺部感染是一项重要措施，因此，进食后口腔护理至关重要。可以采用含漱法、口腔冲洗法、机械性擦洗法、刷牙法、负压冲洗式刷牙法、咀嚼法等清洁口腔和咽，具体内容详见口腔卫生护理有关内容。另外，进食前后痰液及分泌物的清理，进食后体位引流、机械辅助排痰也能很好预防肺部感染，促进患者康复，详见体位排痰有关内容。

2. 进食记录　为了详细了解患者进食前后情况，观察跟进进食效果，应对吞咽障碍者进食情况进行记录，由护士或负责吞咽的治疗师逐项给家属或陪护讲解记录的内容，要求每餐记录，主管医师或上级医生查房时查看。通过这些真实、客观的记录，了解患者进食的动态变化，通过对所记录信息的分析，有助于医生、护士、治疗师更精准实施个体化治疗方案，达到患者安全有效进食。

三、进食体位与姿势

研究证明，对于不同类型吞咽障碍患者，吞咽姿势（swallow postures）的改变可改善或消除吞咽时的误吸症状。让患者的头部或身体改变某种姿态即可解除吞咽障碍的症状，如在吞咽时通过头颈等部位的姿势调整使吞咽通道的走向、腔径的大小和某些吞咽器官的组成结构（如喉、舌、勺状软骨）的位置有所改变和移动，避免误吸和残留，消除症状。此方法能保持患者的正常生理功能，不需要患者在吞咽时进行特别的努力。适用于神经系统疾病（如脑卒中）、头颈部肿瘤术后等情况。不同年龄的患者均可采用，无副作用。临床实践中，最好在吞咽造影检查下，先观察有效的吞咽姿势，然后再选取这种有效姿势进行训练。培养良好的进食习惯也至关重要，最好定时、定量，能坐起来不要躺着，能在餐桌边不要躺床上进食。开始训练时应选择既有代偿作用且又安全的体位，具体包括躯干姿势（坐位姿势与半坐位姿势）和头部姿势（低头吞咽、转头吞咽、侧头吞咽、仰头吞咽、从仰头到点头吞咽、空吞咽与交互吞咽）等。

（一）躯干姿势

1. 半坐位姿势　对于不能坐位的患者可采用床上半坐卧位，一般至少取躯干 30°仰卧位，头部前屈，偏瘫侧肩部以枕垫起，喂食者位于患者健侧。此时进行喂食，食物不易从口中漏出、有利于食团向舌根运送，还可以减少向鼻腔逆流及误咽的危险。颈部前屈也是预防误咽的一种方法，因为仰卧时颈部易呈后屈位，使与吞咽活动有关的颈椎前部肌肉紧张、喉上抬困难，从而容易发生误吸。

2. 坐位姿势　对于身体控制良好的患者可采用坐位进食，进食时双脚面平稳接触地面，双膝关节屈曲 90°，躯干挺直，前方放一个高度适宜的餐桌，双上肢自然放于桌面，食物放于桌上，让患者能看到食物，以使食物的色香味促进患者食欲。坐位进食者可使用进食椅，将患者摆放至合适的进食体位。进食椅也称之为检查用椅，是吞咽造影检查中非常重要的工具，在摄食训练中作为姿势调整的工具，简便有效。椅子本身可有升降调节功能；头部可旋转，调整头的左右倾斜；靠背可做 30°~90°的调整。对一些姿势稳定性差、难于配合的患者非常有用。

3. 个体化应用　以上两种方法适用于偏瘫患者，最好是采用健侧侧卧的半侧坐卧位，即健侧在下，患侧在上，这是利用了重力作用使食团（或食物残留）在健侧咽吞咽。体位调整所产生治疗效果可通过吞咽造影检查或内镜检查证实。在临床上，有些患者可能需长期使用这种方法。对有严重反流性疾病或依靠鼻胃管进食患者半坐卧位可减少或预防反流性误吸的发生。长期有夜间反流患者提倡在夜晚将床头抬高，可有效预防食物反流。对于因体力限制或认知障碍不能听从指令的患者，体位调整不是最好的干预方法。注意体位改变可影响食管运动功能，因此对食管动力差的患者，应检查体位改变对其食管动力的影响程度。

（二）头部姿势

1. 仰头吞咽　能使口咽的解剖位置变宽，也可影响咽食管段（pharyngeal esophagus segment，PES），尤其能增加食管内压力，缩短食管段的舒张时间。仰头吞咽对于口咽腔运送慢的患者是一项很有用的代偿技术。训练时，指导患者将食物咀嚼并混合成食团后，头部即刻后仰并吞咽。必要时结合声门上吞咽手法，保护气道，去除残留食物更佳。适用于有口或舌功能缺损的患者，食团较容易进入口腔咽。但是仰头吞咽会使正常成人和吞咽障碍患者的喉闭合功能减低，因此，对存在气道保护功能欠佳或咽食管段功能障碍的患者，将会导致吞咽障碍。

2. 低头吞咽　是指吞咽时下巴尽量与胸骨柄部靠近。低头吞咽有助于：①会厌谷的空间扩大，并让会厌向后移位，这样避免食物溢漏入喉前庭，更有利于保护气道；②收窄气管入口；③咽后壁后移，使食物尽量离开气管入口处。因此适用于吞咽时气道保护功能欠缺的患者，对咽期吞咽启动延迟、舌根部后缩不足、呼吸道入口闭合不足患者是一个较好的选择。但是，低头吞咽会降低吞咽时咽收缩能力。有研究报道，该方法对吞咽后梨状隐窝有食物残留的患者无作用，同时对咽食管功能不全或多种吞咽功能缺损者，也不能达到最佳效果。因此，此方法不能用于咽功能差的患者。这一姿势需结合其他治疗方法，如改变体位法或改变食团大小与质地，才能产生最大效果。

3. 转头（turning the head to one side）吞咽 头旋转的生理作用是使咽食管腔内压力下降，相应增加咽食管段的开放，而且能增加咽吞咽时食团的量，减少食物残留，同时也可降低气管塌陷的危险。头颈部向患侧旋转可以关闭该侧梨状窝，食团移向健侧，并且有利于关闭该侧气道，适用于单侧咽功能减弱（单侧咽部有残留）患者。头部前倾并向患侧旋转，是关闭气道最有效的方法。

4. 侧头吞咽 头部向健侧侧倾，使食团由于重力的作用移向健侧，同时，该侧梨状窝变窄，挤出残留物，对侧梨状窝变浅，咽部产生高效的蠕动式运动，可去除残留物。头部向患侧侧倾，可使患侧梨状窝变窄，挤出残留物。适用于一侧舌肌和咽肌麻痹（同侧口腔和咽部有残留）患者。

5. 从仰头到点头吞咽 当颈部后屈仰头时会厌谷变得狭小，残留食物可被挤出，紧接着尽量前屈（即点头），同时做用力吞咽动作，可帮助舌运动能力不足以及会厌谷残留的患者清除咽的残留物。适用于舌根部后推运动不足（会厌谷残留）患者。

6. 空吞咽与交互吞咽 当咽部已有食物残留，如继续进食，则残留积累增多，容易引起误咽。因此每次进食吞咽后，应反复做几次空吞咽，使食团全部咽下，然后再进食。适用于咽收缩无力（残留物分布全咽）患者。亦可每次进食吞咽后饮极少量的水（1~2ml），这样既有利于刺激诱发吞咽反射，又能达到去除咽部残留食物的目的，称为“交互吞咽”。

姿势调整方法操作简便，效果立竿见影，临床上应用较多。表 8-3-1 列出目前治疗上最常使用的姿势对特定吞咽异常及咽腔大小的影响。表 8-3-2 列出姿势调整对于不同类型吞咽障碍患者所起到的作用。

表 8-3-1 特定吞咽异常采用的姿势与作用原理

吞咽造影检查所见异常	采用的姿势	作用的机制
食团口内运送慢（舌的后推力差）	仰头吞咽	利用重力使食团移动
咽期吞咽启动迟缓（食团已过下颌，咽吞咽尚未启动）	低头吞咽	使会厌谷增宽，防止食团进入气道；呼吸道入口变窄；将会厌后推
舌根部后推运动不足（会厌谷残留）	低头吞咽；多次吞咽；从仰头至点头吞咽	推舌根部向后靠近咽壁
一侧声带麻痹或手术切除（吞咽时发生误吸）	头转向患侧；低头吞咽	向甲状软骨后推、施压；促使声带接近，呼吸道入口变窄；使食团移向健侧
呼吸道闭合不全（吞咽时误吸）	低头吞咽	使会厌推后处于更好的保护呼吸道位置；呼吸道入口变窄；借助外压使声带闭合
咽收缩无力（残留物分布全咽）	侧卧吞咽，空吞咽、多次吞咽	利用重力作用消除咽残留物
单侧咽麻痹（单侧咽有残留）	头转向健侧	使食团向健侧通过
同一侧口腔和咽的无力（同侧口腔和咽有残留）	头侧向患侧	使患侧吞咽通道解剖结构变得狭窄或关闭把食团挤压下去
环咽肌功能紊乱（梨状隐窝残留）	左、右转头	牵拉环状软骨致后咽壁向外，降低环咽段的静止压

表 8-3-2 姿势调整法

代表性的姿势	咽期障碍	姿势调节的预期效果	适应对象
头颈部伸展	咽部食团输送障碍	利用重力促进食团向咽移动，但是，会增加误咽的危险	舌运动障碍患者 吞咽障碍患者
头颈部弯曲	咽下反射延迟，喉闭锁延迟	减少误咽的风险	神经功能障碍导致的吞咽障碍患者
	咽下反射延迟，喉闭锁延迟	喉入口处狭小化等形态变化	各种原因造成的吞咽障碍患者
	咽食团通过延迟	减少咽下后咽残留	吞咽障碍患者
		喉入口处狭小化，强化喉头闭锁，增强舌根部的驱动力等	口咽期吞咽障碍患者
	喉闭锁延迟	喉闭锁功能的代偿（减少误咽的危险）	吞咽障碍患者
	咽下时咽通过时间变化	缩短食团通过咽的时间	口咽期吞咽障碍患者
	咽下时压舌的变化	不局限躯干后倾角度，通过颈部前屈固定舌压	口咽期吞咽障碍患者
颈部旋转（障碍侧）	咽食团通过障碍	使食团通过非障碍一侧，促进食团的移动	咽期一侧功能较好的患者 延髓外侧梗死患者
	咽食团通过障碍	使食团通过非障碍一侧，促进食团的移动	头颈部手术患者
	咽下后梨状窝残留	通过颈部旋转使旋转一侧的环状软骨和咽后壁开大	吞咽后咽残留患者
头颈部侧屈（非障碍侧）	咽头食团通过障碍	使食团通过非障碍侧，促进食团的移动	吞咽障碍患者
斜倚体位	喉闭锁延迟	减少误咽的危险	神经功能障碍导致的吞咽障碍患者
			外伤性脑损伤
			脑损伤性麻痹导致的吞咽障碍患者
	延髓麻痹；咽期障碍	减少误咽量	脑干出血延髓麻痹患者
	假性延髓麻痹；口腔期输送障碍	利用重力将食团输送到咽	多发性脑血管障碍患者
躯干垂直体位	口咽期吞咽困难，误吸风险高的患者	减少误咽的危险	吞咽障碍患者
躯干侧倾	显著的咽下后咽残留	促进食团通过咽，减少咽下后咽头残留	吞咽障碍患者

四、注意事项

1. 吞咽障碍患者处理需要多专业、多部门的通力合作，相互协调、优势互补，应采用吞咽康复治疗小组的工作模式。

2. 意识不清、疲倦或不合作者切勿喂食。

3. 痰多患者，进食前应清除痰液后再进食。

4. 有义齿的患者，进食时应戴上后再进食。

5. 口腔感觉差的患者，把食物送入口时，可适当增加汤匙下压舌部的力量，有助刺激感觉。

6. 耐力差患者，宜少吃多餐。

7. 如患者有认知障碍，可适当给予口令提示。

8. 如患者出现呛咳，应停止进食。

9. 进食药物可用凝固粉调制成适合患者吞咽的性状；患者如果吞咽固体食物有困难，也同时不能有效地吞下大粒的药片或胶囊。

10. 进餐后保持口腔清洁，及时进行口腔护理。

11. 餐后指导患者坐位或半坐卧位休息至少 30~40min。

12. 对家人及陪护人员进行详细的健康教育。

13. 教会患者及陪人防误吸急救知识。

参考文献

[1] Cichero JAY, Steele CM, Duivestein J, et al. The need for international terminology and definitions for texture modified foods and thickened liquids used in dysphagia management: foundations of a global initiative. Curr Phys Med Rehabil Rep, 2013, 1: 280-291.

[2] Steele C, Alsanei A. The influence of food texture and liquid consi stency modification on swallowing physiology and function: a systematic review. Dysphagia, 2015, 30(1): 2-26 .

[3] Cichero JAY, Steele CM, Duivestein J, et al. The need for international terminology and definitions for texture modified foods and thickened liquids used in dysphagia management: foundations of a global initiative. Curr Phys Med Rehabil Rep, 2013, 1: 280-291.

[4] Funami T, Ishihara S, Nakauma M, et al. Texture design for products using food hydrocolloids. Food Hydrocolloids, 2012, 26: 412-420.

[5] Chen J, Lolivret L. The determining role of bolus rheology in triggering a swallowing. Food Hydrocolloids, 2011, 25(3): 325-332.

[6] Baratpour M, Karimipour A, Afrand M, et al. Effects of temperature and concentration on the viscosity of nanofluids made of single-wall carbon nanotubes in ethylene glycol. International Communications in Heat and Mass Transfer, 2016, 74: 108-113.

第九章 吞咽障碍康复护理

吞咽障碍影响了患者的安全有效进食，研究表明：由于护理不充分以及患者及家属的认识不够，导致许多吞咽障碍患者发生营养不良、肺部感染甚至窒息等并发症。护士在吞咽障碍患者的治疗过程中扮演重要角色，本章重点介绍护士对于吞咽障碍患者的口腔护理，人工管道的管理以及对照顾者的护理教育和培训。

第一节 口 腔 护 理

口腔护理（oral care）是指根据患者病情、治疗、口腔卫生、自理能力状况，由护士指导、协助或实施的口腔清洁的过程。吞咽障碍患者、危重患者、生活不能自理的患者，经口或鼻气管插管、经鼻或口胃肠置管（包括鼻饲和引流）、气管套管或口腔手术、放疗或化疗后的患者，都面临现存或潜在的口腔溃疡、出血、清除口腔食物及残留物的能力下降，感染等问题导致患者口腔卫生健康面临重大的挑战，甚至引起营养摄入减少和吸入性肺炎的增加。英国、加拿大、澳大利亚等国家的脑卒中管理指南指出，对于脑卒中患者，特别是伴吞咽障碍的患者，普遍误吸风险高，牙龈炎等口腔疾病患病率也高，因此，口腔护理在吞咽障碍患者中尤为重要，是一种改善和维持口腔卫生适宜有效的治疗措施。多位学者调查结果显示，我国患者口腔护理实践呈现多样化，且部分口腔护理行为缺乏有效的循证支持和指导。王乾贝整合了现有脑卒中住院患者口腔护理的最佳证据（表 9-1-1），提出了评估口腔护理管理的 5 个审查指标，以此制订口腔护理管理策略，提高口腔护理质量，改善了脑卒中住院患者的口腔健康水平。5 个审查标准为：

标准 1：护士接受口腔卫生相关的培训和教育。

标准 2：护理人员能正确使用口腔卫生评估工具，在入院 24h 内和每次护理前进行评估。

标准 3：根据患者的病情，选用适宜的牙刷，必要时鼓励患者选用口腔护理溶液和牙线、漱口水、唾液替代品等辅助用品。

标准 4：结合患者的自理能力，护理人员给予或协助，采用牙刷刷洗法对脑卒中患者进行两次口腔护理。

标准 5：建立以护士为主导的，口腔科医生、神经科医生协助，患者和家属参与的合作团队。

表 9-1-1 脑卒中患者口腔护理最佳证据即推荐等级

最佳证据	推荐等级
护士应知晓口腔健康状况不良相关的并发症	B 级推荐
护士应接受评估患者的口腔卫生和相关教育	B 级推荐
患者口腔卫生状况评估应使用有效的工具进行并纳入评估记录	B 级推荐

续表

最佳证据	推荐等级
鼓励使用牙刷(软毛刷或负压吸引牙刷)、牙线、牙膏、漱口水等口腔护理用物以保持口腔清洁	B级推荐
根据患者口腔具体情况选择口腔护理用药	B级推荐
口腔卫生措施包括足够的液体摄入或唾液替代品以避免口腔干燥	B级推荐
建议每天采用牙刷刷洗法,至少刷牙两次或每餐后刷牙	B级推荐
鼓励护士主导的口腔护理干预措施	B级推荐
在改善患者口腔健康方面,建议采用多学科团队合作的方法	B级推荐

一、口腔护理评估

目前我国口腔护理评估时缺乏客观的口腔护理评估工具,现结合临床护理工作及文献报道,介绍一些口腔护理评估方法。

1. 改良版 Beck 口腔评分表(modified Beck oral assessment scale, MBOAS)　王乾贝在“脑卒中住院患者口腔护理的循证实践”中介绍了改良版 Beck 口腔评分表(modified Beck oral assessment scale, MBOAS)的临床应用,将 MBOAS 作为口腔卫生状况的评估工具,对患者的唇、牙龈和口腔黏膜、舌、牙齿、唾液 5 个项目进行口腔卫生状况和功能状态的评估,每个项目用 1~4 分计分,口腔卫生总分为 5~20 分,得分越高,表示口腔卫生状况越差。量表得分为 5~10 分者,每天评估 1 次;得分为 11~15 分者,每天评估 2 次;得分为 16~20 分者,每班评估 1 次。

2. BRUSHED-T 口腔评估模型　该模型是 8 个英文单词的首字母组合,包括 B——出血(bleeding)、R——红肿(redness)、U——破损或溃疡(ulceration)、S——唾液(saliva)、H——口臭(halitosis)、E——外部因素(external factors)、D——残渣(debris)及 T——牙齿(teeth)8 个题项,该模型 8 个题项的选择率(多选)为 69.1%~93.3%;每天口腔护理频次选择不一,最高是选择每天 2 次(33.9%),其次是每天 4 次(28.3%);在危重患者的口腔评估内容方面,Berry 等建议口腔状况的评估内容应包括:牙齿、牙龈、舌、黏膜及唇部状态,美国疾病防控中心建议每 8h 评估口腔 1 次,但至今没有形成标准的口腔护理评估工具。国外学者推荐使用 BRUSHED 评估模型,有研究对该模型进行了改良,增加了牙齿方面,即 BRUSHED-Teeth,并在 2010 年将该模型应用于儿科 ICU 患儿的口腔护理。

3. 牙菌斑指数、牙菌斑去除率、下呼吸道病原菌感染率、口腔黏膜状态评分、口腔真菌感染率、咽拭子培养阳性率等方法。

二、口腔护理用物及护理溶液的选择

口腔护理溶液 / 剂的选择,传统选择率最多的是生理盐水,其次是氯己定,尚没有证据支持某一种口腔护理液优于其他口腔护理液,研究仅证明使用氯己定能降低呼吸机相关性肺炎(ventilator associated pneumonia, VAP)的发生率。口腔护理用物常见的有负压吸引牙刷、软毛牙刷,电动牙刷、牙线等根据患者评估进行准备。

下面介绍几种常见口腔护理溶液:

1. 生理盐水或复方硼砂稀释液　清洁口腔，预防感染。

2. 1%~3% 过氧化氢溶液　防腐、防臭，适用于口腔感染，有溃烂、坏死组织者。

3. 1%~4% 碳酸氢钠溶液　属碱性溶液，适用于真菌感染。

4. 0.02% 氯己定溶液　清洁口腔，广谱抗菌。

5. 0.02% 呋喃西林溶液　清洁口腔，广谱抗菌。

6. 0.1% 醋酸溶液　适用于铜绿假单胞菌感染。

7. 2%~3% 硼酸溶液　酸性防腐溶液，有抑制细菌的作用。

8. 0.08% 甲硝唑溶液　适用于厌氧菌感染。

9. 气管内插管患者的口腔护理建议应用 0.2% 氯己定、0.1% 西吡氯胺漱口液。

三、口腔护理的方法及实施

口腔护理方式以棉球 / 棉签 / 纱布擦拭居多（52.1%），其次是擦拭加冲洗法（31.1%），仅 12% 的护士采用牙刷刷洗和刷洗结合冲洗法；在口腔护理方式的选择方面，83.2% 的 ICU 护士使用擦拭法或擦拭加冲洗法为患者实施口腔护理。英国残疾和口腔健康协会、澳大利亚指南等推荐使用牙刷刷洗法，每天至少 2 次对患者牙齿、牙龈及舌进行轻柔刷洗，并强调即使是缺齿的气管插管患者也应该对口腔黏膜、舌进行轻柔刷洗，以减少口咽部细菌定殖。牙刷以小头、软毛儿童 / 成人牙刷为佳。当患者存在刷牙禁忌证时，如血小板减少性牙龈出血、严重溃疡、凝血功能紊乱患者，可以使用泡沫棉签代替。

（一）含漱法

1. 对象　洼田饮水试验 3 级及以下的吞咽障碍者，如鼻咽癌放化疗术后患者；不适用于有认知障碍或严重吞咽功能障碍患者。

2. 方法　用舌上下、左右、前后反复的搅拌，嘱患者每次含漱时，药液保留在口腔内 3~5min，做到在晨起、饭后和睡前各含漱 1 次。

3. 作用　清除大块残渣及分泌物，减少牙菌斑；使唾液分泌增加，改善口腔的酸性环境的一种患者自我口腔护理方法。

4. 注意事项　指导患者漱口时尽量低头，避免仰头时引起误吸、呛咳。

（二）口腔冲洗法

1. 对象　适用于口腔内有病变、伤口，或有钢丝、夹板等固定物的口腔、下颌术后患者。

2. 方法　左手用注射器缓慢注射漱口液，右手持负压吸引管进行抽吸，一边注射一边抽吸，直至口腔全部冲洗干净。注射式负压吸引法是目前常用、较好的冲洗法。

3. 作用　物理性冲洗可替代唾液起到物理冲刷作用。

4. 注意事项　该方法可冲洗大部分细菌，注水及抽吸需 2 人配合操作，耗费人力，抽吸不及时及不干净，易导致患者呛咳或误吸。另外很难清除舌苔或痰痂。

（三）机械性擦洗法

1. 对象　适用于昏迷或有气管切开的患者。

2. 方法　传统方法以棉球擦洗为主，改良的方法包括使用妇科棉枝、纱布、一次性棉拭子、海绵刷（国外 ICU）等进行擦洗。

3. 作用　机械性擦洗可以有效去除牙菌斑。

4. 注意事项　擦拭法能有效去除菌斑，但存在清洗范围小、压力不足等缺点，当口腔分泌物、污物较多时难以擦拭干净，建议在口腔护理前先行吸引或结合冲洗法进行口腔护理。

另外，需特别注意擦洗力度，避免发生机械性损伤。

（四）刷牙法

1. 对象 洼田饮水试验2级以下的吞咽障碍者。

2. 方法 传统手动牙刷、电动牙刷。

3. 作用 清除牙间污垢、食物碎屑、部分牙菌斑和清除口臭；按摩牙龈，促进血液循环，对牙周起到良好的刺激作用，增加组织的抵抗力。

4. 注意事项 电动刷牙比手动刷牙更彻底清除牙菌斑，降低牙龈炎及牙龈出血，从省力及减轻牙龈出血方面优于前面三种方法。但是，该方法不适用于严重吞咽功能障碍患者。

（五）负压冲洗式刷牙法

1. 对象 适用于洼田饮水试验3级以上吞咽障碍者或重症患者（昏迷、气管插管、气管切开）。

2. 方法 一名护士操作，用冲吸式口护吸痰管（图9-1-1）的进水腔冲洗口腔后及时通过吸水腔吸走，硅胶刷毛在口腔内不断刷洗。

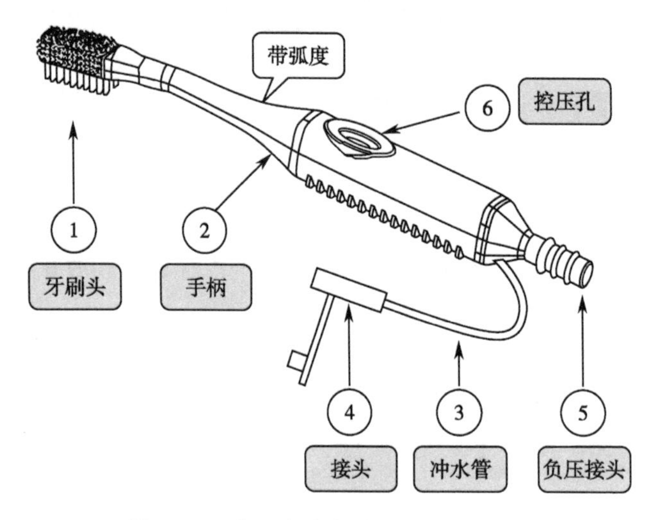

图9-1-1 负压冲洗式刷牙法的牙刷结构

3. 作用 清除口腔污垢，清洁舌苔，提高口腔清洁度，防止刷牙时误吸，预防口腔和肺部感染，按摩牙龈，促进血液循环，增加组织的抵抗力。

4. 操作流程 具体操作步骤如下：

（1）向患者家属解释口腔护理的目的、方法及意义。

（2）帮助患者取合适体位：一般取半卧位，头偏向一侧或侧卧位，或端坐位、头前倾；铺治疗巾或毛巾。

（3）把吸痰管的负压接头连接好负压装置，在冲水管的接头接好输液装置或注射器。

（4）检查负压是否在0.04~0.053MPa范围内，检查冲水管是否通畅（此时已湿润牙刷）。

（5）在牙刷头上涂上牙膏，检查患者口腔是否有溃疡及干燥，若太干燥，打开冲洗液湿润口腔。

（6）牙刷与牙齿呈45°，上下轻刷，每次刷牙2~3min。刷洗口腔的各个角落包括牙齿、舌苔、上颚、颊部，牙刷可360°旋转（有气管插管的患者，查看插管深度，将插管移一边，刷干净一边再刷另一边）（图9-1-2）。

（7）将口腔的污垢及牙膏泡沫及时刷净吸除，打开输液装置或用左手推注注射器，速度控制在 80~100 滴 /min，此时利用拇指控制负压一边冲洗一边刷，同时吸干净口腔内的清洗液。

（8）待口腔清洁干净后，先停止冲洗注射，再把患者口腔分泌物吸净，然后再关负压。

（9）协助患者取舒适体位，整理相应物品。

5. 注意事项　该方法将冲洗法与刷牙法相结合，很好地发挥了各种方法的优势，又解决了吞咽障碍患者吞咽功能异常易发生误吸、呛咳的难题；在操作过程中应注意冲水的速度，及时检查吸引压力，以免因冲水量过大，抽吸不及时导致的误吸、呛咳。该方法在临床应用后，效果好，患者及家属易接受，作为适宜技术，值得推广。

（六）咀嚼法

1. 对象　适用于鼻咽癌放化疗术后及口腔、咽喉术后吞咽障碍患者或老年退行性吞咽障碍患者。

2. 方法　湿润口唇后咀嚼木糖醇口香糖，早、中、晚各 1 次，每次 15min。

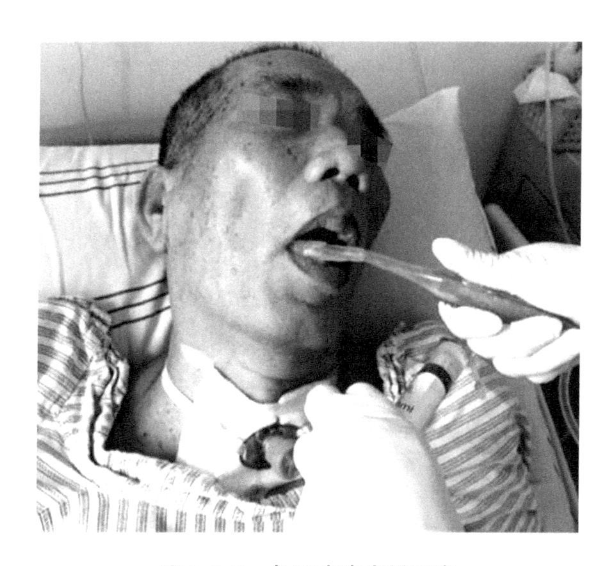

图 9-1-2　负压冲洗式刷牙法

3. 作用　满足患者生理和心理需求，促进唾液分泌，预防口腔并发症，防止真菌感染，促进肠蠕动恢复，改善口腔咀嚼相关肌肉肌力。

4. 注意事项　该方法不适用于意识不清、认知障碍患者；幼儿应在家长监管下使用该方法。

四、并发症及其处理

（一）口腔黏膜损伤

1. 操作时，正确使用开口器和压舌板，钳端保证完全包裹在棉球里，避免止血钳碰伤、擦伤口腔黏膜。使用负压式吸引牙刷时负压压力避免过大，导致口腔黏膜损伤。

2. 擦洗口腔黏膜溃疡面、糜烂处时，动作要轻柔，避免损伤导致出血。

3. 口腔有白膜或分泌物覆盖时，不能强行擦除。

4. 如果口腔黏膜损伤导致活动性出血，予棉球压迫止血。

（二）误吸

1. 原因 护理过程中，以下情况易致误吸：①棉球过湿；②负压吸引压力不足，不能及时抽吸出冲洗液；③气管切开患者气囊压力不足；④气管切开患者口腔护理前未充分吸痰；⑤体位不正确；⑥冲洗速度过快。

2. 口腔护理前协助患者摆放正确体位，若有痰液，应充分清除痰液；佩戴气管套管者，口腔护理前，应检查气囊压力，控制冲洗速度及量。

有关口腔护理过程中的常见并发症及其预防处理见表 9-1-2。

表 9-1-2 口腔护理过程中的常见并发症及其预防处理

并发症	表现	原因	预防处理
损伤口腔黏膜	口腔黏膜破裂、出血	1. 止血钳的硬度大，若棉球不能有效包裹钳端，易引起患者口腔黏膜破损 2. 擦洗力度掌握不合适	擦洗动作轻柔，如果使用止血钳或开口器，应注意力度及尖端包裹
误吸	呛咳、发热、肺部感染	1. 棉球过湿 2. 负压吸引压力不足，不能及时抽吸出冲洗液 3. 气管切开患者气囊压力不足 4. 气管切开患者口腔护理前未充分吸痰 5. 体位不正确 6. 冲洗速度过快	口腔护理前协助患者摆放正确体位，若有痰液，应充分清除痰液，并检查气囊压力，控制冲洗速度及量
恶心、呕吐	反酸、胃痉挛	1. 解释不充分 2. 体位不恰当 3. 吸引负压过大 4. 动作不轻柔，碰触咽后壁 5. 患者较敏感	充分评估患者自身情况，摆放恰当体位，向患者做好解释，取得配合。动作轻柔

五、结局与应用评价

（一）口腔护理结局

理想的口腔护理，应达到下列效果：

1. 患者及家属对护士的解释，有关牙齿、口腔方面的健康教育内容和护理表示理解和满意。

2. 患者口腔清洁，无异味，无感染，口腔黏膜完整。异常情况得到及时、正确的处理。

3. 患者能正确漱口或刷牙，建立维护口腔健康的行为。

（二）应用评价

基于循证的实践可以改善护理人员对吞咽障碍患者的口腔护理行为，在证据应用的过程中，要考虑临床情景，例如：临床原有的工作流程、制度和资源的保障可能会与现有的最佳证据存在一定的偏差，阻碍最佳证据的实施；护理人员和患者可能会因缺乏对新流程、新规范的了解，而排斥改变原有的工作习惯；护理人员难以短时间内从海量文献中筛选出高质量的文献；护理人员尚缺乏一定循证的知识。因此，为规范、改善和指导临床护理人员的口腔护理实践，减少临床护理人员的时间成本，需要研究者就吞咽障碍患者口腔护理相关的证据进行查询、评价、分析、整理和归纳，形成最佳循证实践方案。切实改善我国此类患者口腔护理临床实践现状是今后学者需要深入探讨和研究的问题。因此，我国学者在构建此类患者的口腔护理评估工具和操作规范时，应充分将国内外最佳科研证据与我国医疗水平、文化背景及患者需求相结合，并及时完善指南，以最佳证据指导临床护士实施口腔护理，促进口腔护理的循证实践，真正提高患者的口腔健康。

第二节 人工管道的护理

重症及严重吞咽障碍患者，为了解除呼吸道梗阻，保持呼吸道通畅以及营养的充分供给，常常会采用多种人工管道，如气管切开套管、留置管饲管、间歇性鼻(口)胃管、胃造瘘管等。每条管道均具有不同的功能，常作为治疗和病情观察的手段，它们被称为“生命的管道”。这些管道护理的准确与否，直接关系到疾病的转归乃至患者的生命。因此，应护理好这些管道，使其各置其位，各司其职，避免发生各种不良反应及并发症。

一、气管套管护理

气管切开后患者失去了上呼吸道对吸入气体的温化、湿化、净化作用，因而呼吸道黏膜易干燥、分泌物易干结，进一步导致气道阻塞和排痰不畅，加之呼吸系统防御功能降低，从而易引发肺不张和继发性呼吸道感染等。

(一)气管套管的种类

1. 金属气管套管　包括银质气管套管和钛合金气管套管，该类型气管套管由外管、内管和套管芯三部分组成，其特点为成本较低，带有内管，可随时拆卸，便于清洗护理，可有效预防及减轻感染，不易堵管；其缺点为不能连接机械通气，长期内管消毒，银质气管套管易变形。

2. 塑料气管套管　分为普通塑料气管套管和带气囊塑料气管套管，其中普通塑料气管套管由外管、内管和套管芯组成，带气囊塑料气管套管分为不带内管的气管套管和带内管可冲洗的气管套管。该套管特点为材质较轻，因有内管，可拆卸，清洗方便，不易堵管；外端有卡口，可直接连接机械通气，佩戴说话瓣膜；末端气囊充气后，能有效止血，可防止分泌物进入下呼吸道，是目前临床应用广泛且较先进的气管套管。

3. 硅胶气管套管　没有内管和管芯，只有外管组成。该套管因与组织相容性较好，柔软无刺激性，为临床广泛使用，但需气管切开窦道形成后才能使用。长期使用可引起断裂，清洗套管时尤应注意使用较软的毛刷。

(二)固定

应妥善固定，防止管道脱出。气管套管的固定包括内固定及外固定。其中外固定的方式有扁带固定、止血带固定、固定带固定。

1. 扁带固定　扁带应选择质地柔软、细密的全棉布料。取两条白色扁带，每条带子折成长短状，分别套在气管切开套管两侧侧翼的小孔上，在长短交叉分别从患者的颈后绕过，在颈部侧面打死结固定，松紧以1手指穿过为宜。

2. 止血带固定　取一根内径为0.5cm，外径为0.7cm的止血带，用发夹将固定外套管的布带穿过止血带，使止血带套在布带的外面，止血带的长度为绕患者颈部一圈的周长再减去外套管的长度，布带的长度比止血带长 15~20cm，松紧适宜，以能伸进一指为宜。

3. 固定带固定　取气管套管固定带一条，固定带的两端有魔术贴，分别长 6cm，将固定带放于患者颈后方中间，带子两端提起分别穿过气管套管两侧翼的小孔反折固定与带子颈部侧面，固定带松紧度以穿过一指为宜。过松可能引起套管脱出，过紧将引起不适宜刺激患者反复咳嗽，也可引起颈部的压疮。

（三）切口的护理

气管切开局部要保持清洁、干燥，根据分泌物的多少及敷料的清洁程度决定换药次数，一般 1~2 次 /d，如使用泡沫敷料可延长至 3d，如被污染则随时更换。换药方法是用安尔碘棉球自切口向外环形消毒，再以生理盐水清洁伤口后用无菌敷料覆盖。随时观察伤口有无感染迹象，如切口周围出现湿疹或红肿，可用紫外线灯照射，局部外涂百多邦、金霉素软膏等。同时注意蛋白质摄入，提高机体抵抗力。

（四）气囊的管理

1. 现公认采用专门的气囊压力表测量囊内压力是较为科学可靠的手段　结合最小闭合技术和最小漏气技术进行气囊内充气可最大程度保证气囊密闭性和安全性。理想的气囊压力是既能防止气囊与气管壁之间漏气，又能避免气囊压迫气管壁，造成缺血、坏死。中华医学会重症医学分会机械通气指南建议，每天检测气囊压力 3 次，将人工气道套囊压力保持在 2.45~1.94kPa（25~30cmH_2O），既可有效封闭气道，又不高于气管内壁黏膜毛细血管渗透压，可预防气道黏膜缺血性损伤和气管食管瘘，以及拔管后气管狭窄等并发症。

2. 关于监测时机　通常认为：气囊充气 4h 后，气囊内余气量减少，压力降低，建议每 4h 检查气囊压力，每次放气 5~10min；但鼻饲后 1~2h 内尽量不要放松气囊，以减少误吸风险。对于误吸风险高的患者，采取持续气囊充气的方式较间断气囊放气方式可显著降低肺部感染的发生率。而对气管切开无需机械通气的患者，如果自主气道保护能力好，可将气囊完全放气或更换为无气囊套管。

3. 气囊放气时，注意同时吸痰，避免气囊上堆积的分泌物进入肺内。

（五）气管套管的消毒

1. 金属套管的消毒方法　可采用浸泡消毒和煮沸消毒法。

（1）浸泡消毒法：即用 3% 过氧化氢浸泡消毒，每天 1~2 次，时长一般在 30min，取出后用软毛刷进行清理，5~6 次最为适宜，直到套管内壁痰痂彻底清除。浸泡后的气管套管在使用前需要无菌生理盐水彻底冲洗，以减少对皮肤黏膜的刺激。

（2）煮沸消毒法：即取出需要清洁的套管，先用流动的清水进行反复冲洗后放入沸水中煮至 3~5min，再用流动的清水进行冲洗，软毛刷对其内壁进行刷洗，冲洗干净即可。

2. 塑料气管套管的消毒方法　对有内管的可采用浸泡消毒，不能煮沸消毒以免变形，具体消毒方法同上。

3. 硅胶气管套管的消毒方法　硅胶气管套管的消毒方法及注意事项同塑料气管套管。

（六）气道湿化

气管切开后人工气道的建立，使患者在吸气过程中丧失了上呼吸道黏膜对吸入气体的加温加湿功能，易造成呼吸道失水、黏膜干燥、分泌物干结及排痰不畅等一系列问题，这就需要对这类患者吸入的气体进行有效加温加湿。

（1）加热湿化器：一种新型加温湿化呼吸气体装置，其特点是将无菌蒸馏水加热，产生水蒸气，与吸入气体进行混合，从而对吸入气体进行加温、加湿。此装置明显降低气管切开患者呼吸道并发症的发生率，改善通气效果，现已在临床广泛应用。

（2）气道内滴注：直接向气道内持续或间断滴入湿化液，可增加气道菌群移位和VAP的发生率，并增加肺不张的可能性，目前不建议使用。

（3）雾化（气溶胶吸入疗法）：将支气管扩张剂、抗生素或激素等制成气溶胶，以烟或雾的形式吸入气道和肺，达到治疗疾病或者缓解症状的目的。

（七）吸痰护理

气管切开术后，吸痰成为护理的关键，但吸痰操作对呼吸道又是一种损伤，因此必须严格掌握吸痰的技巧和方法。吸痰时，需遵循先吸气管内及深部分泌物，再吸口鼻腔分泌物，吸痰管一次性应用，口腔与气管内吸痰管严格分开，这样可以有效避免人为因素导致肺部感染。吸痰前先调好吸引器负压，并将吸痰管放入无菌生理盐水中润滑吸痰管前段，并同时测试导管是否通畅及吸引力是否适宜，吸痰时，在无负压状态下，将吸痰管适当插入气管深部，旋转退出吸痰管时保持负压状态，退出过程中，不可来回抽吸，吸痰时间不宜过长，单次吸痰以10~15s为宜，每轮吸痰连续抽吸不超过2次，否则可导致患者血氧下降、呼吸困难。如患者吸痰过程中反应强烈或生命体征改变明显，应立即退出吸痰管并观察患者生命体征直至患者平稳。吸痰用物根据吸痰操作性质每天更换1~2次。

（八）吸氧护理

气管切开后呼吸道完整性被破坏，双鼻导管吸氧效果不佳，可采用在吸氧管末端连接去针头后的输液针，插入套管内，胶布固定，一般插入2~3cm，吸氧用物每天更换。

二、留置鼻胃管的护理

鼻胃管是指从鼻腔经食管留置于胃的导管。可以经此给予肠内营养或进行胃减压。由于鼻咽腔、食管内长期留有鼻胃管，鼻饲患者原有的消化道生理环境被改变，异物的刺激使呼吸道和口腔分泌物增加，口水增多；鼻胃管的留置使食管括约肌受牵拉，相对关闭不全，胃内容物易反流至口咽而误吸入肺；鼻胃管的留置更进一步减弱了咽反射。

（一）固定

长期留置的鼻胃管要做好妥善固定，避免意外拔管后需要再次置管而带来的不良影响，另外在变换体位时鼻胃管牵拉加重对咽部的刺激，防止鼻胃管移位或脱出至食管内或口咽内；烦躁的患者对其能够活动的上肢要适当约束，防止其拔出鼻胃管；定期检查鼻胃管是否在胃内。妥善固定后做好标记，固定鼻胃管应妥善外固定。外固定的方式：胶布、棉绳。①胶布固定：用胶布贴于鼻尖部及脸颊部，固定的方法有人字形固定、工字形固定及松紧带固定等，胶布应每天更换；②用棉绳将鼻胃管在患者的鼻腔出口处打两个结，结的松紧以刚好固定鼻胃管为宜，不可阻断引流，然后将棉绳两端自患者的面颊部绕于枕后交叉固定，松紧度以不感觉到勒脸为宜，不可过松。

（二）鼻胃管的种类

分为常规普通硅胶鼻胃管和带导丝鼻胃管两种。

王合花通过实验数据得出结论，采用带导丝鼻胃管为患者置管，可明显提高一次置管成功率，明显减轻不良反应。而常规使用的硅胶鼻胃管，质地较软，且在鼻胃管入口端有2~3个侧孔，在为意识不清的患者插管时，因其不能主动配合吞咽，易出现不自主抵抗，导致鼻胃管盘曲在咽喉部及口腔内，从而置管失败。而多次置管会使患者对刺激的反应增强，严重者导致吸入性肺炎的发生。

（三）鼻胃管更换时间

常规硅胶鼻胃管的更换时间为21~30d，可降低反复插鼻胃管对鼻咽黏膜的刺激，减少插管时患者痛苦、降低材料的损耗及费用；5周时间内，硅胶管随着时间延长，鼻胃管本身弹性、对鼻黏膜的刺激及鼻胃管细菌生长没有明显差别；4周更换1次鼻胃管，可以做到既减少插管次数，又不增加并发症的发生率。现研发有新型材料及抗酸鼻胃管可延长留置时间。

（四）喂食方式

1. 分次推注　将膳食定时用注射器缓慢推注，每次200~250ml，每天4~6次。

2. 间歇重力滴注　指在1h以上的时间内，将配制好的营养液借重力作用缓缓滴入患者胃肠道内的方法。一般每次250~400ml，每天4~6次，速率为20~30ml/min，如患者有不适可减低速率。

3. 连续泵输注　通过输液泵将营养液匀速地注入到患者体内的方法。适用于胃肠道耐受性较差或导管尖端位于十二指肠或空肠内的患者。优点：连续输注吸收较好，患者胃肠道不良反应少，可维持恒定的输注速率，能减轻护士的工作量，是临床上最常用的输注方法。

（五）喂食方法

鼻饲前视病情抬高床头至少30°，检查鼻胃管是否在位、通畅、有无脱出，患者有无腹胀、胃潴留、胃液颜色是否正常等。鼻饲液温度为38~40℃；鼻饲液应均匀；鼻饲前后用20ml温开水冲洗管道，每次鼻饲量20~30ml缓慢注入，一般10~15min鼻饲完毕，同时保证患者水分的摄入。鼻饲后，保持床头抬高，保持右侧卧位，以利于胃排空，1~2h避免搬动，可防止胃内容物反流。发现胃潴留时，应记录潴留量，分析原因，暂停进食或给予助消化药物。继续鼻饲者，宜给予半量，延长间隔时间。

（六）预防并发症的护理

1. 口腔护理　仔细检查患者口腔黏膜的变化，特别注意口腔软腭处，痰液易在此聚集，需及时清理。患者的咽喉部位会受到鼻胃管的摩擦刺激，进而容易诱导患者发生咽部疼痛症状，降低了口腔的杀菌能力和防御能力，并诱发咳痰、咳嗽、咽部潮红、口唇干裂、声嘶、口干、咽痛等不良反应症状。详见第一节内容。

2. 防止误吸　误吸是较严重的并发症之一，衰弱、年老或昏迷的患者，有食管反流者尤易发生液体饮食反流，吸入气管。鼻饲时抬高床头至少30°，注意鼻胃管输注速度。病情允许时取半卧位，头偏向健侧。鼻饲后30min不要翻身和搬动患者的体位是预防误吸的关键。监测胃潴留量，鼻胃管出口作一标记，吸痰时动作应轻柔，尽量减少刺激。确保鼻胃管位置正确，鼻饲前检查。一旦发生误吸，患者出现呼吸困难等，应立即停止鼻饲，保持呼吸道通畅，取右侧卧位，吸出口鼻内反流物。

3. 防止脱水　脱水可由腹泻、尿糖或者摄水不足引起，护理中应逐渐增加饮食的浓度与量，并经常监测电解质变化及尿素氮的水平，严格记录患者出入量。

4. 预防腹泻　腹泻是最常见的并发症，发生率可高达62%，通常发生于鼻饲开始使用高渗性饮食，胃肠道分泌大量水以稀释溶液的浓度，肠道蠕动加速，易产生腹泻。控制每次鼻饲量，少量多餐。鼻饲液当日配制，容器消毒。也可配合加入抗痉挛和收敛药物可控制腹泻。此外，肠道细菌、真菌感染也可引起腹泻。

5. 防止便秘　应加强饮食指导，及时增加青菜和水果的量，促进胃排空。早期鼻饲能够保证患者水分及粗纤维素食物的摄入，配合腹部顺时针按摩（即升结肠 - 横结肠 - 降结肠 - 乙状结肠），每天 2~3 次，每次 10~20 回。必要时遵医嘱给予缓泻剂、胃动力药或给予灌肠。

6. 预防脱管、堵管　脱管多因患者烦躁时自行拔除或翻身时不慎脱落，护理中应采用细孔、柔软、稳定性好的鼻胃管，采用适合的固定方式，胶布固定者，定时更换胶布，保证有效固定；躁动患者给予必要的约束。食物应制作精细、喂药时药片应研碎溶解后注入，每次输注完毕后应立即冲洗鼻胃管，避免堵塞。

7. 预防恶心呕吐　鼻饲输注的速度过快与量过大易引起恶心、呕吐，可减慢输注速度，液体量以递增的方式输入，溶液温度保持在 40℃左右，以减少对胃肠的刺激。

8. 避免胃潴留和腹胀　患者因为胃肠蠕动慢，并有输入的营养液潴留于胃肠内，每次输注溶液前先抽吸，以了解胃是否已排空，进食 4h 后，可从鼻胃管自胃腔抽出食物则提示有胃潴留，需延长输注间隔，少量多餐，且单次鼻饲量不应高于 200ml，可加服胃动力药，促进胃排空。必要时可给予保护胃黏膜药。

9. 预防高血糖与低血糖　高血糖与大量鼻饲高渗糖饮食有关，护理中应正确掌握血糖、尿糖测量方法，以免高血糖加重病情。低血糖多发生于长期鼻饲饮食而突然停止者，为避免发生低血糖，应缓慢停用要素饮食，或者同时补充其他形式糖。

三、胃造瘘管护理

胃造瘘经皮内镜下胃造瘘术（PEG）指在内镜协助下，于腹壁、胃壁造口置管，将营养物通过人工管道置入胃内的方法。目的是为不能经口进食的患者提供营养的需要，已成为长期肠内营养首选的治疗方法。

（一）固定

胃造瘘管的固定包括内固定及外固定。

1. 将胃造瘘管体外端用薄的减压敷贴固定在腹壁上，采用两条固定胶带加压固定于管的 1/3、2/3 处，以防管道移位、折叠、扭曲。应做好管道固定处的刻度标记，护理查房及交接班时，应观察体外管道的长度，防止管道脱出。为有效防止患者拔出胃造瘘管或因躁动不安导致脱管等问题，王丽媛等设计了一款胃造瘘保护衣，临床应用效果较好。

2. 术后早期内固定较紧，以压迫胃壁，防止出血及渗透引起的炎症。此后，固定需松紧适宜，腹壁固定盘与皮肤之间允许有 2mm 距离。如固定过紧，会引起疼痛造成胃壁腹壁缺血坏死；如固定过松，营养液及胃液因胃压增大时反溢于皮肤，长期刺激皮肤易引起感染、糜烂等情况。

3. 若发生非计划性拔管，立即停止注食，取平卧位，用安尔碘消毒造瘘口外周，用纱块加压覆盖在造瘘口上，密切观察伤口有无出血，并配合医生做好下一步处理。

（二）进食体位

喂饲时患者取坐位或半卧位，卧床者抬高床头至少 30°，注食后夹闭造瘘管，喂饲后保持该体位 30~60min，防止胃食管反流，导致吸入性肺炎。

（三）换管时间

无特殊情况一般半年至一年更换造瘘管一次。

（四）造瘘口周围皮肤护理

1. 术后早期伤口有少量渗血，给予局部压迫止血；每天用安尔碘局部消毒，并用无菌纱布覆盖固定。保持造瘘管周围皮肤清洁干燥，及时更换敷料，并观察有无渗出物及红肿热痛现象。

2. 造瘘口形成后改为局部消毒换药2~3d一次，用安尔碘消毒。

3. 造瘘口有肉芽组织生长与胃内容物从造瘘口渗出、长期刺激造瘘口有关，及时用10%氯化钠局部湿敷30min，每天2次，使创面形成一个高渗环境可吸附出组织中多余水分，形成比较干燥的环境，减轻创面水肿，抑制肉芽组织过度生长。

（五）常见并发症及其预防处理

1. 造瘘口周围感染　保持造瘘口清洁干燥，及时换药，沐浴时做好防护，必要时遵医嘱外用抗炎药物、使用紫外线照射等治疗。常用的抗感染软膏有金霉素软膏、莫匹罗星软膏、磺胺嘧啶银乳膏等。

2. 造瘘管的滑脱、阻塞及断裂　注意固定造瘘管，避免过度牵拉、剧烈咳嗽、打喷嚏等增加腹压的动作。管饲食物应用搅拌机制作均匀，喂药时药片应研碎溶解后注入，注入食物的温度不能过高。如造瘘管滑脱发生在早期（术后1周内）属于严重并发症，需立即进行手术干预治疗；如造瘘管脱出时窦道已形成，立即予以放置无菌导尿管避免窦道闭塞，然后安排重新置管。

3. 瘘口扩大　应避免用力牵拉。

4. 固定器植入综合征　又称包埋综合征，指由于过度牵引导致造瘘管头端胃腔内垫片从胃腔内移行至胃壁内或腹壁内，属于慢性并发症，是胃造瘘术的严重并发症。在术后窦道形成时（一般是1周左右），及时放松瘘管固定装置，以恰好附着在窦道两端为宜。日常应每天检查瘘管松紧度，并通过左右旋转及内外进出确定活动度。一旦发现活动度不佳、阻塞等，要及时排查原因，进行相应处理。

第三节　照顾者的护理教育及培训

吞咽障碍患者常合并意识障碍、失语、情绪低落、焦虑抑郁等症状，绝大部分患者需要家属或护理者照顾。照顾者的行为对吞咽障碍患者可产生积极或消极的影响。照顾者喂食护理得当，可减少并发症，否则会加重患者病情，引起误吸和营养不良致使疾病恶化。因此，要减少吞咽障碍患者的并发症，使患者得到科学有效的护理，有必要对照顾者实施有效的护理教育和技能培训。强调一入院就进行出院计划制订的重要性和意义，对维持患者护理质量、提升康复效果、减少并发症和再次入院率均具有重要价值。

一、技能培训

（一）评估

入院时不仅要全面评估患者的生活自理能力，还需要对照顾者的照顾能力进行综合评估，照顾者能力评估包括对疾病知识的知晓情况、其文化程度以及接受能力。

（二）计划与实施

1. 培训模式　集体培训（病友会）与个体培训（管床护士一对一）相结合模式。

2. 培训方法　口头讲述，录像视频，实操示范。对无认知障碍能很好进行交流者采用口头讲解和示范相结合的形式。对运动性失语者，采用口头和书面讲解相结合的形式。对失读失认者，采用口头讲解为主辅以示范相结合的形式。对感觉性失语患者，采用示范、书面以及口头讲解相结合，综合进行健康教育。

3. 培训内容

（1）康复训练方法：指导患者每天进行基本的、简单的吞咽训练体操，不必过于复杂，以免误用。

（2）良肢位摆放：根据不同病因与病情，摆放适当体位。让患者舒适有利于管道护理避免误吸反流为原则。

（3）预防压疮：对于压疮高危患者予压疮相关知识指导，指导照顾者掌握预防压疮等知识和技能，有效参与和独立采取预防压疮等措施，对于昏迷、四肢瘫痪者每 2h 翻身一次，保持床面整洁，保持患者皮肤干洁等。

（4）喂食

1）进食体位：根据患者情况指导选择坐位、半卧位或健侧卧位。

2）食物形态调配：按在医院里学习的规范食物调配方法给予符合标准的食物形态调配，指导家属使用增稠剂调制饮品（水、茶、汤、牛奶、果汁等），避免误吸的发生。

3）进食辅助用具的使用指导：指导患者使用附有保护胶套或边缘钝的长柄茶匙，加大手柄茶匙，改良筷子，有吸盘的高边碗及碟或使用防滑垫，有盖及吸管的杯或切口杯，餐具的颜色最好鲜艳、亮丽。

4）一口量、速度的控制：按照住院期间的要求进食一口量并适当控制速度。随着吞咽功能的改善，患者进食时液体应控制在 10ml 以内，牛奶布丁 5~7ml，浓稠泥状或糊状食物 3~5ml，肉团 3ml 左右。进食速度不宜过快，确认前一口已吞完，方可进食下一口。

5）喂食日记：指导患者照顾者对患者进食后及时进行记录，内容包括：日期、开始时间、食物性质、进食时间、耐受能力、进食期间是否出现呛咳及反应情况，24h 总入量。

（5）口腔卫生：经口进食的吞咽障碍患者进食后口腔内易留有食物残渣，自我清理困难，而不能经口进食的患者，口腔虽然没有食物残渣，但口腔自洁能力低下，因此指导患者或照顾者掌握口腔护理的方法是非常重要的，应指导照顾者在喂食后如何检查口腔内是否有残留食物，如何进行彻底的口腔护理。对于佩戴义齿的患者，要特别注意义齿取下后，对口腔内的钩齿和口腔后侧容易有牙垢的地方要用牙刷反复刷洗。

（6）留置鼻胃管 / 胃造瘘管护理：指导照顾者鼻饲体位、注食相关知识及注意事项、喂食安全及管道安全相关知识。

（7）患者心理情绪疏导：指导照顾者如何帮助患者建立功能恢复信心，减少病耻感。

（三）培训结局

患者及其照顾者对护士的技术培训工作表示理解和满意，依从性好且住院期间照顾者的照护技术得到提高，经实操考核合格，患者在住院期间未发生因照护不当产生的并发症。

二、护理教育

（一）评估

评估患者及照顾者的文化程度及接受能力，以及对疾病知识的知晓情况。

（二）计划

根据评估结果选择合适的健康教育方法及制订护理教育方案，确定健康教育的时机、频率。

（三）实施

1. 教育模式　集体教育（病友会）与个体教育（管床护士一对一）相结合模式。

2. 教育方法　口头讲述，发放宣传单张，播放录像视频等。

3. 教育内容

（1）正常吞咽的过程。

（2）吞咽障碍的定义、表现及处理。

（3）吞咽障碍常见并发症如误吸、吸入性肺炎、营养不良、脱水的预防及护理。

（4）吞咽障碍的主要治疗及护理的配合。

（5）用药：向照顾者详细介绍患者所服药物的名称、剂量、药物可能出现的副作用及注意事项，尤其是特殊药物。

（6）返院复诊指导：向照顾者介绍门诊复诊的时间及注意事项，并告知医院门诊的联系电话。若患者在家期间出现发热，痰液增多，多次进食后出现异常咳嗽、意外脱管等表现时，应立即回医院检查和治疗。

（四）结局

患者或其照顾者了解吞咽障碍相关疾病基本知识，熟悉常见并发症的预防，掌握吞咽障碍的主要治疗方法及护理，了解返院复诊的时间及注意事项。

三、误吸的预防

（一）管饲误吸的预防

鼻胃管放置过久，存在下列危险因素，并可产生诸多不良影响。

1. 危险因素

（1）鼻胃管的移位：体位改变等原因可导致喂养管移位。当营养管位置不当，甚至滑脱到食管内，误吸发生率明显增加。

管饲喂养期间，有研究表明，喂养管离幽门越远，吸入性肺炎的发生率越低。有学者对100例神经损伤患者进行空肠造口术，术前误吸所致肺炎的发生率为18%，术后为8%。与管饲喂养有关的鼻胃管为11%，鼻空肠管喂养为0。另一组机械通气的38例ICU患者，经鼻胃管和鼻空肠管喂养发生吸入性肺炎为11%和0。

（2）鼻胃管的管径：所用鼻胃管直径越粗，对食管下端括约肌的扩张开放作用越大，发生胃内容物反流的机会亦相应增加，误吸也更易发生。

喂养管直径对胃内容物反流和误吸的影响机制尚不明确。有学者研究发现，伴有严重肺疾病的29例婴儿，用8号喂养管比10和12号喂养管喂养较少发生食管反流。有学者对17例危重患者进行2.85mm小管径与6.0mm大管径喂养管对比研究，前者反流和微量误吸发生率均低于后者。多数临床学者肯定了小管径营养管在临床上应用的重要意义。

2. 预防措施　针对上述影响及潜在危险因素，采取的预防措施如下。

（1）确保喂养管位置正确：放置鼻胃管后，每次间断喂养前或持续喂养、每次换喂食物前均需检查鼻胃管位置。尤其是刚置管时，误将鼻胃管置入气管支气管树或胸膜腔。置管位置错误临床上并不少见，但一些昏迷、咳嗽反射减弱的患者不一定有强烈反应，因此护理人员要注意区别鼻胃管是置入了胃肠道还是呼吸道，通过如下方法确定鼻胃管的位置。

1）传统方法：传统检查鼻胃管位置的方法有听诊、观察水下气泡，回抽胃内容物等。很多研究报道指出，如果鼻胃管较细或较软则不易抽出胃液，所以单独使用回抽胃内容物方法并不可靠。

2）监测 pH 值：肺内 pH 值平均为 7.73，肠内 pH 值为 7.3，而胃内 pH 值则为 3.90。所以，如果测得的 pH ≤ 4，区分胃和呼吸道的位置是可靠的。但临床用 pH 方法确定鼻胃管位置也有其局限性，因为呼吸道和肠道的液体都可能是碱性，所以 pH 方法在区别二者的位置时价值很小。

3）测量鼻外部鼻胃管长度：通过观察鼻胃管穿出鼻孔或皮肤处的标记变化，可以及早发现鼻胃管的移位。一般认为插管长度为 45~55cm，相当于患者鼻尖至耳垂再至剑突的长度。有研究表明，为了防止刺激性药液溢出鼻胃管刺激食管，利用延长鼻胃管的方法，实际较传统长度长 10cm，即 55~65cm，此时鼻胃管 3 个侧孔全部进入胃内，有效地防止了刺激性药液从鼻胃管头部的侧孔流出。脑卒中、昏迷、智能障碍患者鼻饲常有食物反流现象，为预防食物反流，建议将鼻胃管插入长度达 55~70cm，即耳垂 - 鼻翼 - 剑突再加上硅胶管最末侧孔距尖端的长度，使食物能全部进入胃内，减少了食物反流。

4）确定鼻胃管在食管内的方法：从鼻胃管内抽出胃液；把听诊器置于胃部，快速经鼻胃管向胃内注入 10~30ml 空气，听到气过水音；将鼻胃管末端置于水中无气体逸出。X 线检查是确认鼻胃管位置的最有效方法，传统床边方法简便易行，有助于了解鼻胃管的位置，但需要认真加以鉴别，防止判断错误。

（2）减少胃残余量：胃残余量过多可增加反流和误吸的危险，可通过回抽胃内容物来确定胃残余量。多数研究认为胃内容量不应大于或等于 100ml 或 150ml，而临床常用 150~200ml 来诊断胃肠动力功能是否紊乱。关于多长时间监测 1 次残余量以及怎样处理，目前存在不同意见，下列方法可供参考：

1）监测胃残余量的频率：持续喂养的患者每 4~8h 监测 1 次胃残余量，间断喂养时每次喂养前进行监测。注入营养液 8h 后残余量达到高峰，以后虽继续喂养残余量却在下降，所以在这一时期严密监测是比较重要的。

2）对抽吸液的处理：关于是将抽吸液体重新注入胃内还是丢弃存在不同意见。抽吸液再注入可致堵管，并增加感染的可能；然而丢弃胃残余液体可增加患者电解质失衡的危险，并改变体液和营养平衡。

3）降低胃残余量的方法：有些药物（如甲氧氯普胺等）可促进胃排空，减少误吸的发生。

（3）给予合适的体位

1）坐位或半卧位：食物反流、胃潴留等是重型颅脑损伤患者行鼻饲喂养常见并发症。抬高床头至少 30°以上，或将床头抬高 30~80cm，并保持该体位 30~60min，可减少并发症发生。采用此体位能加速胃的排空，有利于较好的维持胃肠的生理位置，使食物在一定时间内充分消化吸收；避免胃对膈肌及肝脏组织的压迫，利于患者呼吸，对促进脑部血液循环、改善颅内压有一定帮助。

食物反流易发生误吸，有研究发现仰卧位时间越长，误吸的发生率越高。因此鼻饲患者仰卧时间不可太长，抬高床头是减少误吸的最好方法。对口腔肿瘤术后，特别是舌肿瘤舌体部分切除的患者，舌肌及会厌部肌肉松弛，易发生舌后坠，鼻饲时如抬高床头30°，可使舌后坠现象得到改善。

2）侧卧位：对于脑出血早期和有明显颅内压增高的患者，插管时将患者头部托起有造成脑疝的危险，采取侧卧位插管法，不仅能防止呕吐误吸，还适用于气管插管状态下留置鼻胃管。双侧脑卒中的患者，取侧卧位，可增加鼻胃管通过咽的腔隙。

3）仰卧位：一侧脑卒中患者取仰卧位，选择健侧的鼻腔置管，可使鼻胃管经健侧咽后壁入食管。

4）俯卧位：昏迷患者置鼻胃管，可取俯卧位。此体位使舌后坠减轻，口咽通道不再受阻，口腔分泌物自然流出，使呼吸道通畅，置管顺利。

（4）口腔内分泌物及时清除：误吸气道的物质有口咽细菌、微粒物质和酸性胃内容物3种。将口腔、咽分泌物中的细菌误吸入气道是老年人发生吸入性肺炎的重要危险因素，尤其是口腔卫生较差的老年人容易并发肺炎。因此，护理人员及时清除口腔内的分泌物、做好口腔护理对于预防肺炎十分必要。

对于管饲患者，防止肺炎最佳的治疗策略之一是采取侵入性的口腔卫生护理和经口腔抽出过多的咽分泌物，如果有大量的分泌物，可以经气管套管抽吸。

（5）鼻饲期间密切观察病情：鼻饲时，常规抽取胃液，检查鼻胃管是否在胃内，判断是否有胃潴留。如果自上一次喂养后2h，胃内容物有100ml，或1h后有大约50%的喂养液残留在胃内，提示患者消化不良，有胃潴留，此时要暂停鼻饲或将胃内潴留物抽干净后，按常规减半进行鼻饲，必要时辅助消化药。还应仔细观察患者痰液性状及量的变化，判断痰液是否与鼻饲有关，如果确定是胃内容物反流所致误吸，必须明确病因并加以改正，必要时停止鼻饲，以免加重患者肺部感染，应根据痰液细菌培养，合理使用敏感的抗生素。

（二）从管饲到治疗性经口进食的护理

详见第八章第三节。

四、窒息的处理

当食团堵塞在气道或咽喉造成气流受阻时，将发生窒息。窒息将导致脑部缺氧，产生严重的后患，应该尽快进行急救。

（一）临床表现

1. 窒息的表现　在患者进餐时，应注意辨识窒息的表现。主要表现是呼吸困难，或呼吸带有杂声，像被人扼住脖子。

2. 如果当事人不能给出明确指示，还可以通过以下迹象来判断　①不能说话；②欲用力咳嗽而咳不出；③皮肤、嘴唇和指甲发绀；④瞳孔散大，意识丧失；⑤大小便失禁等。

（二）海姆利克急救法

海姆利克急救法（Heimlich’s emergency）可用于在气道被物品或食物梗阻时有效预防或解除窒息，是美国学者海姆利克发明的一种简便易行、人人都能掌握的急救法。如果在家发生，喂食者是现场唯一的施救者，在拨打120（或当地的紧急号码）之前，应先对患者采取海氏急救法进行急救。如果旁边还有其他人，在喂食者对患者施救时，另一个人应尽快打电话求助。如果在病房发生窒息，喂食者对患者施救时，呼喊病房医务工作者求助。有关内容见下述：

1. 原理　利用冲击腹部-膈肌下软组织，产生向上的气压，压迫两肺下部，从而驱使肺部残留空气形成一股气流，这股有冲击性、方向性的长驱直入气管的气流，能驱除堵住气管的食物硬块等异物，使气道通畅（图 9-3-1）。

2. 操作方法

（1）自我解救：如果发生食物阻塞气管时，旁边无人，或即使有人，患者往往已不能说话呼救，患者必须迅速利用 2~3min 神志尚清醒的时间自救。

方法一：一手握拳，并用大拇指的一侧顶住上腹部，在肋弓之下，肚脐之上，另一只手抓住握拳的那只手，并迅速用力向内、向上挤压，重复动作，直至导致窒息的物体排出（图 9-3-2）。

方法二：依靠在一个固体的水平物体上（比如：桌子边缘、椅子、扶手等），用物体的边缘对上腹部施压，制造出强大的向上冲击力，重复挤压，直至导致窒息的物体排出（图 9-3-2）。

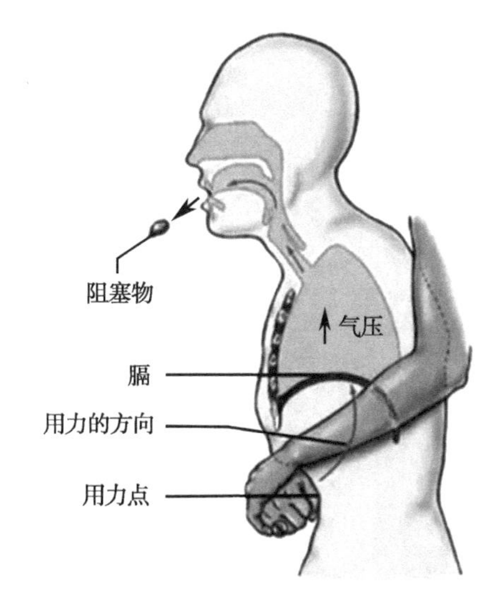

图 9-3-1　海姆利克急救法原理图

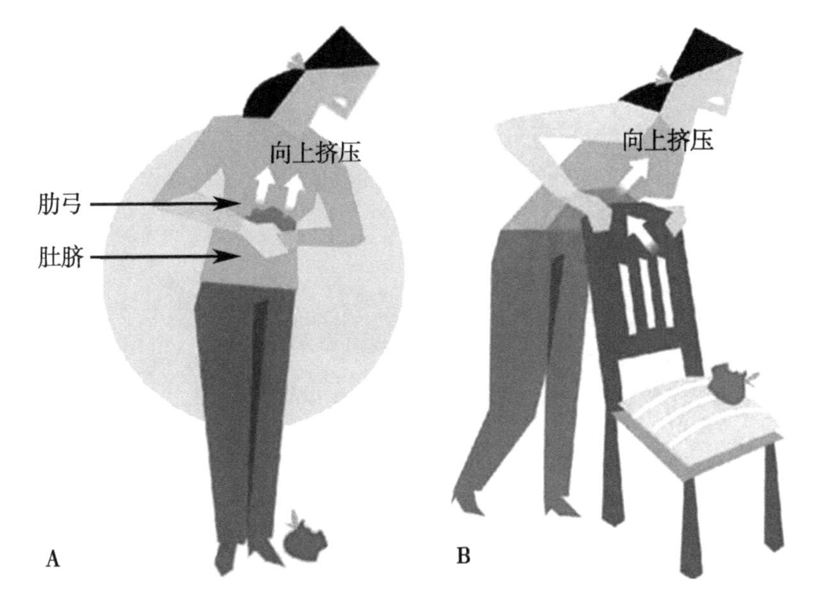

图 9-3-2　海姆利克急救法
A. 徒手自救；B. 借助物体自救

（2）对意识尚清醒患者的解救：患者可采用立位或坐位，抢救者站在患者背后，双臂环抱患者，一手握拳，使拇指掌指关节突出点顶住患者腹部正中脐上部位，另一只手的手掌压在拳头上，连续快速向内、向上推压冲击 6~10 次，直至异物被排出（图 9-3-3）。

（3）对昏迷倒地患者的解救：采用仰卧位，抢救者骑跨在患者髋部，按上法推压冲击脐上部位。这样冲击上腹部，等于突然增大了腹内压力，可以抬高膈肌，使气道瞬间压力迅速加大，肺内空气被迫排出，使阻塞气管的食物（或其他异物）上移并被驱出。这一急救法又被称为“余气冲击法”。如果无效，隔几秒钟后，可重复操作一次，造成人为的咳嗽，将堵塞的食物团块冲出气道（图 9-3-3）。

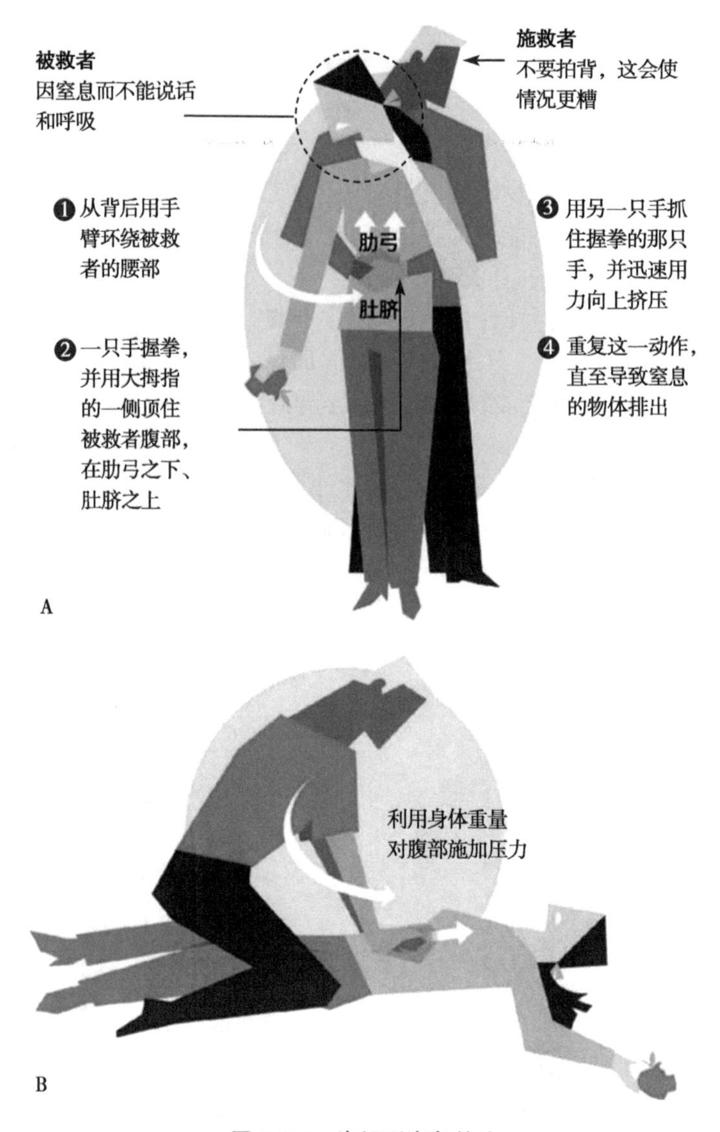

图 9-3-3　海姆利克急救法

A. 对意识尚清醒患者的解救；B. 对昏迷倒地患者的解救

如果在咽喉的后部或上部可以看到异物，就伸进一根手指将引起梗塞的食团轻轻抠出来。注意切勿将食团更深地推入气道，尤其是对小孩进行此操作时。

除海姆利克急救法外，在条件许可情况下，可用 12 号针头行环甲膜穿刺，临时建立通气通道。同时，可请相关专业部门帮助，取出异物。

参考文献

[1] 温淼淼，曾铁英，赵梅珍. 经口气管插管患者口腔护理的评估及操作现状调查. 中华护理杂志，2016，51（7）：858-863.

[2] 中华医学会呼吸病学分会呼吸治疗学组. 人工气道气囊的管理专家共识草案. 中华结核和呼吸杂志，2014，37（11）：816-819.

[3] 李小寒，尚少梅. 基础护理学. 北京：人民卫生出版社，2012.

[4] 敬雪，谢家兴，张红云，等. 家属强化教育对卒中后吞咽障碍患者营养状况的影响. 中国康复理论与实践，2014，20(10)：998-1000.

[5] 李慧娟，陈妙霞，安德连，等. 脑卒中后吞咽障碍标准化康复护理模式的构建与实施. 中华物理医学与康复杂志，2016，38(5)：366-368.

[6] 高岩，高敏行，姜李，等. 脑卒中吞咽障碍患者早期进食训练监测单的设计及应用. 中华护理杂志，2018，53(11)：1319-1322.

[7] Malandraki GA，Rajappa A，Kantarcigil C，et al. The intensive dysphagia rehabilitation approach applied to patients with neurogenic dysphagia：A case series design study. Archives of Physical Medicine and Rehabilitation，2016，97(4)：567-574.

[8] Chen SC，Huang BS，Chung CY，et al. Effects of a swallowing exercise education program on dysphagia-specific health-related quality of life in oral cavity cancer patients post-treatment：a randomized controlled trial. Supportive Care in Cancer，2018，26(8)：2919-2928.

[9] Izumi M，Takeuchi K，Ganaha S，et al. Effects of oral care with tongue cleaning on coughing ability in geriatric care facilities：a randomised controlled trial. Oral Rehabil，2016，43(12)：953-959.

[10] 李莉莉，姚惠萍，张丽君，等. 成年患者零负压与非零负压气管内吸痰效果的 Meta 分析. 护理研究，2015，3(19)：823-827.

[11] 朱卫新，丘卫红，武惠香，等. 早期呼吸功能训练对脑卒中后吞咽障碍患者吞咽功能的影响. 中华物理医学与康复杂志，2015，37(3)：187-189.

[12] 黄慧敏，朱建英，李蕴奕，等. 延续护理在吞咽障碍留置鼻饲管患者中的应用. 中华现代护理杂志，2015，21(8)：926-928.

[13] 郝冬琳，陈晓南，严玲，等. 个体化吞咽训练对脑卒中后吞咽障碍的疗效观察. 中国康复理论与实践，2009，15(12)：1172-1174.

[14] 姚树桥，杨彦春. 医学心理学. 北京：人民卫生出版社，2013.

[15] Steil E，Ribeiro CS，Goncalves BF，et al. Relationship between dysphagia and exacerbations in chronic obstructive pulmonary disease：a litterature review，Int. Arch. Otorhinolaryngol，2015(19)：74-79.

[16] Leslie P，Drinnan MJ，Ford GA，et al. Swallow respiration patterns in dysphagic patients following acute stroke. Dysphagia，2002；17(3)：202-207.

[17] Martin H，McFarland D，Hill EG，et al. Respiratory-swallow training in patients with head and neck cancer. Arch Phys Med Rehabil，2015，96(5)：885-893.

[18] Martin-Harris B，Garand KLF，McFarland D. Optimizing respiratory-swallowing coordination in patients with oropharyngeal head and neck cancer. Perspect ASHA Spec Interest Groups，2017；2(13)：103-110.

[19] Kulnik ST，Birring SS，Moxham J，et al. Does respiratory muscle training improve cough flow in acute stroke? pilot randomized controlled trial. Stroke；a journal of cerebral circulation，2015，46：447-453.

[20] Karen Wheeler H，Paul WD，Alexandra EB，et al. Rehabilitation of swallowing and cough functions following stroke：an expiratory muscle strength training trial. Arch Phys Med Rehabil，2016，97(8)：1345-1351.

第十章 吞咽障碍患者的营养支持治疗

第一节 营养风险筛查和营养状况评估

一、概述

营养不良是指营养素摄入缺乏或过度导致人体成分改变（肌肉量减少）和机体细胞改变，进而造成身体活动和精神减退及不良临床结局的一种状态。

营养不良的原因是多方面的，包括饮食、疾病、心理和社会因素等，吞咽障碍患者因摄食量减少而导致营养素摄入不足，是营养不良的独立危险因素。同时，营养不良对吞咽功能也存在不利影响，吞咽时高度协调的肌肉活动取决于中枢神经系统的调节，营养不良可使肌肉量和肌纤维直径的减少以及肌纤维收缩力和松弛速度受损，造成运动神经传导速度显著降低，增加中央和周围神经的空泡化、色素溶解和纤维蛋白溶解，会进一步加剧吞咽功能的下降。

住院患者具有较高的营养不良风险，在伴有吞咽障碍的患者中其发病率更高。已有的调查研究表明，在独立生活的老年吞咽障碍人群中，营养不良或有营养风险的发生率为17%~20%，在卒中急性住院期的吞咽障碍患者中为22%~26%，在卒中后康复期中为45%~62%，在老年吞咽障碍住院患者中为37%~67%。

营养状况是临床结局的独立预后因素，它与死亡率、并发症发生率、住院时间、住院费用及生活质量等临床结局密切相关。因此，吞咽障碍患者一经确诊，即应进行营养风险筛查，发现存在营养风险的患者，进一步作营养状况评估，对于有适应证的患者给予合理的营养支持。

二、营养风险筛查

目前没有获得公认的吞咽障碍患者营养风险筛查的专用工具。理想的吞咽障碍的营养风险筛查工具应该侧重是否存在与营养不良相关的临床特征，以及目前的吞咽功能对营养状况的影响，而不是侧重于既往的营养状况。营养风险筛查及营养评定在吞咽障碍患者治疗过程中应多次进行。

NRS-2002是欧洲肠外肠内营养学会（ESPEN）推荐的营养风险筛查工具（表10-1-1、表10-1-2），因其简单、易行，能够较好地预测住院患者营养风险，为合理的营养支持提供依据而获得广泛认可，目前已被多个国家或国际营养学会推荐为住院患者营养风险筛查首选工具。多项研究表明，NRS-2002仍适用于住院吞咽障碍患者的营养风险筛查，可有效地筛查出存在营养风险的吞咽障碍患者。此外，多个筛查工具如微型营养评定（MNA）、主观全面评估（subjective global assessment，SGA）、患者提供的SGA（patient generated subjective global assessment，PG-SGA）、营养不良通用筛查工具（malnutrition universal screening tool，MUST）等都已广泛应用于吞咽障碍患者的营养筛查中。

表 10-1-1 NRS-2002 的初筛表

问题	是	否
1. 体重指数(BMI)是否小于 18.5kg/m^2		
2. 最近 3 个月内患者的体重是否减轻		
3. 患者在过去的 1 周内是否有摄食减少		
4. 患者的病情是否严重吗(如,在重症监护中)		

注:如果任何一个问题的答案"是",则按照表 10-1-2 进行最终筛查。如果回答"否",每隔一周要重新进行筛查。如果患者安排大手术,则要考虑预防性的营养治疗计划以避免大手术伴随的风险。

表 10-1-2 NRS-2002 的最终筛查表

营养状态受损评分	
0 分	正常营养状态
1 分	a. 3 个月体重丢失 > 5%;b. 食物摄入为正常需要量的 50%~75%
2 分	a. 2 个月体重丢失 > 5%;b. 食物摄入为正常需要量的 25%~50%;c. BMI < 20.5kg/m^2
3 分	a. 1 个月体重丢失 > 5%;b. 食物摄入为正常需要量的 25% 以下;c. BMI < 18.5kg/m^2
疾病严重程度评分	
0 分	正常营养状态
1 分	a. 髋骨骨折;b. 慢性疾病有并发症;c. 慢性阻塞性肺疾病;d. 血液透析;e. 肝硬化;f. 糖尿病;g. 一般恶性肿瘤
2 分	a. 腹部大手术;b. 脑卒中;c. 重度肺炎;d. 血液恶性肿瘤
3 分	a. 颅脑损伤;b. 骨髓移植;c. APACHE > 10 分的 ICU 患者
年龄评分	
0 分	年龄 < 70 岁
1 分	年龄 ≥ 70 岁
总分:	
评分标准	总分 ≥ 3;患者有营养不良的风险,应进行营养干预

三、营养状况评估

对存在营养风险的吞咽障碍患者应及时评估机体的营养状况,为制订合理的营养支持计划提供依据。目前尚无一种或一组评估方法能够对营养状况做出既敏感又特异性的诊断。在临床工作中应尽量采取综合的评估方法,内容包括:膳食调查;与营养相关的疾病史和药物史及营养相关临床症状;人体测量(BMI、上臂围、小腿围);实验室指标(血红蛋白、白蛋白、前白蛋白、葡萄糖、尿素氮 / 肌酐、电解质)等(表 10-1-3)。

(一)膳食调查

采用膳食频次调查表了解主、副食摄入量,还包括日常摄入习惯、营养补充剂等。

表 10-1-3 营养评估内容

营养史	人体测量与评估	实验室指标	其他
饮食史(食物频度法)	近期体重变化	血红蛋白	肌力
近期饮食变化	BMI(kg/m^2)	白蛋白	生活质量
营养补充剂服用史	上臂围(cm)	前白蛋白	
	小腿围(cm)	转铁蛋白	
	皮褶厚度(cm)	葡萄糖	
	腰臀比	尿素氮/肌酐	
	握力(kg)	电解质(K^+, Na^+, Cl^-)	
	体成分评估	CRP(炎症期)	

(二)疾病和用药史及营养相关临床症状

与营养和吞咽功能相关的既往病史(如2型糖尿病、神经系统疾病、近期手术等)、药物史(如华法林、质子泵抑制剂、维生素制剂等)和营养相关临床症状(消化道症状、咀嚼功能、吞咽功能、义齿适应度等)。

(三)人体测量

人体测量和人体成分分析既可评价营养状态,又能对干预效果进行监测。人体测量包括身高、体重、体重指数(BMI)、近期体重变化、小腿围、皮褶厚度。人体测量属于非创伤性,容易获得,但准确性受到水肿、肥胖和皮肤弹性的影响。人体成分分析包括瘦组织、脂肪组织、身体水分及其分布等,主要方法有生物电阻抗法、双能X射线吸收法和磁共振法。

(四)实验室指标

常用营养状况指标包括以下内容:

1. 血清白蛋白(35~45g/L,半衰期为16~20d,< 35g/L为低于正常范围)。
2. 转铁蛋白(2.0~4.0g/L,半衰期为8~10d)。
3. 血清前白蛋白(250~400mg/L,半衰期为2~3d,< 180mg/L为低于正常范围)。
4. 视黄醇结合蛋白(26~76mg/L,半衰期10~12h)。
5. 当处于感染和炎症期,建议同时检测C-反应蛋白(CRP)。

由于住院患者在应激状况下,分解代谢亢进,短时间内即可出现血浆蛋白浓度降低,半衰期较长的白蛋白和转铁蛋白可反映人体内蛋白质的亏损。而半衰期短、代谢量少的血清前白蛋白和视黄醇结合蛋白则更敏锐地反映蛋白质的营养状况,因而可反映短期营养支持的效果。

(五)其他指标

1. 肌力 可用握力反映上肢肌肉的力量和功能,与骨骼肌增长和减少有密切关系,可用于长期随访。

2. 生活质量 生活质量可以反映营养功能的变化,是综合评估患者病理、心理和生理情况的重要指标。

第二节 吞咽障碍患者的营养目标和途径

在充分评估患者的营养状况后，需要对患者的营养需求提出要求，并进行相应的营养管理，使得患者达到或维持正常的营养状态。

一、营养支持目标

（一）能量

不同疾病阶段，给予的能量目标是不同的。对于病情平稳的吞咽障碍患者，总能量可按 105~125kJ/kg；对于重症、病情不稳的患者，可适当减少热量至标准热量的 80% 左右。对于有严重营养不良者，尤其是长期饥饿或禁食者，应严格控制起始喂养目标量，逐渐增加营养素摄入（包括肠内和肠外途径），预防再喂养综合征。不同能量水平各大类食物的推荐摄入量见表 10-2-1。

表 10-2-1 不同能量水平各大类食物的推荐摄入量

食物种类	能量水平				
	1 200kcal	1 400kcal	1 600kcal	1 800kcal	2 000kcal
谷类 /g	175	200	225	250	300
大豆类 /g	20	30	30	30	40
蔬菜类 /g	300	300	350	400	450
水果类 /g	200	200	200	200	300
畜禽肉类 /g	25	25	50	50	50
蛋类 /g	25	25	25	25	25
水产品 /g	35	50	50	50	75
乳制品 /g	300	300	300	300	300
烹调油 /g	15	20	25	25	25
食盐 /g	5	5	5	5	5

注：1cal=4.185 8J。

（二）蛋白质

蛋白质目标需要量为 1.0~2.0g/（kg·d）。如伴有慢性肾病患者，非替代治疗期间，蛋白质目标需要量为 0.6~0.8g/（kg·d），强调补充优质蛋白质。

（三）碳水化合物

中国居民膳食营养素参考摄入量（2013 版）推荐健康人碳水化合物摄入量占总能量的 50%~65%，疾病状态时可适当增减。

（四）水

水是膳食的重要组成部分，是一切生命必需的物质。人对水的需要量与体重、热能消耗成正比，水的参考摄入量为 30ml/（kg·d），疾病状态时适当增减。

二、营养支持治疗的途径和方法

营养支持途径有肠内营养(EN)、肠外营养(PN)和肠内联合肠外营养支持。

(一)肠内营养

长期禁食会造成肠上皮绒毛萎缩、肠黏膜萎缩变薄,致使肠黏膜完整性及通透性受到影响,进而导致肠屏障功能受损,发生细菌移位等危害。肠内营养(enter nutrition, EN)可为肠黏膜提供营养物质、刺激肠道激素和消化液的分泌、增加肠黏膜血流、维持肠道菌群平衡,刺激肠黏膜上皮组织的修复与增殖,从而维护肠道屏障功能,具有经济、安全、简便、并发症发生率低且符合人体生理的特点,因此,对于胃肠道功能完整的患者进行营养支持时应尽可能首选肠内营养。肠内营养又包括经口饮食、口服营养补充(oral nutritional supplements, ONS)和管饲喂养。

1. 经口饮食 经口饮食是患者首选的营养摄入途径。对于吞咽障碍程度较轻、无明显误吸、无大量残留的患者,可以选择易咀嚼、吞咽或经质构改变的食物。有关食物的形状改变与选择详见第八章相关内容。此外,吞咽障碍患者还应合理安排餐次,少食多餐,以三正餐为主,酌情增加2~3次加餐。

2. 口服营养补充 ONS是指在饮食的基础上经口摄入营养补充剂,以弥补日常饮食的不足,从而保证足够的能量和营养素的供给。相较于管饲途径,ONS更接近于患者自然的进食过程,具有更好的依从性,是作为日常饮食外营养补充的首选手段。大量的临床研究也表明,ONS可以缩短住院时间、节约医疗费用,减少30d再次入院风险,被视为一项可改善结局的具有成本效益的干预方法。因此,当患者日常饮食摄入量达不到目标需求量的60%时,建议选择ONS作为额外的营养补充。

ONS至少达到1 674~2 511kJ/d,一般在两餐间补充,持续时间因人而异,推荐ONS不应少于1个月。部分对固体食物进食困难的患者,可将ONS作为代餐来提供机体所需营养素的供给。ONS制剂可以是肠内营养剂、营养素组件(单一或多种宏量营养素和/或维生素、矿物质),但其配制的性状要符合吞咽障碍的食物质构要求,增加稠度,详见第八章相关内容。

3. 管饲喂养 因昏迷、认知功能障碍或吞咽障碍不能经口摄食的患者,应予以管饲喂养。对于吞咽障碍患者,如果采取食物性状改进和代偿性方法,能够减少误吸并保证足够量的营养摄入,则可以经口进食。若每天经口能量摄入不足目标量60%时,亦应给予管饲喂养或间歇经口管饲。

临床上应根据疾病情况、喂养时间长短、患者精神状态及胃肠道功能选择管饲的途径。鼻胃管是最常用的肠内营养管饲途径,具有无创、简便、经济等优点。推荐用于短时间(<4周)且无胃食管反流风险的患者。其缺点是鼻咽部刺激、溃疡形成、易脱出和反流性肺炎等。当患者存在胃排空障碍或存在胃食管反流风险时,可置十二指肠或空肠管。间歇置管指仅在需要补充营养时,将导管经口或鼻插入食管或胃内,进食结束后即拔除。其优点是不影响患者的吞咽训练及日常活动,最大化保留吞咽功能,并能避免长期置管的并发症(黏膜溃疡、呃逆、反流等),详见第九章相关内容。若预期管饲时间将超过4周的患者,建议使用经皮内镜胃造瘘(percutaneous endoscopic gastrostomy, PEG)。

4. 肠内营养制剂的分类与选择 肠内营养制剂不同于人们日常经口摄入的膳食食品,而是一类比普通食品更易消化或不需消化即可被肠道吸收的经过加工处理的医用食品。既适用于经口喂养,也可管饲。肠内营养制剂种类较多,可分为全营养肠内营养制剂、特定全营养肠内营养制剂以及组件型肠内营养制剂。根据肠内营养制剂的氮源可分为整蛋白型（多聚配方）、非整蛋白型（低聚配方、单体配方）肠内营养制剂。

（1）整蛋白型肠内营养制剂（多聚配方）：这类制剂是肠内营养的标准配方，该制剂营养全面且大多由完整的营养素组成，适用于胃肠道消化功能较好的患者，是临床上应用最为广泛的肠内营养制剂。

（2）非整蛋白型肠内营养制剂：这类制剂可分为低聚配方（短肽型）和单体（氨基酸型）配方，低聚和单体配方是由不同程度水解的宏量营养素组成，几乎不需要消化，基本可以完全被小肠吸收。配方中无乳糖和麸质，几乎不产生残渣。在肠内营养剂中，溶液的渗透压与成分中的营养素分子大小成反比。氨基酸和小分子肽，由于其粒子减少，因此配方的渗透压也相应提高。

（3）特定疾病的肠内营养制剂：针对不同疾病的特异性代谢状态，特殊医学用途配方食品对相应的营养素含量提出了特别规定，从而更好地适应特定疾病状态或疾病某一阶段的营养需要，为患者提供有针对性的营养支持。因此，吞咽障碍患者若同时伴有糖尿病、慢性阻塞性肺疾病（chronic obstructive pulmonary disease，COPD）、肌少症等疾病，最好选择相应的专用型肠内营养制剂。

（4）组件配方：可由单一或混合宏量营养素组成，通过混合或加入单独的营养素制剂，从而满足患者特殊的需要，提供肠内营养的灵活性和多面性。营养素组件有蛋白质（氨基酸）组件、脂肪（脂肪酸）组件、碳水化合物组件、维生素组件、矿物质组件、增稠组件等（表10-2-2）。

表10-2-2　营养素组件的来源和能量密度

类别	来源
蛋白质组件	一种或多种氨基酸、蛋白质水解物、肽类或优质整蛋白
脂肪	长链三酰甘油及中链三酰甘油或脂肪酸的聚合甘油酯
碳水化合物	单糖（葡萄糖、果糖）
	双糖（蔗糖、乳糖）
	低聚糖、麦芽糊精、玉米淀粉
维生素组件	膳食纤维
	各种维生素
矿物质组件	各种电解质宏量及微量元素
增稠组件	淀粉基、胶基

5. 注意事项　详见第九章相关内容。

（1）一个原则：即个体化，根据每一位患者的实际情况选择合适的营养制剂及其量、输注途径及其方法。

（2）两个不耐受：胃不耐受及肠不耐受，前者多与胃动力有关，后者多与使用方法不当有关。

（3）三个部位（临床表现）：上，即上消化道表现，如恶心、呕吐；中，即腹部，观察腹痛、腹胀、肠鸣音；下，即下消化道表现，如腹泻、便秘、大便次数、性质与形状。

（4）四个问题（并发症）：即误吸、反流、腹胀、腹泻。

（5）五个度（营养管理内容）：输注速度、液体温度、液体浓度、耐受程度（总量）及坡度（患者体位，30°~45°）。

（二）肠外营养

1. 适应证及输注方式　患者存在肠道不耐受、其他原因不能进行肠内营养（消化道出血、严重消化吸收障碍、顽固性呕吐、严重应激状态等）或肠内营养不能达到目标量60%时，可选用部分肠外营养或全肠外营养。肠内联合肠外营养，两者提供的能量比例没有一个固定值，主要取决于肠内营养的耐受情况，肠内营养耐受越好，需要PPN提供的能量就越少，反之则越多。当肠道完全不能使用的情况下，TPN是维持患者生存的唯一营养来源。

短期（1周内）PN可通过外周静脉输注，若需长期输注时，则建议采用经外周中心静脉置管（peripherally inserted central catheter，PICC）、经皮穿刺中心静脉置管（central venous catheter，CVC）或输液港（port-cath），其中中心静脉置管是较长时间肠外营养的输注途径。

2. 肠外营养治疗存在的问题及对策

（1）肠外营养液单瓶输注：单输脂肪乳剂容易发生心悸、胸闷、发热等不良反应，而且由于没有同时输入含氮物质而不可能促进蛋白质的合成，肉毒碱不足者还影响脂肪代谢。氨基酸液单瓶输入，由于缺乏能量，其中相当一部分氨基酸液将被作为能量物质消耗而不能合成蛋白质，且氨基酸溶液渗透压高，较易发生代谢性并发症。

（2）白蛋白的滥用：白蛋白的滥用在临床上非常普遍，白蛋白是机体的重要组成成分，血白蛋白水平是评估患者营养状态的指标之一，但人体白蛋白制剂不应该作为营养支持时的营养剂。为促进体内蛋白质的合成，应该采用肠内营养或肠外营养。

（3）肠屏障功能应引起高度重视：尽管TPN能达到改善、维持患者营养状态之目的，但其伴随存在的肠屏障功能减退会带来许多问题。长期TPN后肠道缺乏食物的刺激，常规TPN液中又不含肠道所必需的成分谷氨酰胺，以致肠黏膜萎缩，屏障功能受损，最后导致肠内细菌及内毒素移位，为保护肠屏障功能，最佳方案就是将TPN改为肠内营养支持。食物的直接刺激可有效地预防肠黏膜萎缩。

（4）肠外营养液最合理的方式：是使用“全合一”即将各种营养物质包括脂肪乳、氨基酸、葡萄糖、多种维生素及微量元素等科学地混合配制于同一容器内，同时输注给患者。“全合一”营养液符合人体生理吸收模式，营养物质能被充分利用，使患者在不能摄入和吸收但又要承受严重创伤或复杂手术后，仍能维持良好的营养状况。

第三节　吞咽障碍患者的营养管理流程

吞咽障碍的营养管理目的是保持患者良好的营养状况、预防误吸、脱水和延缓吞咽功能损害，因此应根据患者的病情制订个体化的治疗方案。吞咽障碍患者营养管理流程请见图10-3-1。在营养支持的实施过程中需要定期监测，评估当前的进食状况、胃肠道症状、营养素摄入量和营养状况，以便及时调整营养支持方案（表10-3-1）。保证患者的营养供给和利用，为身体和功能的康复提供物质基础。

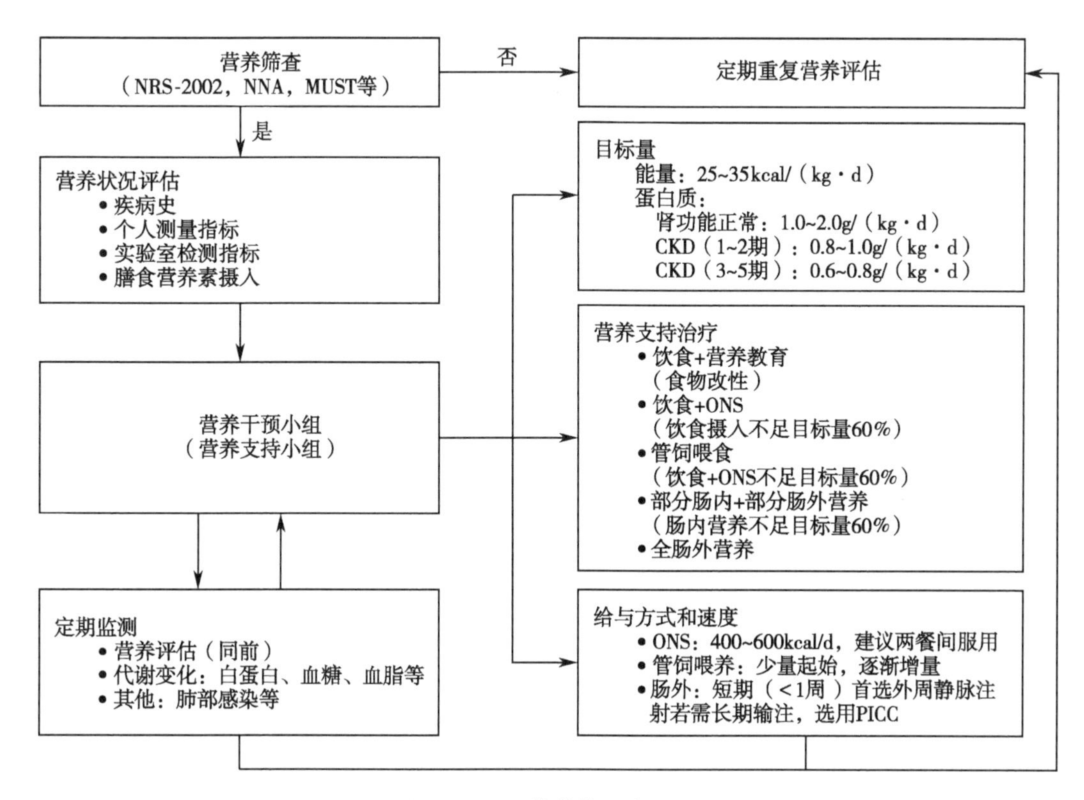

图 10-3-1 营养管理流程图

表 10-3-1 监测和管理

分类	监测内容	监测目的
进食量	食物 / 水分摄入量	评估患者营养素和水分摄入是否充足
进食时症状	每口食物多次吞咽 呛咳 / 反流 异物 / 梗阻感	确保当前的饮食符合患者的吞咽功能
胃肠道症状	饥饿感 / 腹胀 便秘 / 腹泻	评估摄入食物的容量是否合适及胃肠道的耐受情况
人体测量指标	体重 /BMI	评估患者的营养状况
实验室指标	前白蛋白 / 白蛋白 血糖 / 血脂 / 电解质 CRP	评估患者的营养状况，监测有无感染及糖脂代谢、电解质异常

参考文献

[1] Serra-Prat M, Palomera M, Gomez C, et al. Oropharyngeal dysphagia as a risk factor for malnutrition and lower respiratory tract infection in independently living older persons: a population-baised prospective study. Age

Ageing, 2012, 41(3): 376-381.

[2] Aliasghari F, Izadi A, Khalili M, et al. Impact of premorbid malnutrition and dysphagia on ischemic stroke outcome in elderly patients: a community-based study. J Am Coll Nutr, 2018, 25: 1-9.

[3] Izaola O, Gómez HE, López JJ, et al. The 10-item eating assessment tool is associated with nutritional status, mortality and hospital stay in elderly individuals requiring hospitalization with acute diseases. Nutr Hosp, 2018, 35(4): 827-832.

[4] Aliasghari F, Izadi A, Khalili M, et al. Impact of premorbid malnutrition and dysphagia on ischemic stroke outcome in elderly patients: a community-based study. J Am Coll Nutr, 2018, 25: 1-9.

[5] Carrión S, Cabré M, Monteis R, et al. Oropharyngeal dysphagia is a prevalent risk factor for malnutrition in a cohort of older patients admitted with an acute disease to a general hospital., 2014. 04: 014.

[6] Saito T1, Hayashi K, Nakazawa H, et al. A Significant Association of Malnutrition with Dysphagia in Acute Patients. Dysphagia, 2018, 33(2): 258-265.

[7] Burgos R, Bretón I, Cereda E, et al. ESPEN guide clinical nutrition in neurology. Clin Nutr, 2018, 37(1): 354-396.

[8] Bored P, Chmielewski M, Malgorzewicz S, et al. Analysis of outcomes of the NRS2002 in patients hospitalized in nephrology wards. Nutrients, 2017, 9(3): E287.

[9] Poisson P, Laffond T, Campos S, et al. Relationships between oral health, dysphagia and undernutrition in hospitalised elderly patients. Gerodontology, 2016, 33(2): 161-168.

[10] Popman A, Richter M, Allen J, et al. High nutrition risk is associated with higher risk of dysphagia in advanced age adults newly admitted to hospital. Nutr Diet, 2018, 75(1): 52-58.

[11] Andrade PA, Santos CAD, Firmino HH, et al. The importance of dysphagia screening and nutritional assessment in hospitalized patients. Einstein (Sao Paulo), 2018, 16(2): eAO4189.

[12] Namasivayam-MacDonald AM, Morrison JM, Steele CM, et al. How swallow pressures and dysphagia affect malnutrition and mealtime outcomes in long-term care. Dysphagia., 2017, 32(6): 785-796.

[13] The nutritional intake of elderly patients with dysphagia admitted to the internal medical department of the emergency hospital was analyzed. The fujishima dysphagia scale after care and treatment by the nutrition support Team was assessed. Nihon Ronen Igakkai Zasshi, 2016, 53(3): 238-243.

[14] Filomena G, Philipp S, Lisa B, et al. ESPEN guidelines on nutritional support for polymorbid internal medicine patients. Clin Nutr, 2018, 37: 336-353.

[15] McClave SA, DiBaise JK, Mullin GE, et al. ACG clinical guideline: nutrition therapy in the adult hospitalized patient. Am J Gastroenterol, 2016, 111: 315e34.

[16] Bounoure L, Gomes F, Stanga Z, et al. Detection and treatment of medical inpatients with or at-risk of malnutrition: suggested procedures based on validated guidelines. Nutrition, 2016, 32: 790-798.

[17] 孙建琴，张美芳. 社区老年营养与慢性病管理. 上海：上海科学技术出版社，2019.

[18] 中国营养学会老年营养分会. 中国老年人膳食指南（2010）. 济南：山东美术出版社，2010.

[19] 中国老年医学学会营养与食品卫生分会，中国循证医学中心. 老年患者家庭营养管理中国专家共识（2018版）. 中国循证医学杂志，2018，6(18): 547-557.

[20] 中华医学会老年医学分会. 老年医学（病）科临床营养管理指导意见. 中华老年医学杂志，2015，12(34): 1388-1395.

第十一章 误吸与吸入性肺炎

第一节 概　　述

一、误吸的危险因素

误吸是进食(或非进食)时在吞咽过程中将口咽部内容物或胃内容物吸入声门以下呼吸道的情况，是吞咽障碍最常见且需要即刻处理的并发症。食物残渣、口腔分泌物等误吸至气管和肺，引起反复肺部混合性感染，称为吸入性肺炎，严重者甚至出现窒息危及生命。不同人群误吸发病率不同，正常人睡眠中有 45% 发生误吸，意识障碍者误吸发生率可达 70%，留置鼻胃管者发生率为 0~40%，气管插管者发生率为 50%~75%。

误吸存在以下危险因素并在喂养依赖、口腔护理依赖、单侧 / 双侧声带麻痹、龋齿、管饲、多种疾病并存及吸烟等情况下更易出现。

(一) 病理性因素

1. 意识障碍　意识障碍患者发生误吸的原因常与张口反射下降、咳嗽反射减弱、胃排空延迟、贲门括约肌阀门作用下降、体位调节能力丧失以及抵御咽喉部分泌物及胃内容物反流入呼吸道的能力下降等有关。

2. 神经肌肉性因素　吞咽时的感觉输入对吞咽的口腔、咽和食管期都至关重要。其中喉区由喉上神经内支支配，它的感觉保留对于触发各种反射尤为重要，这些反射可保护呼吸道免受外来物质的侵入。机械或化学刺激喉上神经内支支配的喉部黏膜，触发喉部内收反射(larynx anterior reflex，LAR)。因此，吞咽障碍患者喉部感觉丧失被认为是导致吸入的危险因素之一。

10%~20% 的多肌炎患者会出现吸入性肺炎。干燥综合征因唾液减少出现吞咽困难，而长期微量吸入与干燥综合征患者肺间质病变相关。以硬化及肌炎改变为主的混合性结缔组织病(mixed connective tissue disease，MCTD)患者可出现误吸。

3. 机械性因素　路易氏咽喉炎、咽喉壁感染、咽下部憩室(Zenker 憩室)、食管的肿瘤、食管裂孔疝、贲门失弛缓症、胸腹部外伤及手术、食管气管瘘、糖尿病等导致动力异常，食管 - 胃排空障碍，食物溢流入肺。伴有误吸的 GER 患者食管下括约肌张力较无误吸患者低，可引起酸性误吸。GER 患者幽门功能失调，可引起十二指肠内容物反流，导致慢性碱性反流性食管炎及慢性误吸。

4. 肺部基础疾病　存在肺部基础疾病(如慢性支气管炎、慢性阻塞性肺疾病、肺纤维化、肺癌等)的患者，由于呼吸和吞咽的协调功能受损以及肺代偿能力下降，易于发生误吸。

(二) 生理性因素

1. 口腔卫生不良　口腔唾液中细菌数量≥ 108.5CFU/ml 是患者发生肺炎的危险因素。口腔或牙科疾病，牙龈炎、慢性疾病及牙齿退化都可以改变口腔菌群和唾液中菌群的组成，严重疾病、缺乏活动或营养不良时，口咽菌群可随之改变。管饲患者口腔清洁护理不够，均可导致菌群生长。

2. 老年人 高龄患者常有吞咽能力下降，且呼吸功能和咳嗽、排痰能力下降。研究发现正常老年人发生渗漏和误吸的比例为 83% 和 28%。

（三）医源性因素

1. 气管切开术后 患者气管内食物（或者是管饲液）、气管内分泌物的残留，是反流或者误吸的主要因素。

2. 长期辅助通气 人工气道辅助通气的同时，也影响了患者的咳嗽反射和吞咽功能。当同时存在气管插管和管饲时，误吸的发生率显著增高，可达到 88.9%。

3. 持续输注与间断管饲 喂养输注的速度和容量明显影响胃内压力，并对胃食管反流造成影响。留置鼻胃管一方面容易造成食管下括约肌功能受损，在患者呕吐、吸痰或进食体位不当时导致胃内容物反流，造成误吸；另一方面鼻胃管作为异物刺激口咽部分泌物增多，增加误吸的机会。可以建议对有适应证的患者采用间歇插管注食。

4. 麻醉 全身麻醉、急诊手术麻醉误吸发生率高，产科及儿科手术麻醉误吸发生率为 3~10/10 000 人，需要麻醉的上消化道、支气管或内镜检查过程中均可能发生误吸。

5. 药物使用不当 药物 / 酒精中毒、镇静剂过量，危重患者使用药物（吗啡、巴比妥），抗精神病药物及抗焦虑药物等均可使患者意识状态改变，从而易发生误吸，小剂量多巴胺也会对胃肠动力产生不利影响。

（四）其他因素

1. 不良生活方式 长期吸烟者咽部敏感性降低，咳嗽反射减弱，同时气道净化能力下降，易于发生误吸及吸入性肺炎。而醉酒者常伴有意识改变、呕吐，也易于发生误吸。

2. 食物的性状 进食液体食物比固体食物发生误吸的可能性增加 46%。

二、误吸的临床表现

误吸发生后，患者立刻出现刺激性呛咳、气急甚至哮喘，称为显性误吸；患者误吸当时（> 1min）不出现咳嗽等外部体征，没有刺激性呛咳、气急等症状，称为隐性误吸，往往被漏诊。脑卒中幸存者 50% 存在吞咽困难，而 75% 吞咽困难的患者存在误吸，1/3~1/2 的误吸患者没有症状及反射性咳嗽。

三、吸入性肺炎

口咽部分泌物或胃内容物反流吸入至喉部和下呼吸道引起多种肺部综合征。吸入带有病原菌的口咽部分泌物或经过口咽部的食物等，细菌进入肺内繁殖，或胃食管反流使内容物流入气管和肺，先导致肺的化学性损伤，最终均可导致肺部混合性感染。误吸在不同人群是否发生肺炎由宿主（年龄、免疫状况、潜在疾病及并发症）和吸入物因素（量、是否为酸性、颗粒或非颗粒、是否致病菌及致病菌生物学毒力）决定，吸入性肺炎与反流性肺炎的区别请参考表 11-1-1。

吸入性肺炎在社区获得性肺炎（CAP）中占 5%~15%。护理院相关肺炎中吸入性肺炎发生率为 18%。在美国，吸入性肺炎是最常见的医院获得性肺炎（HAP）之一，住院患者中发生率为（4~8）/1 000。在住院老年肺炎中占 15%~23%。吸入性肺炎死亡率为 20%~65%。病死率占所有因老年肺炎死亡病例的 1/3，是老年 CAP 死亡的独立危险因素（其他危险因素包括：低血压，低的 PaO_2/FIO_2 指数，严重的充血性心力衰竭）。

1. 化学性肺炎 又可称为反流性肺炎(aspiration pneumonitis),气管内吸入低酸性胃液($pH < 2.5$)引起的急性吸入性肺水肿,呈现急性哮喘样发作,明显发绀,甚至造成死亡。门德尔松(Mendelson)综合征特指少量的酸性物质吸入肺内引起的严重肺损伤,常发生在禁食后全麻且意识不清时,或意识障碍者。

2. 细菌性肺炎 是最常见的一类吸入性肺炎,常由定植于上呼吸道或胃内的细菌引起。真性吸入性肺炎通常由少量细菌感染引起,主要为厌氧菌。厌氧菌是存在于下呼吸道的主要菌群。厌氧菌在正常人体中为正常菌群,当抵抗力下降时误吸可引起吸入性肺炎。

3. 气道阻塞性肺炎 流质和颗粒物质本身对肺无损伤,但可导致气道阻塞和气道关闭。

(1)液体误吸:液体误吸是导致机械性梗阻的一个重要原因,患者可表现为刺激性干咳、气喘和呼吸性困难。患者存在误吸风险的深层原因是神经功能障碍,如咳嗽反射消失、意识障碍。

(2)固体颗粒误吸:呼吸道阻塞与固体颗粒的大小。异物误吸常见于1~3岁儿童,最常见的误吸物为花生、蔬菜类颗粒、牙齿、非有机物质。不易显影,增加了识别难度。

表 11-1-1 吸入性肺炎和反流性肺炎比较

	反流性肺炎	吸入性肺炎
机制	无菌胃液误吸	口咽定植误吸
病理生理过程	胃酸导致急性肺损伤	细菌及细菌产物导致的肺部炎症反应
细菌学	起初是无菌,后续可继发细菌感染	G^+球菌、G^-杆菌,厌氧菌(罕见)
易感因子	意识水平明显下降	吞咽困难,胃动力障碍
年龄	任何年龄可发生,但是年轻人多见	老年人多见
误吸事件	可以观察到	不易观察到
典型影像学表现	意识障碍伴随肺浸润与呼吸系统症状的发展,毛玻璃样或弥漫性浸润	住院患者吞咽困难,临床特征为肺炎和肺段浸润
临床特征	误吸后2~5h,无症状或咳嗽、呼吸急促、支气管痉挛、血痰或泡沫痰	呼吸急促、咳嗽、肺炎表现

四、诊断标准

(一)诊断标准

1. 误吸后新出现的发热或患者体温有明显上升趋势。
2. 误吸36~48h后胸片出现新的或进展的肺部渗出性病变。
3. 白细胞总数或分类的改变。
4. 出现脓痰,气道吸出食物残渣或胃液样液体。
5. 经气管吸出物发现细菌病原体。

在诊断过程中,隐性吸入性肺炎如何诊断,化学性或细菌性炎症如何区分及如何准确判断病原菌以及抗生素的选择是临床难点。

（二）吸入性肺炎常见病原菌

1. 革兰氏阴性菌 大肠埃希菌、肺炎克雷伯菌等肠杆菌科细菌（49%）。

2. 厌氧菌 脆弱类杆菌、消化链球菌属、梭杆菌属等（16%）。

3. 革兰氏阳性菌 金黄色葡萄球菌，肺炎链球菌，肠球菌属（12%）。

4. 上述混合感染占55%。

患者的功能状态越差，厌氧菌感染的比例越大。在合并肺脓肿、坏死性肺炎中，厌氧菌占62%~100%。

五、结局

疾病结局与误吸发现和吸入性肺炎的治疗时机有关。对于吞咽障碍患者，显性误吸容易被识别，而隐性误吸通常直到发生吸入性肺炎才被发觉。主要有三种结局：

1. 约12%的患者发病突然，误吸后迅速死亡，考虑为呼吸窘迫综合征。

2. 约62%的患者临床症状很快改善，胸片好转。

3. 26%的患者开始改善明显，但很快继发二次感染。

第二节 误吸和吸入性肺炎临床评估

吸入性肺炎多起病隐袭，老年患者由于高龄或伴基础疾病，表现多不典型、常缺乏肺炎的典型症状，且发病率高、病死率高、并发症多。因此需要做详细的评估和观察记录。

一、主观评估

（一）主诉

1. 典型症状 大约60%患者主诉发热、咳嗽、咳痰。多为白痰或脓痰，咳大量脓臭痰则提示合并厌氧菌感染，形成了肺脓肿。高热者极少，多表现为低热，体温38℃以下，发生寒战者少见，胸痛、咯血少见，典型的铁锈色痰极少见。

2. 不典型症状 患者及家属常诉说健康状况的日渐恶化：食欲减退、厌食、倦怠不适、活动能力下降急性意识障碍、恶心、呕吐、体重减轻，尿便失禁甚至精神错乱等。或仅表现为原有基础疾病的恶化或恢复缓慢。老年人最早出现的症状常为呼吸加快，心动过速（心率增加30%~60%），呼吸困难常比其他临床表现早出现3~4d，故吸入性肺炎的发病时间和持续时间很难确定。

3. 胃肠道症状 另有少数表现胃肠道症状，如呕吐、腹泻、腹胀等或与呼吸道症状并发。

（二）既往史

发病前多有引起误吸的病史及相关的危险因素，但应注意29%为无明确误吸症状表现，在睡眠或其他情况下的隐性误吸。除误吸的危险因素外，尚需一定的内在或外在因素作用，才有吸入性肺炎发生可能，在问询病史时，应注意下列情况，包括：①老年人，并伴免疫功能下降；②口腔细菌定植误吸（口腔护理较差）；③长期卧床；④进食不能自理；⑤多种疾病，使用多种药物、特别是镇静剂的长期大量使用；⑥有吸入性肺炎史；⑦有呼吸道损伤史，如慢性阻塞性肺部疾病。

1. 中枢神经系统疾病史 应了解并记录患者中枢神经系统疾病史，如脑血管意外、帕金森病、皮肌炎等常可引致吞咽障碍的疾病。

2. 食管病变史 了解患者有无食管病变如食管失弛缓症、食管上段癌肿、Zenker 憩室等，食管病变致使食物下咽不能全部入胃，反流入气管；有无各种原因引起的气管食管瘘，食物可经食管直接进入气管内。

3. 医源性因素 如鼻胃管刺激咽引起呕吐，气管插管或气管切开影响喉功能，抑制正常咽运动、可将呕吐物误吸气道、老年人反应性差更易发生吸入性肺炎。

4. 口腔疾病史 仔细询问患者有无口腔或牙科疾病，牙龈炎、慢性疾病及牙齿退化或口腔卫生不良，口腔问题可引致口咽菌群失调，使细菌在口咽定植，吸入性肺炎的发病率升高。

二、客观评估

（一）体格检查

吸入性肺炎的体征与一般肺炎相似，但仍具有特殊性：

1. 典型的肺实变体征少见，病变部可出现语颤增强，叩诊实音。听诊时，部分患者可听到肺部湿啰音或干鸣音。

2. 若出现脓胸时可呈胸腔积液体征，如叩诊时呈浊音，听诊时呼吸音低，呈水泡音等。

（二）不同误吸的临床特征

1. 误吸的临床观察 临床应注意有无下列提示误吸情况发生：①在进食过程中，嗓音发生改变；②在吞咽中或吞咽后咳嗽；③在呼吸时，发出痰声和咕咕声；④胸部及颈部听诊可听见异常的呼吸音；⑤出现进食后突发呼吸困难、气喘，严重者可出现发绀，甚至出现呼吸停止的窒息表现。此外，需注意误吸是发生在吞咽前、吞咽中还是吞咽后。吞咽前误吸指的是在口腔准备期或口腔期、尚在咀嚼的食物残渣或碎屑直接掉入咽腔或气道；吞咽中误吸和吞咽后误吸如上所述。

2. 化学性误吸 以下临床体征提示有化学性或机械性吸入性肺炎的可能性：①突然发生的呼吸困难；②低热；③发绀；④肺部散在湿啰音；⑤严重的低氧血症；⑥胸片显示病灶及其周围浸润影。

在客观评估时，发现上述临床特征，应高度怀疑患者有化学性吸入性肺炎，需要及时进行胸部影像学检查以明确诊断。胃内容物的 $pH < 2.5$，误吸后会导致化学性肺炎。如果行支气管内镜检查，还会发现支气管红斑样改变，为胃酸腐蚀的结果。

3. 细菌性误吸 有些吸入性肺炎的患者没有急性感染的症状，但会出现以化脓、坏疽为特点的并发症，提示有厌氧菌感染。若此种吸入性肺炎未经治疗，会演变为肺脓肿、肺坏疽、支气管胸膜漏、脓胸等。

厌氧菌感染后吸入性肺炎的主要临床特点为：①症状进展缓慢；②存在误吸危险因素；③无寒战；④咳出的痰标本培养阴性；⑤脓臭痰：同时并存牙龈疾病；⑥胸部的 X 线或 CT 检查提示肺坏疽证据。

4. 气管 - 食管瘘 气管 - 食管瘘患者每于进食后有痉挛性咳嗽、气急。在患者精神状态差或神志不清情况下、常无明显症状，但 1~2h 后突然发生呼吸困难并迅速出现发绀和低血压，常咳出浆液性泡沫状痰或痰中带血，两肺闻及湿啰音，伴哮鸣音，严重者可发生呼吸窘迫综合征。

三、仪器检查

（一）吸入性肺炎检查

1. 血常规　白细胞计数一般在（10~15）$\times 10^9$/L，有一半的患者白细胞增高不明显，但 90% 的患者有核左移，有时中性粒细胞内可见中毒颗粒。50% 的患者有贫血。血沉多增快。

2. 电解质紊乱　以低钠、低钾多见。当饮食不佳、呕吐、腹泻及应用利尿药后尤甚。

3. 合并低蛋白血症　白蛋白＜ 30g/L 以下者，死亡病例多见，与此类患者抗感染能力降低有关。

4. 病原学检查　病原学检查是诊断细菌性吸入性肺炎的重要依据，包括痰涂片，痰及下呼吸道分泌物涂片检查，痰、血及胸水的细菌培养。细菌检查特异性高且最常见的标本是下呼吸道分泌物。

（1）取痰方法：为了获得确切的病原学依据，常用如下方法取痰标本。①要先漱口 3 次，用力咳出深部痰，置无菌痰盒中，立即送检，同时痰涂片：鳞状上皮细胞＜ 10/HP，白细胞＞ 25/HP，或二者比值（白细胞 / 上皮细胞）＜ 1：25，则该痰标本可信度高；②环甲膜穿刺吸痰法；③经纤支镜加保护性毛刷取痰法。对部分重症或经验性治疗无效的吸入性肺炎，迫切要求可靠的病原学检查时有效，但应在其他取痰法易受污染影响结果判断情况下使用。此为侵袭性诊断技术，在有多种疾病的老年人中进行困难，危险性高。保护性毛刷（FSB）和肺泡灌洗（BAL）两种取材法减少了标本受上呼吸道污染的机会。FSB 取材理想，敏感性为 70%，特异性为 90%，BAL 取材标本较广泛。

（2）不同培养方法的评估：利用需氧、厌氧的特殊培养基培养。①直接痰涂片革兰氏染色镜检简便易行、有早期诊断价值，尤其是对肺炎链球菌、葡萄球菌及革兰氏阴性杆菌，借此可以判断痰中的优势菌是革兰氏阴性杆菌或革兰氏阳性球菌，其不受短时间内应用抗生素的影响，但对支原体、衣原体病毒、军团菌难以检出；②血、胸腔积液及肺泡灌洗液培养准确性高，但阳性率低，限制了它的临床价值，血清抗体检测常用于支原体、军团菌等难以分离的病原体，需时长，不能及时指导治疗。

（3）注意事项：临床的实际情况是做出肺部感染或肺炎的诊断比较容易，但判断病原体却比较困难。痰细菌学检查是确定吸入性肺炎病原学诊断的重要方法，是选择恰当抗生素的依据，应尽可能在用抗生素前做此项检查。由于患者呼吸道排痰能力减弱加上不能很好的配合，所留痰标本常不能代表下呼吸道的状况，故合格痰标本的采集很重要。

（4）临床经验：社区获得性吸入性肺炎的主要病原菌为肺炎链球菌；长期住院患者或护理机构患者吸入性肺炎的主要致病菌为革兰氏阴性杆菌，如鲍曼不动杆菌、铜绿假单胞菌、肺炎克雷伯菌、大肠杆菌等，此外还可见金黄色葡萄球菌；真菌感染也很常见，多为继发性，与机体免疫力低下、长时间使用广谱抗菌药物有关；老年人吸入性肺炎多为混合感染。致病菌主要为革兰氏阴性杆菌和厌氧菌；厌氧菌也是吸入性肺炎的重要致病菌，主要是患者吸入含大量厌氧菌的唾液，不同研究中厌氧菌的检出率从 26%~100% 不等。

5. 抗原检测　常采用免疫荧光、酶联免疫吸附试验、对流免疫电泳、协同凝集试验等方法。应用抗生素后细菌被杀死、细菌培养为阴性，但其抗原物存在达 2 周以上，检出抗原可做出病原诊断，此方法简便快速，可用于测定病毒支原体、细菌等感染，如军团菌肺炎可在血、痰、胸液、尿中应用直接荧光抗体染色法检出抗原。

DNA 探针与聚合酶链反应（polymerase chain reaction，PCR）为近年兴起的分子生物学技术，可用于感染性疾病病原学诊断，DNA 探针可以直接检测到病原体抗原，PCR 是 DNA 体外扩增技术，使其敏感性提高，二者结合更增加了敏感性和特异性，可用于病毒、衣原体等感染。

（二）影像学检查

1. X 线表现　吸入性肺炎的 X 线表现多类似于支气管肺炎。表现为两肺广泛分布的小片状阴影，密度不均匀，边界不清，以肺门及两下肺显著，病灶也可融合成大片状。误吸后 1~2h 胸部 X 线可见两肺散在不规则片状边缘模糊阴影。肺内病变分布与误吸时体位有关、常见于中下肺野，右肺多见。发生肺水肿时，则两肺出现的片状、云絮状阴影融合成大片状，从两肺门向外扩散，以两肺中内带为明显，与心源性急性肺水肿的 X 线表现相似，但心脏大小和外形正常，无肺静脉高压征象。如支气管有不同程度的阻塞，可出现肺不张或肺气肿。刺激性气体吸入性肺炎在急性期表现为肺水肿、支气管炎和肺不张等改变，病情好转后，肺部改变逐渐消散。

当有厌氧菌存在时，常见的后果为肺坏死形成空洞（即肺脓肿），或由于支气管胸膜瘘形成脓气胸，脓胸也常发生。胸部的 X 线检查可显示受累肺段的病变。

2. CT 表现　吸入性肺炎的 CT 表现具有特征性，如炎症以下肺背侧为主，可表现为磨玻璃影、肺实变、支气管血管束增厚、胸腔积液及肺不张等。CT 检查发现气道内异物阻塞者为吸入性肺炎的直接征象，并可据此确定吸入物的类型和所在位置。如吸入液体时肺炎呈叶或段分布，当患者卧位时吸入，炎症常累及上叶后段和下叶背段，当患者直立位时炎症常累及右中叶和左肺上叶舌段。如果胸部 CT 可见右肺大片斑片状的阴影，甚至出现了一些纤维化的表现，则是吸入性肺炎反复发生的影像学表现。

3. 吞咽造影检查　吞咽造影检查可见误吸物沿气管、支气管呈线条状或点状分布，可随呼吸或咳嗽上下移动。

（三）实验室检查

目前，临床对隐性误吸尚不能做出早期诊断，往往出现明显可见的误吸或肺部感染 / 肺损害才明确。以下简述几种目前常用的方法：

1. 气管内分泌物糖含量检测　当气管内糖含量＞ 20mmol，则提示发生了误吸。约 1/3 误吸的患者存在咽喉部误吸物高糖水平。然而该实验也存在不足之处：因胃酸与糖类成分混合后会出现假阳性；肠内营养（EN）制剂中糖类成分不高或微量误吸时测定困难，出现假阴性。

2. 染色法测定　一般将亚甲蓝作为主要染料。一旦发生误吸，蓝染食物会出现在呼吸道黏膜，严重者现胸部蓝染，其敏感性为 90%。但仍有一定的假阴性。另外，亚甲蓝对线粒体氧化代谢可能有损害，建议最大剂量为 10mg/d。

3. 胃内残留物容量（gastric residua volumes，GRV）测定　目前在多数医院中仍未很好地开展，GRV 检测一般由护士完成。在禁食状态下，90% 的患者 GRV ＜ 10ml，最高为 100ml；重症患者禁食后为 92ml。目前，尚无确切依据能肯定 GRV 阈值。一般而言，GRV ≤ 200ml，误吸率在 20%~26%。当 GRV ＞ 200ml，误吸率提高至 25%~40%。临床上一般将 GRV 界定在 200ml 以下，则误吸的发生率较小。GRV 检测要求每隔 4h 进行 1 次，持续 8~12h，采用注射器抽吸获得，并且在判断过程中还需注意患者的体位。平卧位时，胃液在胃底部；右侧卧位时，贮于胃窦部，需经常移动导管位置，以利于正确评估 GRV。另外，还与腹部绷带、呕吐、腹腔内干扰程度等有关。

4. 核素标记 采用 Tc- 硫胶体注入胃内后，用核素扫描的方法，可得到胃及食管下段的显像，比较适用于安静状态时的微量吸入研究。

5. 生物学标志物的检测 除以上方法外，还可以通过生物学标志物的检测来诊断误吸，如支气管肺泡灌洗液胃蛋白酶含量测定、吞噬脂质的肺泡巨细胞计数法、可溶性髓样细胞触发受体 -1 检测法、呼出气冷凝液白细胞三烯检测法、氨基甲酰磷酸合成酶（CPS）-1、内皮素（ETI）-1、和肽素、支气管肺泡灌洗液淀粉酶含量检测等。

第三节 误吸和吸入性肺炎干预

一、强化护理措施

（一）安全进食

安全的进食方式是吸入性肺炎最好的预防措施，可减少食物、外来液体或唾液的误吸。

（二）口腔护理

良好的口腔护理是吸入性肺炎另一个强有力的预测措施。

1. 人员培训 努力培养护士、家庭成员或护工，并一对一地指导他们进行口腔护理，让照顾者在照顾患者进食的同时可以更有效提供这些护理。

2. 护理内容 包括侵入性的口腔护理，如使用过氧化氢冲洗；彻底刷牙：使用口吸管清洁口腔；注意牙龈线，牙齿，舌背，颊腔的卫生；调整导致口干的药物，增加唾液量；如果怀疑有任何的口腔科疾病，均需进行相应治疗。特别注意义齿的清洗，口腔定植菌在义齿托上可大量繁殖，如果误吸则可产生吸入性肺炎。

（三）气管插管的护理

气管插管行机械通气后上呼吸道与胃腔内定植菌的误吸是呼吸机相关肺炎的主要发病机制之一。对护士的培训可以有效减少相关感染。

1. 气管插管行有创机械通气时，应抬高床头 30°~45°，及时吸出口腔及气管内分泌物。吸痰时注意无菌操作，口腔、气管吸痰管要严格分开。吸痰管与吸氧管不宜超过气管导管内径的 1/2，以免堵塞气道。每次吸痰做到一次一管一手套，吸痰管在气道内停留少于 15s。尽可能减少因气道护理不及时造成的分泌物误吸。

2. 拔除气管插管

（1）拔管指征：患者神志清楚，生命体征平稳，呛咳反射恢复，咳痰有力，肌张力好。

（2）拔管前向患者做好解释工作、备好吸氧面罩或鼻导管。

（3）吸出口腔分泌物，气管内充分吸引，并用呼吸囊加压给氧 1min。

（4）解除固定气管导管的寸带与胶布，置吸痰管于气管导管最深处，边拔管边吸痰，拔管后立即面罩给氧。

二、误吸的处理

（一）处理原则

一旦发现患者误吸，应尽快调整体位，头部偏向一侧，吸尽残留在口腔和咽喉部有可能导致气管阻塞的液体和食物。必要时，做气管插管和支气管镜灌洗，静脉使用抗生素以预防肺炎发生，严密观察肺部情况，如发生吸入性肺炎，则按其治疗原则给予相应处理。

（二）处理方法

误吸不同的物质需要采用不同的方法：

1. 液体颗粒误吸　临床处理的重点是用吸痰管吸出异物。患者进食时需要采用半卧位或直立坐位。如胸部 X 线片未显示浸润病灶，除需要干预可能再发生的反流外，不需要进一步治疗。

2. 固体颗粒误吸　呼吸道阻塞的严重程度，取决于误吸物的大小和下呼吸道的直径。

（1）大块物体阻塞在喉或咽：建议采用 Heimlich 手法，快速用力挤压上腹部，迫使膈肌上抬排出误吸颗粒。

（2）误吸小体积颗粒：不会引起严重的气道梗阻，主要治疗方法是吸出异物，通常采用纤维支气管镜来操作。

（三）其他预防和处理措施

大多数言语治疗师、护士通常把治疗重点放在患者的姿势调整、吞咽手法或食物性状的改变上，以求通过改善吞咽功能进一步减少误吸发生的可能。

三、抗生素治疗

抗生素选用的依据主要是吸入性肺炎的病原学。由于咳痰时检查厌氧菌无意义，所以常用的方法为气管内吸出物、支气管吸出物或脓胸液体的定性培养。在社区发生的获得性吸入性肺炎患者，一般有厌氧菌感染，但医院内吸入性肺炎一般涉及多种微生物，包括革兰氏阴性杆菌、金黄色葡萄球菌以及厌氧菌。革兰氏阴性杆菌和金黄色葡萄球菌是混合性感染中的最主要成分，这些微生物易于从咳出的痰培养中发现，体外药敏试验有助于抗生素的选择。

四、吸入性肺炎的物理治疗

吸入性肺炎的物理治疗目的是配合抗生素等药物治疗，增强机体免疫能力，控制感染，促进炎症吸收，缓解症状，缩短病程，防止并发症。常用的有短波及超短波疗法、超声雾化吸入等。

超声雾化药物可选择硫酸特布他林雾化液、沙丁胺醇雾化液、雾化用布地奈德混悬液、雾化用复方异丙托溴铵等。

五、纤维支气管镜的应用

（一）应用于肺部感染的病原学诊断

部分重症肺部感染、呼吸机相关性肺炎患者，包括免疫缺陷合并肺部感染者，经验性抗感染治疗效果不理想，痰培养阳性率低、特异度差，对于机械通气患者，通过人工气道支气管镜引导下保护性毛刷采集下呼吸道标本对患者的生命体征没有明显影响，安全可靠。

1. 保护性毛刷的操作　支气管镜经声门 - 气管或者人工气道到达胸部影像显示浸润最明显处或镜下显示有脓性分泌物的区域，保护性毛刷经支气管镜吸引孔道进入并伸出支气管镜末端 1~2cm 后，从保护性套管再推出毛刷、顶掉保护性毛刷末端的保护塞（相对分子质量 4 000 的聚乙二醇），毛刷再伸出 2cm 采集标本，采样后将毛刷缩回到套管中。然后将有套管保护的毛刷从支气管镜中拔出，75% 乙醇消毒套管末端，将毛刷伸出套管并浸入 1ml 无菌生理盐水中，充分振荡使标本在无菌溶液中均匀分布、然后送实验室进行微生物培养。细菌定量培养以≥ 10CFU/ml 作为诊断肺部感染的阈值。

2. 支气管肺泡灌洗的方法　在肺部影像显示感染较重的叶段或镜下分泌物较多的叶段灌洗，一般用室温下（25℃左右）生理盐水即可。将支气管镜进入肺段或亚段支气管，每次灌入生理盐水 10~20ml，总量 50~60ml，后经负压吸引入标本收集瓶，在 0.5h 内送至实验室，通常在 2~3h 内处理。细菌定量培养确定肺部感染的阈值定为≥ 10CFU/ml，对于检验前应用过抗生素的患者应采用通常十分之一的阈值作为标准。

（二）在气道管理和治疗肺不张中的应用

支气管镜可以进入患者下呼吸道，便携式支气管镜一般可以到达亚段支气管开口进行吸痰、清除痰栓、痰痂，甚至可以给予局部盐水或药物灌洗治疗，配合拍背排痰，可以达到肺复张的目的。

通常采用肺泡灌洗的方法，将支气管镜深入肺不张的肺段或亚段支气管，每次灌入常温生理盐水 10~50ml，总量 50~250ml，不应超过 300ml。

（三）在气管内异物治疗中的应用

通过支气管镜检查可以明确气管内异物的性质、嵌顿的位置，以及肉芽组织包被的情况等。有一部分气管内异物可以通过支气管镜直接吸出或夹出来，操作简单。异物不能轻易取出者在明确诊断后转入呼吸科全麻后经硬质支气管镜取出，可以明显缩短患者救治时间，减少阻塞性肺炎、肺不张的发生率。

在误吸后发生气道阻塞紧急情况下，应立即给予高浓度氧吸入，用纤维支气管镜或气管插管将异物吸出。

参考文献

[1] Kadowaki M, Demura Y, Mizuno S, et al. Reappraisal of clindamycin V monotherapy for treatment of mild-to moderate aspiration pneumonia in elderly patients. Chest, 2015, 127: 1276-1282.

[2] Hinchey JA, Shephard T, Furie K, et al. Formal dysphagia screening protocols prevent pneumonia. Stroke, 2015, 36: 1972-1976.

[3] Army DJ, Mithan DG, Kalra L. Early assessments of dysphagia and aspiration risk in acute stroke patients. Stroke, 2015, 34: 1252-1257.

[4] Mylolle JM, oodms Naughton B. Pneumonia versus apiration pneumonitis in nuring home residents diagnosis and management. J Am Geriatrso, 2014, 51: 7-12.

[5] 尚克中，程英升. 吞咽障碍患者的误吸与吸入性肺炎，中国全科医学，2014，7：1712-1714.

[6] 魏绝，段伟，权峰松，等. 超声雾化误吸的护理. 中国实用医药，2015，10：139-140.

[7] Marik PI, Kaplan D. Aspiration pneumonia and dysphagia in the elderly. Chest, 2014, 124: 328-336.

[8] Doggett DL, T appe KA, Mitchell MD. Prevention of pneumonia in elderly stroke patients by systematic diagnosis and treatment of dysphagia: An evidence-based comprehensive analysis of the literature. Dysphagia, 2015, 16, 279-295.

[9] Palmer LB. Albulak K, Fields S, et al. Oral clearance and pathogenic oropharyngeal colonization in the elderby. Am J Respir Crit Care Mel, 2015, I64: 464-468.

[10] Sumi Y, Miura H, Michiwaki Y, et al. Colonization of denlal plaque by respiratory pathogens in dependent elderly. Arh Gerontol Geriatr, 2017, 44: 119-124.

[11] El-solh AA, Perantoni C, Bhat A, et al. Mierobiology of severe aspiration pneumonia in instittionnlizen elderl. Am J Respir Crit Care Med, 2015, 167: 1650-1165.

[12] Tokuyasu H, Harad TW, Tanabe E, et al. Efectiveness of meropenem for the treatment of aspiration pneumonia in elderly ratients. Intem Med, 2016, 48: 129-135.

[13] 支气管镜在急危重症临床应用专家共识组支气管镜在急危重症临床应用的专家共识. 中华急诊医学杂志, 2016, 25(5): 568-572.

[14] Metheny A, Clouse RE, Chang YH, et al. Tracheobronchial aspiration of gastric contents in critically ill tube. fed patients: frequency, outcomes, and risk factors. Critical Care Medicine, 2017, 34(4): 1007-1015.

[15] Kikutani T, Tamura F, Tashiro H,et al. Relationship between oral bacteria count and pneumonia onset in elderly nursing home residents. Geriatries Gerontology Intemational, 2015, 15(4): 417-421.

[16] Butler SG, Stuart A, Leng X, et al. Factors influencing aspiration during swallowing in healthy older adults. Lary ngoscope, 2015, 120(11): 2147-2152.

[17] Gross RD, Jr AC, Ross SB, et al. The coordination of breathing and swallowing in chronic obstructive pulmonary disease. American Joumal of Respiratory & Critical Care Medicine, 2016, 179(7): 559-565.

[18] Singh B. Impaired swallow in COPD. Respirology, 2016, 16(2): 185-186.

[19] 万桂芳, 温红梅, 谢纯青, 等 回顾性分析吞咽障碍患者发生窒息的相关因素及防范措施. 中华物理医学与康复杂志, 2016, 38(3): 205-208.

第十二章　婴幼儿吞咽障碍

婴幼儿是婴儿和幼儿的统称，年龄为 0~3 岁。婴幼儿在生理解剖上的最大特点是不断的生长和发育，吞咽器官有关结构的相对位置和功能也在不断变化。婴幼儿进食与吞咽障碍是指婴幼儿无法进食足够量的食物或无法进食不同种类的食物以维持营养和增加体重，包括难以将食物置于口中；难以控制口中的食团，如咀嚼；口腔推送期中舌难以将食团后送。当婴幼儿进食有困难或拒绝吃东西，可能会导致营养不良、无法正常成长，甚至死亡。

喂养困难广义上为任何不符合婴幼儿进食能力和进食需要的行为。依据美国精神疾病诊断手册（DSM-Ⅳ）婴幼儿喂养困难的诊断必须符合以下 4 条：①持续未能进食足够的食物，伴有明显的体重不增或下降至少 1 个月；②不是由肠胃疾病或其他躯体情况（如食管反流）所致；③不能用其他精神障碍解释；④ 6 岁前起病。目前国内有文献估计，婴幼儿喂养困难占 25%，有 25%~45% 正常发展的婴幼儿会有喂食和吞咽的困难，高达 30%~80% 的发育异常的婴幼儿会有进食和吞咽异常，3%~10% 的婴幼儿因喂食及吞咽问题导致了严重的后果，如生长迟缓、慢性疾病等。

第一节　婴幼儿发展

一、婴幼儿吞咽器官的解剖功能特点

（一）婴幼儿的口腔和咽解剖

婴儿与幼童口腔和咽的解剖关系与成人不同。年龄越小，差异越大。对婴儿而言，舌占满了整个口腔，两颊内部的脂肪垫使口腔侧边变窄。舌与喉部较成人的位置高，以提供给呼吸道较自然的保护。硬腭通常垂得很低，而悬雍垂一般靠在会厌软骨内部，在会厌谷形成一个口袋。随着舌重复的抽吸动作，食团通常会被堆集在口腔后方往前突起的硬腭前，或是在会厌谷。婴幼儿与成人间吞咽器官的解剖功能差异详见表 12-1-1、图 12-1-1。

表 12-1-1　婴幼儿与成人间吞咽器官的解剖功能差异

解剖部位	婴幼儿	成人
口腔	舌占据整个口腔，口腔空间小而舌相对较大	口腔空间增大，舌静止时位于口底部
	无牙或不全	有牙
	舌休息位时向上顶着上腭，舌尖置于上下唇之间	舌休息位时离开上腭，舌尖位于牙后方
	颊部有脂肪垫（颊肌间的脂肪组织），参与吸吮活动	无脂肪垫，颊肌参与咀嚼活动
	下颌骨相对较小并向后缩	上下颌骨间的大小比例接近成人，下颌向前生长

续表

解剖部位	婴幼儿	成人
	沟槽在吸吮中有重要作用	沟槽无特殊功能
咽	鼻咽及喉咽连成一体，缺乏真正的口咽结构	咽延长，口咽结构明显可见（人类的言语器官）
	鼻咽形状圆钝	鼻咽与颅底成 90°
喉	喉的大小为成人的 1/3	正常成人大小
	真声带的 1/2 由软骨折叠形成	真声带的 1/3 由软骨折叠形成

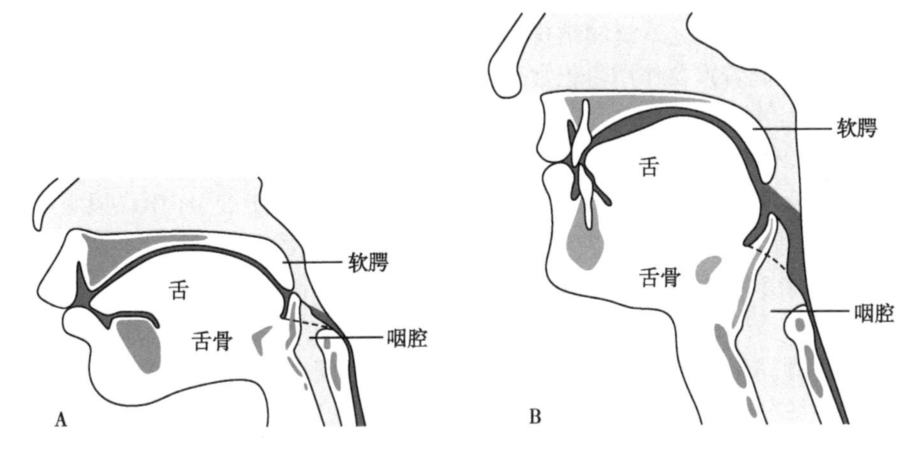

图 12-1-1 婴幼儿与成人吞咽器官解剖的对比

A. 婴幼儿；B. 成人

（二）婴幼儿的口腔和咽发育

婴幼儿面部会持续成长，下颌会往下往前生长，带领舌向下，并扩大舌和腭之间的空间，逐渐发育成一个口腔空间；喉部和舌骨同时往下降，可拉长与扩展咽。在青春期，咽的拉长与喉部的下移程度是最大的。

二、婴幼儿吞咽动作发育的特点

（一）口腔期

吞咽动作从胎儿期已出现，胎儿通过吸吮喝羊水。婴儿的吞咽生理与成人不同，吸奶时，婴儿重复舌的抽吸动作，开始时，舌与下颌一同运动。每一次从奶嘴吸出的奶会被堆集在腭弓前或会厌谷内。每个婴儿使用舌抽吸的次数不尽相同，平均每喝 2 口奶可以启动一次吞咽动作，超过 7 次则为异常。通常舌抽吸的次数与一次舌运动能从奶嘴挤压出来的液体量有关，如果每一次舌运动挤压出来的液体量较多，舌抽吸次数就减少，反之亦然。当奶液的容积大小适当时，吞咽即被启动。如果用汤匙给予少量的液体，约 1ml，婴儿通常会产生类似成人咽期的吞咽。

（二）咽期

婴儿的咽期和成人是相似的，但有两处不同，一是因为在解剖上，咽已被上提到舌根下方，所以吞咽时喉部上提范围会减少；二是婴儿在吞咽时咽后壁往前移动的幅度通常比成人大。

婴儿大约在 7 个月时会啃咬，10~12 个月才开始咀嚼，但到达成人的咀嚼形态时间差异较大，可能需要 3~4 年。一旦婴儿发展到能吞咽煮烂的或软的食物时，除了喉部上抬动作较小外，口腔期与咽期的吞咽生理与成人基本相似。

三、婴幼儿发育过程和进食技能

进食技能在出生后两三年内迅速发育，尤其在生后第一年。口腔动作有序发展，使得进食技能不断成熟，进食能力和效率不断提高。婴幼儿口腔进食技能的发育成熟包括吸吮、吞咽、咀嚼，固体食物的摄入以及喝与饮的能力。吸吮是一种天然的进食行为，是婴儿出生时即具有的一种最基本的进食动作。然而许多进食行为如咀嚼、吞咽及自我进食技能则是靠后天学习获得，并与消化系统的结构和功能发育密切相关，而适时引入不同质地食物对促进口腔技能发育起着重要作用。正常口腔运动及进食技能发展程序如下（表 12-1-2）：

1. 0~3 个月　婴幼儿存在与进食相关的原始反射，如觅食反射、吸吮反射、吞咽反射、张力性咬合反射、伸舌反射；以喂吸模式吸奶，舌呈前伸 / 后缩的活动模式，与下颌、唇呈整体模式活动，相互间无分离活动；舌两边上翘卷曲成杯状，将奶液引向咽；以吸吮 / 吞咽反射的模式进食。新生儿饥饿时可表现为警觉性增加或动嘴觅食活动增多，哭闹是较晚出现的饥饿征象。当乳头接触嘴唇时张大嘴巴。2 月龄时，日间每 2~4h 喂养一次。

2. 4~6 个月　婴幼儿在等待勺子喂入食物时或接触勺子时有啜吸动作反应；会用上下方向咬；舌和下颌间无分离运动；吸吮力增强，吸吮 / 吞咽 / 呼吸协调；会将手伸入口中；能扶坐；4 月龄时每次喂养在 45min 内完成，坐姿喂养时扶稳婴儿头部；5 个月后觅食反射消失；5 个月后张力性咬合反射消失；咽反射存在。

3. 7~9 个月　婴幼儿舌的活动范围明显增大，活动模式增多，会上下、前后方向运动，即吮吸（sucking）动作，咀嚼食物时伴随有舌的吮吸；唇活动增多，会合在奶嘴上“抿”下勺中食物；用杯饮水时下颌稳定性仍差；吞咽时仍可见舌前伸；咬食物时可见舌、唇与下颌有少量分离活动；能在口腔内移动食物，从两侧到中间，从中间到两侧；吞咽半固体食物时可见合唇动作；咽反射减弱；稍加扶持可独坐片刻；通过张嘴、前倾示意饥饿感；通过闭嘴或者转头示意饱足感；开始用大拇指和示指抓小的食物吃。

4. 10~12 个月　婴幼儿表现出主动性的吸吮动作；会用牙齿清洁下唇上的食物；吸吮、吞咽、呼吸协调性提高；吞咽时仍可见舌外伸；咬软食时下颌稳定性好，能自我控制咬食动作；吞咽奶液等流质食物时唇闭合能力提高；口腔内食物移动范围增大，能超越中线，出现滚动式咀嚼动作；用下颌和舌咬并且可咬碎各种质地的食物，咀嚼时有较好的唇和颊活动参与；尝试使用勺子；用大拇指和示指抓小食物吃；12 月龄时，自己可独立用鸭嘴杯或吸管来喝水。

5. 13~15 个月　有的婴幼儿通过咬住杯沿提高下颌稳定性；舌和唇能分离活动；吸吮 / 吞咽 / 呼吸协调性良好；能合唇咀嚼；咬固体食物时有少量自控能力。15 月龄时已经可以自己用勺子吃饭。

6. 16~18 个月　婴幼儿开始发展下颌主动控制能力；吞咽时舌外伸减少；能很好地控制流质食物；主动良好地控制咬合，不需转头辅助；吸吮、吞咽、呼吸协调性更趋完善。

7. 19~24 个月　婴幼儿会用舌清洁唇部食物；能连续饮；能用吸管吸；吞咽时舌后缩；

能自如地咬肉类食物；能在口腔内超过中线移动食物，动作自如。在做好预防窒息的前提下，可吃与其他家庭成员一样的食物。

8. 25~36 个月　婴幼儿能很好地主动控制下颌；吞咽时舌尖上抬；咬食物时下颌分级调控好；咬食物时头部分离活动好；食物在口腔内平稳移动，从一侧转移至另一侧；舌活动度和灵活性发育逐渐完善。

表 12-1-2　婴幼儿发育里程碑及进食技能

阶段	进食技能	口肌功能
0~3 个月	以喂吸 / 吞咽反射的模式进食	原始反射保留；以喂吸模式吸奶，整体模式活动。
4~6 个月	勺子喂食有啜吸动作	上下咬；舌和下颌间无分离运动；吸吮 / 吞咽 / 呼吸协调；觅食反射、张力性咬合反射消失。
7~9 个月	会“抿”勺中食物，口腔内移动食物，不超越中线	唇、舌的活动范围明显增大，下颌稳定性仍差；咬食物出现少量分离活动，吞半固体可见合唇。
10~12 个月	出现主动吸吮动作	吸吮 / 吞咽 / 呼吸协调性提高；咬软食时下颌稳定性好，口腔内食物移动范围增大，能超越中线；咀嚼时唇颊参与。
13~15 个月	咬固体食物时有少量自控能力	下颌稳定性提高；舌和唇能分离活动；吸吮 / 吞咽 / 呼吸协调性良好；能合唇咀嚼。
16~18 个月	能很好地控制流质食物	下颌主动控制能力增强；吞咽时舌外伸减少；吸吮 / 吞咽 / 呼吸协调性更趋完善。
19~24 个月	能用吸管连续饮，自如咬肉类食物	用舌清洁唇部食物，能连续饮，吞咽时舌后缩。
15~36 个月	食物在口腔内从一侧转移至另一侧	下颌分级控制好；舌的发育逐渐完善，能舌上抬。

第二节　正常进食技能发育的促成因素

一、感觉

感觉是对事物个别属性的反映，依赖个别感觉器官的活动。感觉包括外部感觉和内部感觉，其中外部感觉包括视觉、听觉、嗅觉、味觉以及触觉，内部感觉包括运动觉、平衡觉以及本体觉。婴儿出生时外部感觉已有不同程度的发育，感觉发育具有年龄发育的标志，可监测和评估儿童的发育水平。

（一）触觉

触觉通过全身皮肤上的神经末梢来感受外界的温度、湿度、压力、痛痒和物体质感等，是生存所需要的最基本、最重要的感觉之一。胎儿期触觉已开始发育，14 周龄时全身都已有触觉，26 周龄疼痛的神经通路发育完全，对疼痛触觉有反应。早期的婴幼儿会透过口腔和手的触觉来探索世界，会喜欢用手抓拿东西并放入口内加以探索，5~12 周的婴儿也往往对吸吮表面有颗粒状的奶嘴更感兴趣，这对将来口腔感知正常化的发展甚为重要。对于一些早期缺乏口腔刺激或口腔触觉经验不良的婴幼儿，往往产生许多进食问题，例如过度挑食、拒食、口腔过度敏感等。

（二）嗅觉

嗅觉的适宜刺激是气味，鼻腔上部黏膜中的嗅细胞遇到挥发性有气味的气体产生神经冲动，沿嗅神经传到海马回、沟回产生嗅觉，并进一步产生嗅觉记忆、影响情绪等原始基本生理功能。胎儿期嗅觉已发育，生后几小时内的婴儿，即能透过嗅觉认识自己母亲乳房周围及身体的气味，并结合触觉找到母亲乳头。婴儿已有嗅觉记忆，提示婴儿嗅觉的喜爱和厌恶受到经验的影响，发育中可辨别喜欢与不喜欢的气味。对刺激性小的气味没有反应或反应弱，但对强烈的气味则表现出不愉快的情绪。如 3~4 月龄的婴儿已能区别愉快和不愉快的气味，母亲吃挥发性的食物如大蒜，这种气味可通过母乳转移，婴儿闻到后可以影响其饮食的行为。7~8 月龄的婴儿嗅觉开始逐渐灵敏，能分辨出芳香的气味。2 岁左右的幼儿已能很好地辨别各种气味。

（三）味觉

味觉是食物刺激舌、腭、咽、会厌和食管的味觉受体产生的信号发送给大脑产生的感觉，主要由咸、甜、苦、酸、鲜组成。味觉的感受器官是位于舌面上的味蕾，不同部位的味蕾感觉不同的味觉，舌尖对甜的敏感，舌两侧前半部对咸味敏感，后半部对酸味敏感，近舌根部对苦味敏感。

新生儿，包括早产新生儿，生后即能分辨味觉，并有味觉偏爱。先天喜欢甜味、拒绝苦味及酸味的本能，对生存具有保护作用。婴儿早期容易接受味道特殊的蛋白质水解配方，而 4~7 月龄左右婴儿接受蛋白质水解配方的能力很快下降，提示存在味觉敏感期，但若婴儿生后即一直用蛋白质水解配方喂养，不发生接受能力下降，提示婴儿有一种早期的味觉适应行为。逐渐增加新食物的量亦逐渐改变婴儿早期的味觉习惯。2~7 月龄为婴幼儿味觉敏感时期，婴儿于 3~4 个月左右很容易添加新食物，但半岁以后开始害怕新食物，1 岁以后随着独立性提高，会主动拒绝某些食物。早期的味觉经历（如羊水、母乳）可以改变发育中个体的生理和行为。母乳喂养的婴儿，因获得的味觉刺激非常丰富，故而容易断奶完成食物转变。人工喂养的婴儿，因奶粉或营养素味道相对单调，早期味觉刺激较母乳喂养者少，从而影响了日后接受新食物的能力。

（四）听觉

听觉的适宜刺激是声波，声波引起外耳骨膜震动，震动刺激传至内耳的耳蜗，再通过听神经将刺激传入大脑产生听觉。婴幼儿的听觉器官在出生时已基本发育成熟，但它与大脑皮质的纤维联系还很少，需要很长的时间发育才能达到成年人的听觉能力。在适宜的环境刺激下，儿童的听觉能力随年龄的增长而提高，能辨别声音来源和逐渐区分语音，表现出各种年龄特征的听觉行为，通过观察行为表现也可以来判断其听觉发育。听觉过敏者，如自闭症患儿，会产生许多进食问题，例如不喜欢咀嚼声音而不咀嚼或咀嚼减少、拒绝进食等。

二、运动发育

进食技能由一系列精确的口腔活动组成，包括口腔器官的活动稳定性、活动度、分离运动、分级调控等功能促进了婴幼儿进食技能的发展。

（一）稳定性和活动度

头控制运动尚未发育的婴儿，进食活动需要通过很多外部的支撑和固定，包括全身扶抱和双颊部脂肪垫的支撑等，婴儿才能裹住乳头吸吮。随着婴儿头、躯干、骨盆控制能力的发育，身体近端稳定性提高，伸手取物、手到口活动、口腔运动逐渐变得自如。口腔活动依赖于颈、肩胛带、躯干、骨盆的稳定支撑，唇舌的活动又依赖于下颌的支撑，下颌的稳定性是唇舌高级精确活动及进食技能发育必不或缺的基础。

（二）分离运动

正常婴儿出生后早期下颌与舌呈现整体活动，动作尚未分离且不精确，属较低等级运动。4~5 个月后，婴儿开始用嘴探索咬玩具、咀嚼处理不同种类食物等，下颌稳定性得到明显提高，舌与下颌间产生了分离运动并逐渐分化，如用舌尖舔唇、在口腔内自如地转送食物等。

（三）分级调控

正常婴儿出生后早期依靠屈伸肌的选择性牵拉作用完成下颌上下方向的活动，动作缺乏灵巧性、准确性差。婴幼儿的各种进食技能是随着分级调控功能的发育而不断趋向成熟，可将食物碾碎并自如地在口腔内转移。

三、非营养性口腔运动发育

（一）用嘴探索

用嘴探索能促进触觉觉察和触觉辨别功能的发育，为进食技能的发育建立基础。用嘴探索分为粗大性用嘴探索和辨识性用嘴探索。

1. 粗大性用嘴探索　4~5 个月内的婴儿，舔吸玩具、手指等熟悉对象，感受软硬度，称为粗大性用嘴探索（generalized mouthing）。粗大性用嘴探索能帮助婴儿从奶嘴喂养过渡到用勺或杯喂养，并可使咽反射触发部位后移，抑制咽反射，为婴儿接受更多种类的食物做准备。

2. 辨识性用嘴探索　6 个月的婴儿，随着全身动作发育和口腔分离活动的发育，用嘴探索进入了一个新的阶段，即分辨性用嘴探索（discriminative mouthing），通过口腔区别玩具的大小、形状、质地、味道、质量，并将这种经验泛化于接受和加工固体食物，以及在口腔内安全舒适地转移、咀嚼、吞咽食物。

（二）非营养性吸吮

能从多方面促进婴儿发育，如自我安慰、减少哭闹和烦躁、避免过度紧张、缩短管饲向经口喂养的过渡时间、避免管饲婴儿发生行为问题等。

第三节　临床评估

一、婴幼儿进食与吞咽障碍临床特点

婴幼儿在进食与吞咽中发生问题，容易产生营养不良，影响发育，甚至危及生命，进食与吞咽障碍的婴幼儿常见有以下临床特点：

（一）吸吮困难

吸奶时无法含紧乳头或奶嘴，吸吮力量不足或奶容易从嘴角溢出。主要表现为吸吮动作不协调，吸吮力量不足，吸吮速度慢、频率低以及停顿多。

（二）吸吮 - 吞咽 - 呼吸协调障碍

吸吮时，吸吮、吞咽和呼吸之间不协调，甚至是无规则的吸吮和吞咽，容易呛咳或疲累。

（三）吞咽动作启动延迟

肌张力低下、口腔感觉障碍的患儿容易出现这一症状。

（四）呛咳

患先天性喉软骨软化症的婴幼儿由于气道保护不足，进食时容易出现呛咳，进而出现反流现象。除此之外，吸吮 - 吞咽 - 呼吸协调障碍的患儿由于吸吮、吞咽与呼吸之间不协调也容易出现呛咳，进食姿势不正确同样会引起呛咳等。

（五）反流

包括鼻腔反流和口腔反流，多为胃食管反流导致的口腔反流。

（六）呕吐

进食时或进食后容易出现呕吐反应。

（七）进食速度慢，用时长

对食物非常挑剔、拒绝进食、食物常常含在嘴里、只喜欢玩弄食物或易疲劳等导致进食时间长。

（八）感染性肺炎反复发作

婴幼儿进食与吞咽功能的评估必须结合全身状况，须多专业一起综合评估和整合。获取评估信息的途径有两条：一是通过询问照顾者和翻阅既往病史了解背景资料；二是评估客观项目了解婴幼儿喂养和吞咽中所存在的困难及其原因。

二、问诊与资料收集

需要全面性地问诊与考虑，包括患儿基本信息、了解家族史、疾病史及诊治过程、围产因素、相关检查结果（影像及电生理检查等）、喂养史等。仔细询问有无长期留置鼻胃管或气管插管、使用肺表面活性物质等；记录喂养方式、进食总量、奶嘴类型、喂养困难发生时间、婴幼儿与喂养者之间互动关系、进食功能与食物种类之间关系、进食时与进食后的表现（行为、生理、呼吸、声音等）、喂养体位和姿势、呼吸循环功能、体重增长情况、喂养环境、觉醒度、进食情绪和行为表现等，并辨别挑食者与喂养困难者的区别（表 12-3-1）。

表 12-3-1　挑食者与喂养困难者的区别

表现	挑食者	喂养困难者
进食食物的种类	减少食物的种类 / 范围，但会吃 > 30 种的食物	局限的食物的范围或种类，通常少于 20 种
	几乎所有质地或营养组中都能吃 ≥ 1 种食物	拒绝某营养组或某食物质地的所有食物
拒绝食物的原因	拒绝食物是因为“吃腻了”，通常在两周后又重新获得	失去的食物不会重新获得
添加新食物的反应和步骤	能忍受盘子里的新食物，通常能触摸或品尝	对于新的食物哭 / 崩溃
	在餐单中添加新的食物需要 15 ~ 25 个步骤	添加新的食物 > 25 个步骤

续表

表现	挑食者	喂养困难者
能否与家人共同进餐	通常和家长一起吃饭，但经常吃不同的食物	通常吃和家人不同的食物并且单独吃饭
体检结果	有时在儿童检查中被报告为挑食者	在多个儿童检查中持续被报告为挑食者

三、体格检查

（一）身体状况的呈现

1. 解剖结构　检查有无唇腭裂、小下巴畸形、高腭弓，有无颞下颌关节脱位或骨折，口腔黏膜有无破损，有无气管食管瘘、食管闭锁、膈疝、幽门肥厚、短肠综合征、肛门闭锁等手术瘢痕，有无气管软化症。

2. 生理状况评估　包括呼吸功能、心率、血氧饱和度以及行为状态四个部分。

（1）呼吸功能评估：包括呼吸的声音、呼吸的方式、呼吸速率、咀嚼和吞咽时呼吸的协调性、连续性等，呼吸速率正常范围为40~60次/min，若太高，容易出现呼吸暂停或窒息现象。

（2）心率的观察：包括安静时、进食时的心跳速率，是否存在心率过快或过缓等。心跳速率的正常数值70~170次/min，足月新生儿正常心率在120~140次/min，早产儿心率一般较足月儿快，为160~180次/min。

（3）血氧饱和度：不宜小于90%。而且要注意血氧饱和度下降出现的时间，是进食前、进食时还是进食后，不同时间出现的血氧饱和度下降提示存在不同的问题。

（4）行为状态：主要指婴儿的觉醒状态，包括六个觉醒状态，分别为深睡期（deep sleep）、浅睡期（light sleep）、昏沉嗜睡期（drowsy or semi-dozing）、安静清醒期（quiet alert）、活动清醒期（active alert）、哭泣（crying），其中安静清醒期被视为最适宜经口喂养的状态。正常的婴幼儿通常可以呈现出顺畅的循环周期，评估者可以仔细观察婴幼儿在进食时呈现何种觉醒状态。当食物出现在小儿面前时，小儿呈现什么反应，如喜欢、惧怕、有戒心、焦虑或是冷漠，以及这些反应是否有特定性。例如：在使用不同食物、不同喂食器具、不同进食体位的进食反应，和小儿对食物与非食物的呈现是否有差异等，将这些状况做详细的记录。

3. 颈部听诊　有助于判断咽喉噪音与吞咽障碍间的关系。评估者将听诊器置于婴幼儿咽喉部及胸骨上方，仔细判断有无颈部哮鸣音、吹泡样声音、喉喘鸣、“汩汩”声等，并与正常吞咽声和肺部呼吸音相鉴别。听诊一般只能用于筛查，部分婴幼儿则需要用录音设备录音。

4. 营养评估　检查婴幼儿每天食物种类、摄入量、摄入热量；碳水化合物、蛋白质、脂肪三大营养物质的量及比例，以及维生素和微量元素的种类和剂量。测量婴幼儿身高、体重、身体比例与匀称性、皮下脂肪厚度、臂围、胸围等。若婴幼儿有下列几种情形通常即被定义为生长发育迟缓（failure to thrive/growth failure）：体重低于3%或六个月内下降超过2%（如由85%下降至80%）。

5. 认知功能评估　婴幼儿有认知功能障碍，在非摄食状态、摄食过程会出现一定障碍，吞咽的有效性也可能受到影响，一般在吞咽评估中观察可得，内容为评估儿童能否集中注意进食、能否听懂指令并执行指令等。

（二）发展的水平

全面评估婴幼儿整体发育水平，包括姿势控制、肌张力、竖颈、坐位平衡、手到口精细动作、认知沟通能力、觉醒度等，可借助于 Peabody 动作发育量表 -2，格赛尔（Gesell）发育量表，墨尔本（Melborne）单侧上肢功能评估等量表进行评估。了解足、腿、骨盆、躯干、肩胛带、双臂、手和颈部肌张力和运动水平，判断他们对口腔运动和进食技能的影响，明确口腔运动障碍与身体之间有无直接或间接关系。

四、神经系统评估

神经系统评估包括相关反射检查、相关神经检查、肌张力评定等方面。

（一）口腔反射检查

婴幼儿有与生俱来的几项口腔反射，其中包括觅食反射、吸吮反射、吞咽反射、呕吐反射、挺舌反射以及咬合反射等（表 12-3-2），这是正常新生儿一出生就拥有的反射，能够反映出新生儿的机体是否健全，神经系统功能是否正常，在出生后 6 周逐渐减弱。

1. 觅食反射　新生儿无条件反射的一种，又名寻乳反射。当新生儿面颊触到母亲乳房或其他部位时，即可出现寻觅乳头的动作。出现时间在 0~3 个月，当婴儿长大到 3~4 个月之后，会学习、认知到肚子饿时，若用哭来表现就会有人来喂奶，于是慢慢改以行为表现来表达需求，因此寻乳反射也将慢慢消失。

（1）方法：刺激嘴唇周围或脸颊。

（2）表现：头部向刺激方向横向转动，张开嘴巴，找寻食物来源。

（3）正常：当口周四个主要部位被刺激时，头立即转向刺激部位和 / 或张嘴。

（4）较弱：当口周四个主要部位被刺激时，头慢慢转向刺激部位和 / 或张嘴。

（5）无：当口周四个主要部位被刺激时，没有反应。

2. 吸吮反射　哺乳动物及人类婴儿先天具有的反射之一，是新生儿无条件反射的一种。当用乳头或手指碰新生儿的口唇时，会相应出现口唇及舌的吸吮蠕动。出现时间在 0~3 个月，3 个月后会慢慢消失。

（1）方法：把手指、棉签、奶嘴或乳头放进新生儿口腔内。

（2）表现：出现口唇皱缩，舌前后运动的吸吮动作。

（3）正常：立即吸吮自己的手指或检查者的手指。

（4）较弱：慢慢吸吮自己的手指或检查者的手指。

（5）无：无吸吮。

3. 吞咽反射　新生儿反射的一种。食物进入口中，引起的一系列有关肌肉的反射性、顺序性收缩反应，目的是使食物由口腔进入胃内。婴儿早期的这种反射能力弱，此时间段内给婴儿喂养非液体食物有一定的困难。婴儿的流涎现象也与此有关，3~4 个月的婴儿还不能利用舌的动作将食物送到口腔后部及咽部。

（1）方法：食物进入口腔后半部分而引发。

（2）表现：喉上抬，会厌下盖，声带闭合，上食管括约肌放松，食团进入食管。

4. 咬合反射　是对牙龈的触觉刺激作出反应，由粗糙的下颌运动来咬合和放松。此反射出生后即出现，6 个月后随咀嚼运动的出现而消失。

（1）正常：紧紧咬住检查者放在齿龈边的手指，然后放松。

（2）强化：紧紧咬住检查者放在齿龈边的手指，不放松。

（3）无：无咬合。

5. 呕吐反射　特征是轻压婴儿舌根，会作呕。婴儿在呕吐前常出现恶心、流涎、呼吸急迫和心跳快而不规则等症状。呕吐可以是病理现象，也可以是保护性生理过程，即借呕吐将进入胃内的有害物质排出体外。呕吐反射可终生存在的。

（1）正常反应：触碰后，下颌向前下方运动，舌向前下方运动，舌骨和喉上抬，喉咽的前部和后部沿中线运动，悬雍垂抬高保护鼻腔，舌呈现槽状，其中间形成深沟，两侧缘抬高，同时能引起整个咽后壁和软腭强劲而对称的收缩。

（2）强化：较敏感时刺激其舌前部或舌前 2/3 处就能诱导出；过度敏感时刺激其舌前 1/2 处、脸颊、双唇或齿龈前部，就可诱导出。有些儿童只要一张嘴或其上肢被触碰，呕吐反射就诱导出来了。

（3）弱化：如果在儿童口内给予触觉刺激后，其呕吐反射并不明显。

6. 挺舌反射 一种非条件反射，属先天性行为。婴儿在大约 4 个月，长一些的 7 个月以内，舌会将进入嘴里的固体食物推出，以防止外来异物进入喉部导致窒息。该反射消失一般可认为是已经可以适当喂养婴儿半固体或者固体辅食的重要标志。

（1）方法：刺激舌前半部所引发。

（2）表现：舌向前伸，推出口腔的食物。

表 12-3-2 原始反射

反射	控制的脑神经	与吞咽的相关性
觅食反射	Ⅴ、Ⅶ、Ⅺ、Ⅻ	协助寻找奶嘴
吸吮反射	Ⅴ、Ⅶ、Ⅸ、Ⅻ	协助摄取液体；消失后意指可杯子喝或用汤匙喝
吞咽反射	Ⅴ、Ⅶ、Ⅸ、Ⅹ、Ⅻ	协助食物从咽部安全移至食管
咬合反射	Ⅴ	早期用力嚼的形式
呕吐反射	Ⅸ、Ⅹ	无相关；6 个月后逐渐减少，开始进食固体时起保护作用
挺舌反射	Ⅻ	反射消失意指可开始用汤匙喂食固体，起保护作用

（二）脑神经检查

通过将食物摆放在口腔内的不同位置，观察被检查者的反应，进而对脑神经进行评估，检查的脑神经包括三叉神经（Ⅴ）、面神经（Ⅶ）、舌咽神经（Ⅸ）、迷走神经（Ⅹ）以及舌下神经（Ⅻ）（表 12-3-3）。

表 12-3-3 喂养试验对脑神经的评估

脑神经	刺激部位	正常反应	病理反应
Ⅴ	食物在舌上	咀嚼开始	不能形成食团
Ⅶ	吮吸	口唇聚缩	唇难以封闭
	食物在下唇	唇封闭	唇难以运动
	微笑动作	上下唇收缩	唇难以收缩或不对称
Ⅸ、Ⅹ	食物在口后部	2s 内吞咽	吞咽延迟
		软腭上升	鼻咽反流
Ⅻ	食物在舌	舌可变形、变尖、伸出	舌难以变薄 上升、无力、萎缩

（三）肌张力评定

肌张力评定主要着重在整体，如是否因上下肢或躯体肌张力过高引起异常姿势，从而影响了喂食姿势，是否因口部肌肉肌张力过高而导致开口困难，肌张力过低导致闭唇困难、舌过度前伸等问题。

五、感觉评估

感觉评估包括触觉的敏感性评估、温度感觉评估、味道感觉评估等。感觉评估侧重于评估婴幼儿的触觉，包括躯体、四肢及口腔内外。感觉评估有三大原则，一是检查部位由远端到近端，如由手指末端开始检查，接着到前臂、上臂、颈部再到口腔外部等；二是由外部到内部，先检查口腔外部感觉，再检查口腔内部感觉；三是刺激量由小到大，通过合理利用检查工具，控制刺激程度进行检查，检查工具可选择徒手、不同材质手套、棉签以及不同材质的感觉工具。

通过观察婴幼儿的面部表情、肢体运动反应、行为状态等进行判定触觉的程度，一般分为高敏、低敏、混合型三种。针对不同的结果，采取不同的治疗方法。其中口腔感觉功能障碍对喂养的影响轻重不一，轻则仅对某种味道和质地的食物反应异常，重则影响一切进食活动，以致必须采用非经口途径补充营养。

六、口腔运动功能评估

口腔运动功能评估一般分为唇部运动、下颌运动及舌部运动评估。

1. 唇部运动　唇部运动评估主要在于圆唇动作、对奶嘴或乳头包裹性以及唇部力量三方面，圆唇动作可通过直接观察唇部皱褶，对奶嘴或乳头包裹性的好与差可通过观察唇部是否内缩和直接摄食时是否会从嘴角漏奶进行判断，唇部力量可直接用手指或安抚奶嘴进行非营养性吸吮检查时直接得出，或用奶瓶进行直接摄食时往外拉奶瓶进行判断。

2. 下颌运动　下颌运动评估主要观察吸吮时下颌的开闭是否困难、开闭是否协调、下颌开闭的速率是否一致、下颌运动速度如何、喂奶时是否会主动打开下颌、下颌对奶嘴的包裹性是否完好、咀嚼功能、下颌各方向及连续运动的情况等。

3. 舌部运动　舌部运动评估需要观察舌部是否能够卷舌形成舌槽、舌部是否会伸舌过度而超过下唇、舌前后运动是否有节律性、舌部是否会吐舌或后缩明显、舌部力量是否减弱、舌部是否对称以及是否偏向一侧、舌是否超过中线、舌是否与唇分离运动、舌是否能上抬等。

在国外常用且适用于婴幼儿口腔运动评估的量表包括新生儿口腔运动分级（neonatal oral-motor assessment scale，NOMAS）、口运动评估量表（schedule for oral motor assessment，SOMA）、喂养发展量表（developmental pre-feeding checklist）、整体进食观察表（holistic feeding observation form）、口腔运动/进食等级评分（oral-motor/feeding rating scale）等。

NOMAS 是一个新生儿口腔运动功能评估表，该评估表可用于筛查口腔运动有障碍的新生儿或早产儿。主要是通过评估下颌骨和舌运动的特点来进行筛查，得出新生儿或早产儿的口腔运动能力是正常、失调还是障碍，一共 28 个条目。

喂食发展量表适用于出生至两岁婴幼儿，用于了解婴幼儿在喂食情况下其口腔运动能力。检查内容分为两部分：①从整体生理发育的角度，根据婴幼儿生理年龄发展的过程来观察其口腔运动的发展；②从喂食姿势、食物质地、食物量及其口腔运动能力的角度，观察其各种能力在出生至两岁之间的发展情况。

SOMA 适用于婴幼儿，评估目的是筛查出口腔运动障碍的婴幼儿。该评估主要是通过观察婴幼儿进食不同质地（液体、泥糊状、半固体、固体）的食物，以及使用不同的喂食工具进行喂养时，其唇部、下颌、舌的运动情况，同时观察口水的处理情况、对食物的反应（是否厌恶或拒食）、对喂食工具的接受程度等。从而评估每一项具体的口腔运动行为，每项反应的得分相加后得到这一类别的总分，以鉴别每一类别口腔运动功能的正常与否。

使用客观观察方式做评定可以有两种记录方式，一种是记录进食效率（efficiency），另一种是记录进食精熟度（proficiency），通常进食效率容易受到肌耐力的影响，而精熟度跟口腔动作技能的成熟度较相关。计算方式如下：

进食效率 = 总进食量 / 总进食时间

进食精熟度 =（前 5min 的进食量 / 总进食量）× 100%

口腔感觉与口腔运动障碍可参考表 12-3-4 做鉴别，但是两者也可能合并存在。

表 12-3-4 婴幼儿口腔感觉与口腔运动功能障碍的区别

感觉障碍	运动障碍
母乳喂养和人工喂养中，不能分辨母亲乳头和人工奶嘴	母乳喂养和人工喂养时均吸吮效率低下
尽管吸吮正常，但无法鉴别奶瓶中食物味道	能鉴别奶瓶中食物味道
进食液体食物能力较好，而进食固体食物能力差	无论进食何种质地的食物，均表现出口腔运动不能或者不协调
能把不同质地的食物从混合物中区别出来	不能将不同质地的食物从混合物区别开来，只能一起吞下
把食物含在舌下、两颊，而不吞咽	不能用舌处理食物或把食物含在舌上，食物从口里掉出，或滞留在两颊
进食某些质地的食物时发生呕吐	呕吐与食物质地无关
食物靠近或接触到唇时发生呕吐	食物在口腔内转送过程中发生呕吐
进食固体食物时咽反射强烈，而进食液体食物时吞咽正常	无论液体食物还是固体食物，在吞咽启动后均可诱发咽反射
可以接受自己手指刺激口腔，但不能耐受别人手指的刺激	可以耐受别人用手指刺激口腔
不会把玩具放入口中玩	可以接受玩具，但不会咬玩具或把玩具含在口中
拒绝刷牙	接受刷牙

七、吸吮功能评估

吸吮功能评估分为非营养性吸吮（non-nutritive suck，NNS）评估和营养性吸吮（nutritive suck，NS）评估，吸吮机制有两种，一种是负压机制，另一种是正压机制。正压机制多在腭裂婴幼儿中出现，大部分婴儿都是运用吸吮的负压机制。吸吮的负压机制是通过舌与下颌向下移动，增加口腔空间，口腔内压降低，奶从高压（乳房 / 奶瓶）流向低压（口腔）。

吸吮功能并非新生儿出生后才具备的能力，早在胎儿期就已出现吸吮动作，在孕 9 周左右口腔已出现微小的动作，孕 13 周时就出现早期的吸吮动作，孕 27~28 周时就出现非营养性吸吮，孕 32~34 周时出现营养性吸吮，到孕 40 周时，营养性吸吮才达到成熟的平台期。

可通过非营养性吸吮和营养性吸吮的动作发展历程、运动速率、吸吮模式、诱导刺激、需要的觉醒程度以及吸吮 - 吞咽 - 呼吸比例等评估婴幼儿的吸吮功能（表 12-3-5）。非营养性吸吮运用安抚奶嘴、指套或手指进行评估，观察其闭唇、吸吮力度、维持时间、吸吞比例等。营养性吸吮则直接通过奶瓶或母乳喂养直接摄食评估。

表 12-3-5 非营养性吸吮和营养性吸吮

	非营养性吸吮	营养性吸吮
发展历程	27~28 周：微弱、单一的吸吮，较长的、多变的停顿时间。随机、无组织性。 约 30 周：短，但较稳定的吸吮，较长、不规则的停顿时间。 约 34 周：较长吸吮，规律的停顿时间。 37 周以上：稳定吸吮速率，在 6~8 次吸吮内有间歇的吞咽动作。	在子宫内约 3 个月时已出现吸吮和吞咽，但未有呼吸。 32 周时，吸吮 - 吞咽 - 呼吸（SSB）的协调性已经形成（吸 3~5 次吞一下），平顺的 1：1：1 的比例逐渐成熟，于 37 周时可有成熟的形态。 乳房喂食 SSB 协调性比奶瓶喂养时较早出现。
速率 /s	2 次吸吮	1 次吸吮
模式	交替性地吸吮（4~13 次吸吮），再休息一段时间（3~10s）。	较为成熟时，开始时为连续吸吮（10~30 次），在喂食后期有较多的吸吮和停顿次数。
刺激	睡觉时出现自主的口腔动作用手指或奶嘴刺激出现。	从乳房或奶瓶中吸吮的液体。
醒度	除了熟睡和哭皆可诱导出来。	清醒时可有效发生。
喂食	NNS 可协助婴幼儿诱发最初的 NS，但良好的 NNS 不保证可有效诱发出 NS。	吸吮诱发吞咽。
吸吮 - 吞咽 - 呼吸比例	6~8：1：1	1：1：1（常态）
呼吸	可促进其血氧量增加。呼吸频率、每分钟换气量不变。	经口喂食时，小儿呼吸频率、每分钟换气量会降低。呼吸暂停、发绀相对较容易发生。
神经损伤指标	NNS 的质可预测和评估，可用于评估潜在性的神经损伤婴儿。	NS 对觉醒度及环境干扰较敏感，相对于 NNS 来看不适于评估潜在的神经损伤婴儿。

八、仪器检查

部分进食困难的婴幼儿，特别是有吞咽障碍者，必须申请仪器检查。如吞咽造影检查（videofluroscopic swallowing study，VFSS），造影剂中可加婴幼儿所喜爱的果汁或饮料，用奶瓶或勺子喂入。吞咽软管内镜检查（flexible endoscopic evaluation of swallowing，FEES）、测压检查等这些检查方法与成人完全相同，可参考相关内容。另外，头部磁共振、脑电图、代谢指标检测、微量元素测定等辅助检查，对病因分析也可有很大价值，必要时可选择应用。

九、社会心理互动评估

婴幼儿与喂养者之间的互动关系，包括喂养者是否能够正确解读婴幼儿所发出的讯息，并给予适当的响应，或者婴幼儿是否能表现出明确的讯息让喂养者清楚地做判断。通常会着重在婴幼儿喂食前、喂食中和喂食后的行为表现作观察，可以在哺乳、奶瓶喂养或小儿在餐桌上饮食进行观察，察看婴幼儿对喂食活动呈现何种反应，是否表现出愉快、有压力、焦虑、嗜睡等行为，或者出现过分挑食、胃口极小、玩弄食物等行为。目前国际上使用在观察婴幼儿与喂养者间喂养互动的评量工具有父母和孩子间互动喂养量表（parent-child feeding scales，PCI），适用于出生至 1 岁的婴幼儿，此评量工具观察内容包含六个子量表，四个子量表描述了照顾者在互动上的责任：照顾者对婴幼儿行为线索的察觉敏锐度、照顾者对婴幼儿压力线索的反应、照顾者对社会情绪增长的培育、照顾者对认知增长的培育。两个子量表描述孩子的责任：婴幼儿行为线索的明确性和对照顾者的回应性。

第四节　婴幼儿喂养与吞咽障碍处理

一、婴幼儿分阶段喂养

（一）出生至6月龄

1. 产后尽早开奶，坚持新生儿第一口食物是母乳。

2. 坚持6月龄内纯母乳喂养。

3. 婴儿配方奶是不能纯母乳喂养时的无奈选择　①强化铁婴儿配方奶粉：最佳的母乳替代品，婴幼儿配方奶粉中的铁不会导致便秘；②豆制配方奶：婴幼儿因健康（如半乳糖血症）、文化、宗教或个人原因（如纯素饮食）等不能饮用牛奶配方的奶制品；③完全（或部分）水解蛋白配方：若婴幼儿可能对牛奶过敏是最适宜的；④无乳糖配方：很少用到，只对诊断为先天性乳糖酶缺乏的婴幼儿适宜。

4. 基于喂养征象喂养，顺应喂养，培养良好的生活习惯。

5. 除非医疗必须，否则避免过多加水。

6. 避免添加果汁和其他饮料。

7. 避免添加蜂蜜（包括巴氏消毒的蜂蜜），这可能会引起婴儿肉毒杆菌中毒。

8. 6月龄时，开始尝试固体食物。

9. 需适当地补充维生素 D，不需补钙　如果婴儿饮用纯母乳，维生素 D 的每天补充量为 400IU；如果婴儿饮用＜ 500ml 配方奶粉，维生素 D 的每天补充量为 400IU；如果婴儿饮用 500~1 000ml 配方奶粉，维生素 D 的每天补充量为 200IU 或每隔 1d 400IU；如果婴儿饮用＞ 1 000ml 配方奶粉，则无需补充维生素 D。

10. 检测体格指标，保持健康生长，6 个月龄前婴儿每半个月测量一次的身长和体重。

（二）6~9月龄

1. 继续母乳喂养，满 6 月龄起添加辅食　辅食不加调味品，尽量减少糖和盐的摄入，每次只添加一种新食物，由少到多、由稀到稠、由粗到细，循序渐进。

2. 基于喂养征象喂养，顺应喂养，培养良好的生活习惯。

3. 在 6 月龄的时候，添加含铁的食物，例如强化铁谷物、红肉类，红肉类富含铁和锌。

4. 开始逐步喂养各种蔬菜、水果、谷物和奶制品（非液体牛奶）。

5. 无论是否有家族过敏史，6 月龄后可以开始喂养高致敏性的食物，例如鸡蛋、牛奶制品、鱼和花生。

6. 为鉴定潜在的食物过敏原，每尝试一种新食物要隔3~5d。

7. 每天提供固体食物2~3次。

8. 可选择的饮料只限于母乳、配方奶粉、水和100%果汁，若给予喝果汁，需限量60~125ml。

9. 定期使用杯子。

10. 避免添加蜂蜜，包括巴氏消毒的蜂蜜，可能会引起肉毒杆菌中毒。

11. 逐渐增加食物质地，从浓浆至块状再至小片食物。

12. 给母乳喂养的婴儿每天补充维生素D 400IU，直至婴儿每天的饮食食物中维生素D含量超过400IU。含维生素D的食物有强化婴儿配方奶粉、牛奶、鲑鱼、蛋黄、强化型黄油或者奶油等。

（三）9~12月龄

1. 继续母乳喂养。

2. 基于喂养征象喂养，顺应喂养，培养良好的生活习惯。

3. 每天提供固体食物3~4次，扩大尝试喂养各种新的固体食物。

4. 从块状至小片食物，逐渐增加食物的质地，提高对不同质地食物的接受力。

5. 9~12月龄期间，主要是12月龄时，可以喂养全脂（3.25%）牛奶，避免脱脂、1%或2%的脱脂牛奶和豆类饮品，如果牛奶是主要奶制品，则每天饮用500ml并增加含维生素D的食物。

6. 给予100%的纯果汁，且每天限量125~175ml。

7. 用杯子喝母乳、配方奶粉、牛奶和水或100%果汁。

8. 避免添加蜂蜜，包括巴氏消毒的蜂蜜，可能会引起肉毒杆菌中毒。

9. 给母乳喂养的婴儿每天补充维生素D 400IU，直至婴儿每天的食物中维生素D含量超过400IU或者婴儿长到1岁。

（四）12~24月龄

1. 继续母乳喂养。

2. 如果不是母乳喂养，则提供全脂牛奶（3.25%），避免脱脂牛奶和1%或2%的低脂牛奶，每天提供500~750ml 3.25%的全脂牛奶或母乳。

3. 每天提供3次小份正餐以及2~3次的零食，避免在计划就餐之外增加额外的食物和饮料（水除外）。

4. 口渴时提供水。

5. 每天提供的果汁限量于125~175ml，并且为100%果汁。

6. 15月龄时脱离奶瓶。

7. 允许孩子自己吃饭。

8. 如果母乳为唯一的奶源，则考虑补充维生素D。

9. 如果生长状况不好、健康状态不佳或者没有食用营养全面的多种食物，则考虑补充维生素和矿物质。

（五）24月龄~6岁

1. 可以继续母乳喂养，坚持母乳喂养到2岁。

2. 每天给予500ml的牛奶或强化豆类饮料，有助于满足维生素D的需要。

3. 逐渐给予低脂牛奶（脱脂和1%或2%）或者其他奶制品。

4. 每天给予3次小份正餐以及2~3次零食。避免在计划就餐之外增加额外的食物和饮料(水除外)。

5. 口渴时提供水。

6. 每天提供的果汁限量于125~175ml,并且为100%果汁。

7. 如果孩子生长状况不好、健康状态不佳或者没有食用营养全面的多种食物,则考虑补充维生素和矿物质。

(六) 育儿和喂养关系

在婴幼儿出现饥饿或信号时,父母或照养人要与婴幼儿建立良好的感觉关系。提倡顺应喂养,鼓励但不强迫进食。婴幼儿早期的饮食体验和社会化饮食环境对其以后生活中健康饮食习惯的形成有很关键的作用。

1. 父母的角色是提供营养丰富,适合孩子年龄的食物并且决定饮食的时间和地点;父母应相信自己的孩子(们)能够决定吃多少或全部吃完。

2. 鼓励并协助婴幼儿自己进食,培养进餐兴趣。

3. 根据孩子的食欲,活动量或是否处于身体快速发育,或是否处于兴奋或过度劳累状态,选择孩子一天不同的饮食量。

4. 在非对照和非强制性的环境中,健康的孩子有自我控制饮食量和能量消耗的能力。

5. 在愉快的就餐环境中按膳食结构提供每天的正餐,且不受电视或其他活动的干扰。

6. 鼓励父母要耐心地介绍不熟悉的食物,支持孩子接受新的食物。如果某种食物前几次被拒绝,父母要在以后反复再尝试提供给孩子(可能需要高达10次)。

7. 避免强迫(如表扬、奖励、贿赂、惩罚)孩子吃特定的食物,否则易形成抵触情绪讨厌食物。

8. 学龄前儿童留在桌前就餐15~20min是比较合适的。

9. 鼓励积极的进餐时间角色示范,尽可能一家人共同用餐,家长像孩子一样进食,至少有一种相同的食物。

10. 针对过分挑食的小儿可采用连续性口腔感觉策略(sequential oral sensory approach to eating, SOS),进食介入过程分为五个步骤:忍耐、互动、闻、碰触、品尝。使用游戏的方式对食物进行探索,制造愉快的经验,容许小儿通过把玩食物的方式降低焦虑感,提升其接纳程度。

二、体位和姿势处理

理想的进食体位和姿势必须满足以下条件:①能使婴幼儿正确接收前庭觉和本体觉反馈;②与口面部及消化、呼吸、神经系统功能状况相适应;③为婴幼儿创造最佳学习条件,积极促进进食技能的发展;④方便婴幼儿与喂养者间的沟通,使婴幼儿最大程度地参与进食相关的社会活动,与家人共享进食的快乐。常用的体位和姿势处理方法如下:

(一) 端正坐姿

端正坐姿是获得最佳口腔感觉运动和进食功能的基础。从足部开始为痉挛型脑瘫婴幼儿摆设端正坐姿,抑制全身过高的肌张力,提高近端稳定性和远端灵活性,使注意力集中于进食上。通过协助固定肩胛带,端正坐姿后提高了痉挛型四肢瘫婴幼儿手到口活动功能。为维持端正坐姿,可借助一些分腿坐垫、头颈托等辅助用品或用具。

(二) 扶抱

合理运用前庭觉、本体觉刺激,使婴幼儿维持觉醒状态、足够的躯干张力和稳定性。易激惹者用浴巾紧紧包裹、紧靠大人身体抱着喂养(图12-4-1)。嗜睡者远离喂养者身体抱着喂养可提高大脑警觉度，维持清醒状态进食。

（三）侧卧、俯卧位

因舌后坠和下颌后缩引起抽气样呼吸或噪音呼吸的婴幼儿，取侧卧、俯卧于喂养者大腿上或楔形垫上，并用手轻轻地将其下颌向前拉，充分开放气道（图 12-4-2）。

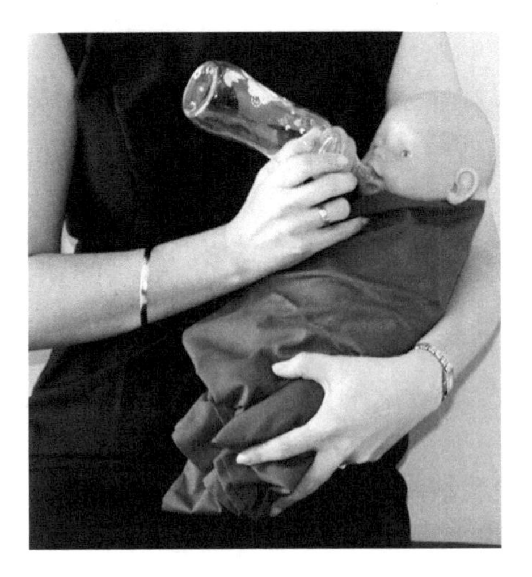

图 12-4-1 扶抱喂养

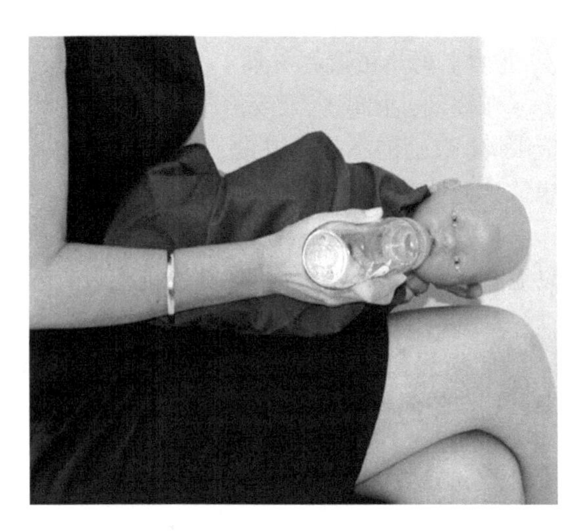

图 12-4-2 侧卧喂养

（四）视觉代偿

婴幼儿与喂养者视线保持在同一水平面，保持目光交流且不引起头颈过伸后仰，并在婴幼儿最佳视觉处将食物喂给婴幼儿。注意目光回避的婴幼儿不可强求目光接触。

三、感觉治疗

（一）感觉预备

1. 进食环境的准备　在进食前布置好房间、餐桌餐具、光线、声音，记录婴幼儿每次进食时的不同感觉效果，从而更好地调整环境满足婴幼儿需求。

2. 婴幼儿的感觉预备　进食感觉预备贯穿于婴幼儿一天活动中，并在进食前强化处理。根据婴幼儿需求，采取个性化感觉调整方案，帮助建立固定进食程序，学会活动转移，提高进食专注力，快乐享用美食。

3. 喂养者的感觉预备　喂养前选好舒适的椅子，调整椅子位置和高度，避免紧张疲劳。

4. 食物的准备　食物能提供多种感觉刺激，且可因程度的不同产生截然不同的感觉刺激和感觉效果。开始时尽可能先选用婴幼儿喜欢的、能产生积极正面反应的食物喂养。添加新食物时每次只添加一种，待习惯后再逐渐添加其他新食物，给婴幼儿足够时间适应新食物，从闻食物到放嘴里少量品尝，最后学会慢慢吃下。

5. 从进食到下一活动的感觉准备　进食时非常放松的婴幼儿，可能需要进行一些兴奋性活动后才能进入下一个活动；进食时过度紧张，或伴有胃肠不适的婴幼儿，需要慢慢摇晃或紧紧拥抱一定时间放松身心后再行下一活动。

（二）感觉治疗策略和活动

1. 组织多种全身感觉觉察活动，提高身体感觉功能　如蹦床、荡秋千活动等，指导婴幼儿认识活动中的相关感觉，如深触压感、秋千旋转感。

2. 通过按摩和振动提高口腔感觉觉察功能　可戴上草莓香味的非塑胶手套后，直接用手刺激婴幼儿口腔，或用振动棒刺激口腔。按摩顺序从不敏感区到敏感区、从全身到局部、从远端到近端、从外到里的顺序进行；刺激强度需根据婴幼儿接受能力由弱到强渐进性给予。

3. 运用刺激性食物增加口腔感觉输入，提高口腔感觉觉察和分辨功能　运用松脆或干硬的食物、咬和咀嚼时会发出声音的食物（如爆米花、苹果等）、不同质感的食物（如果冻布丁与开心果、香蕉与苹果等）、絮状食物中添加粒状食物（如粒粒橙、皮蛋粥），提高婴幼儿认识食物功能。

4. 通过用嘴探索活动提高口腔感觉功能　鼓励用牙龈、牙齿、唇、舌感受外形简单的玩具或餐具，发展婴幼儿对玩具的兴趣；然后过渡到探索不同形状和质地的玩具，用口腔各部位寻找动物玩具各部位或玩具上所粘食物的味道，提高口腔感觉分辨功能。

5. 减轻感觉防御，改善患儿进食及参与进食活动的能力　大面积擦刷皮肤、关节挤压、缓慢小幅度摇晃或蹦球活动，结合鼓励性话语或唱歌可使婴幼儿安静；将前庭觉、本体觉、深触觉、巴洛克音乐活动等合理地安排在感觉餐单中；鼓励父母经常亲亲婴幼儿脸的各个部位，尤其是口周，或以游戏方式用玩具“吻”婴幼儿脸部。避免诱发感觉反应过度，切不可强迫脱敏刺激。可通过摇晃稳定婴幼儿情绪，或通过巴氏球分散注意力提高婴幼儿接受刺激能力，从而促进喂养。

6. 减少导致感觉超载的各种感觉刺激　包括视、听、嗅、味、触等，避免影响口腔运动功能。从宁静的小房间开始，逐渐过渡到喧哗嘈杂的大餐厅；运用运动刺激，如坐在秋千上进行前庭刺激活动，有利于安静婴幼儿，减轻口腔防御。当发生感觉超载时，尝试让婴幼儿呆在安静处、躺在枕头堆上等，并结合音乐、讲故事或读故事书等方法分散注意力。

四、口腔运动治疗方法

（一）下颌

1. 纠正下颌异常姿势

（1）下颌紧绷：可进行各类调整姿势张力的活动，提高躯干稳定性，降低与下颌紧绷相关的全身屈肌及肩胛带屈肌张力；轻而稳地挤压颞下颌关节；为婴幼儿提供正面的感觉经验，感受正确下颌位置的舒适感。

（2）张力性咬合反射：正确摆好体位，层次性口腔按摩；选用胶套调羹，规律性呈送食物，逐步培养主动张口等待食物功能；呈送食物高度应稍低于下唇，将调羹或杯子靠在下唇（避免与牙齿相触）诱导启动合唇喂吸 / 吞咽进食模式；帮助婴幼儿掌握咬合反射的发生规律，主动抑制咬合反射发生；找出释放咬合反射的方法。

2. 帮助下颌开闭活动，提高下颌自然开闭功能　手法辅助固定下颌有侧面固定法（图 12-4-3）和前面固定法（图 12-4-4），操作中应注意手放置位置不宜挪动，辅助力度依婴幼儿能力及反应而定。

3. 发展张口位下颌稳定性　鼓励婴幼儿维持张口姿势 2~3s，等待摄取食物。

4. 发展咬合位下颌稳定性　通过游戏方式训练自然咬合技能。

5. 发展下颌分级活动功能　使用玩具、日常生活用品、牙胶、易融化食物（如巧克力、冰激凌）等训练下颌活动，提高下颌分级调控能力。

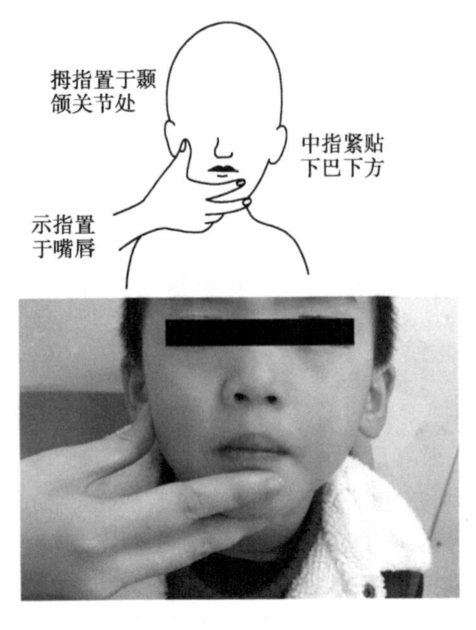

图 12-4-3　侧面固定法

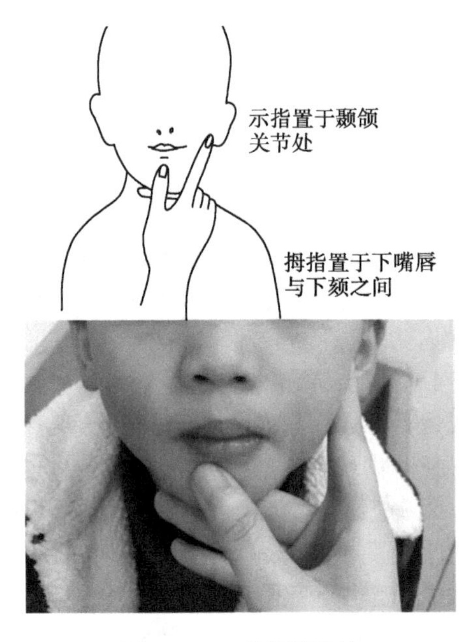

图 12-4-4　前面固定法

（二）唇颊控制

1. 发展游戏或进食中的圆唇和展唇功能　如用吸管在水中吹泡、吹气球、吹肥皂泡、对着镜子前做鬼脸、夸张地发“i”和“o”声音。

2. 提高休息位及进食时的正确合唇功能　如在下颌控制训练中兼顾合唇训练。

3. 提高颊向内挤压活动能力　在吸吮过程中，喂养者用手指向内挤压颊部，提高吸吮能力，引导婴幼儿用双手挤压唇颊部做鬼脸。如将棉球蘸上水或饮料放置于嘴角或颊袋中，要求婴幼儿发出“啧啧”声地挤出棉球上的水或饮料。

4. 减轻唇后缩　通过吸吮、游戏等被动、主动牵拉唇等。

（三）舌控制

1. 抑制舌异常活动

（1）减轻伸舌反射和舌过度前伸：正确判断伸舌原因，排除因呼吸困难所致的过度伸舌；通过物理治疗技术和体位，减轻舌前伸，如端正坐姿；调整食物性状，改变喂养方式等。

（2）舌后缩：因舌后缩而发生喘息样呼吸者，可通过俯卧位改善呼吸功能，并视婴幼儿接受能力于俯卧位下有节奏地按压舌，诱导舌向前活动。对于舌肌张力低下、能接受刺激的婴幼儿，可在颈伸展、下颌微收的姿势下，从下颌下方轻轻地向上叩击舌根部，引导舌向前运动。

2. 舌构形　用手或按摩棒在下颌下方振动舌根部。进行舌对抗活动游戏，捏舌，促进舌槽反应等。低张儿及感觉低下婴幼儿，可鼓励婴幼儿自己用小按摩棒振动舌面。

3. 舌的活动度　鼓励用嘴探索各种玩具；用棉签有节奏地刺激舌尖及上切牙后方的齿槽中央；引导舌侧向活动等均可增加舌的活动度。

（四）腭帆控制

1. 改善软腭关闭功能　根据婴幼儿耐受能力，合理选用示指、玩具、刷子等按压刺激上腭，位置逐渐加深，刺激软腭肌肉上抬腭帆。

2. 改善软腭在进食过程中的时序关系及协调功能 运用各类提高吸吮/吞咽/呼吸协调性的活动。改善舌、颊功能及食团形成能力。

（五）吸吮、吞咽与呼吸协调性

1. 通过进食体位的调整，改善呼吸困难 如因舌后坠和下颌后缩导致噪音呼吸者，可尝试侧卧、俯卧于喂养者大腿上或楔形垫上喂养。

2. 找出吸吮最省力时的奶液流速，并在恒定的流速下进行功能性进食。

3. 找出呼吸功能水平和进食能力间的时间关系 认真观察喂养时肌张力和运动模式变化，及早发现呼吸困难征象，当发现有呼吸困难加重迹象时，立即拿开奶嘴，或减慢奶液流速。

4. 利用音乐、有节奏地摇晃婴幼儿身体、轻叩唇颊部等方法，帮助婴幼儿发展规则的吸吮/吞咽/呼吸节律。

5. 循序渐进地增加奶量 手指、安慰奶嘴、棉签蘸上奶液，放入婴幼儿口内，鼓励婴幼儿感受吸吮，极少发生梗噎，可最大程度地安全训练。

6. 正确理解婴儿停止吸吮、放慢吸吮速度的行为 不可随意加大奶嘴孔，如刺激舌根引起舌后缩或舌活动失调的婴儿，因不能有效使用奶嘴，舌可能后缩得更明显，以阻止奶液流至口咽。

7. 利用糊状食物的感觉刺激比流质大，进食时相对容易控制的特点，使用糊状食物 糊状食物适用于任何正在训练用杯饮的婴幼儿，而对于那些控制流质食物有困难、感觉信息加工障碍的婴幼儿，则更为合适，糊状食物的配制与成人类似。

第五节 常见婴幼儿喂养与吞咽障碍相关疾病

一、脑性瘫痪

脑性瘫痪（cerebral palsy，CP）是出生前、出生时和出生后一个月内许多有害因素损害了生长发育未成熟的脑组织，造成中枢性运动障碍及姿势异常。因脑受损部位不同，而造成相关的异常，如运动障碍、视力障碍、听力障碍、癫痫、智力低下、进食和吞咽障碍、情绪行为表现异常及沟通障碍等。可以分为痉挛型、弛缓型、手足徐动型及这些分类的结合型。

（一）临床特征

脑瘫患者吞咽障碍的症状，包括流涎、口腔运动较差、咽协调能力降低、呼吸与吞咽协调不佳、误吸等。口腔准备期主要为口腔运动控制差，例如咀嚼、舌控制、唇闭合等不佳。口腔推送期主要为舌控制异常、启动吞咽反射困难与每口食物需分多次吞咽等。在咽部期出现的问题有吞咽反射延迟、吞咽后食物残留于咽部等。且存在胃食管反流的比例较高，会导致患儿拒绝进食等。

（二）治疗策略

脑瘫小儿的吞咽问题常与进食问题一起发生。因此，在做治疗干预时，必须要将进食和吞咽两个方面都纳入考虑。

小儿脑瘫患者的治疗至少必须包含四个层面：口腔运动技巧、呼吸发声功能、基本沟通策略和身体动作姿势控制。由于婴儿发育很大程度取决于足够营养供给，决定是否鼻饲特别重要。建议早期干预治疗应集中于进食技巧和姿势摆位方面。而呼吸训练与吞咽、言语产生、身体姿势都有相关，也需要加以练习。

二、唇腭裂

唇腭裂是由于嘴唇在胚胎早期发育时的连接过程中出了一些差错，导致原本应该由两侧组织渐渐往身体中线连接起来的嘴唇无法完全密合，在不同位置产生不同程度的裂缝。若单纯只是上唇的地方有裂缝，称为唇裂（或俗称兔唇，兔瓣嘴），如图12-5-1；若裂缝延伸至口内硬腭或更内部的软腭部位，称为唇腭裂，如图12-5-2；如果仅口腔内上腭或软腭裂开而外表正常，则称为腭裂，如图12-5-3。

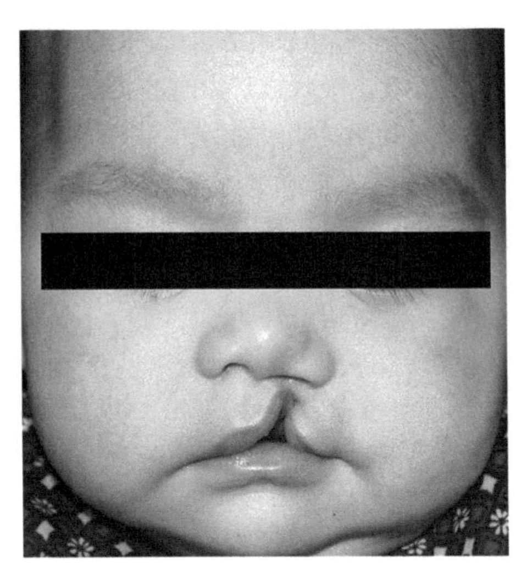

图12-5-1 唇裂

（一）临床特征

唇腭裂常常会造成患者各种颜面畸形，影响进食和言语发展。唇腭裂患儿由于唇部和腭部的裂隙，口鼻腔联通，口腔不能形成负压，造成吞咽或者吸吮困难，尤其在出生最初一段时间，患儿在吸奶时或打嗝时可能会出现胃内容物经鼻腔反流。综合性的唇腭裂患儿会面临更严峻的喂养问题，比如皮尔罗宾（Pierre Robin）序列征患儿，因为小下颌、舌后坠和气道堵塞，并常伴

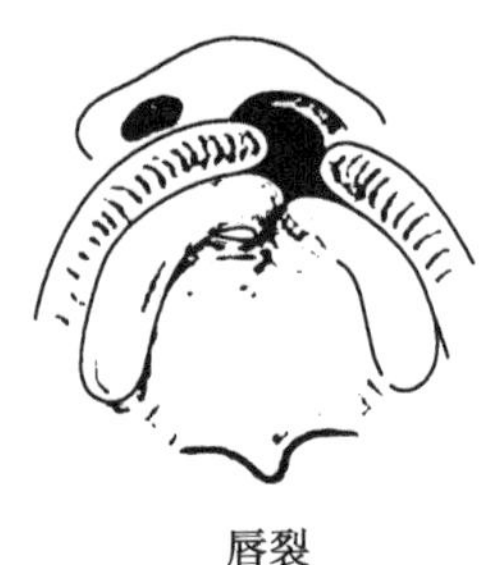

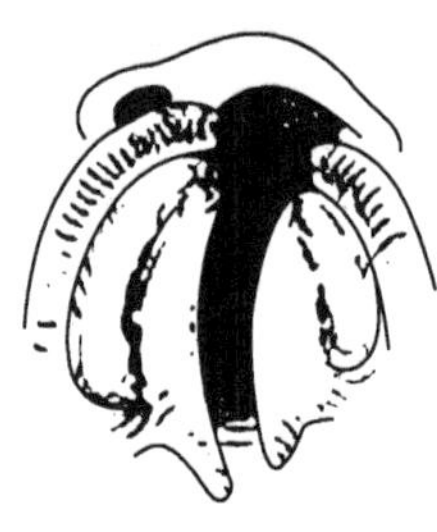

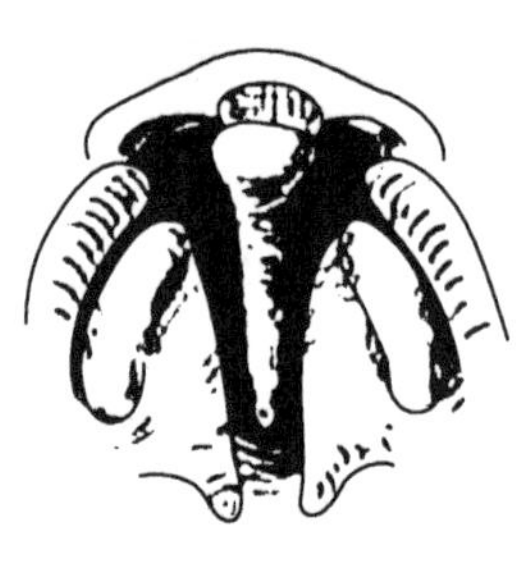

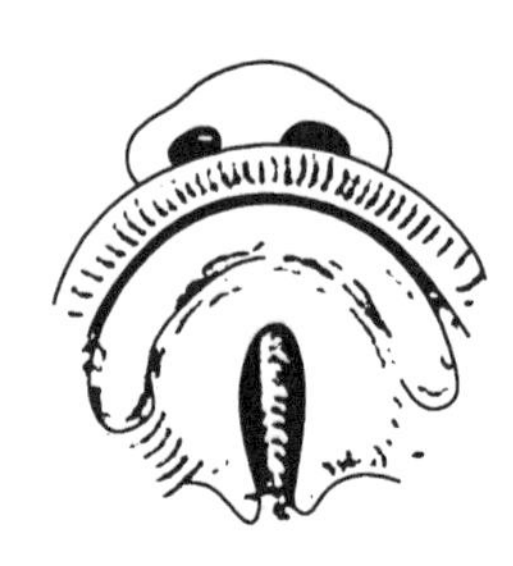

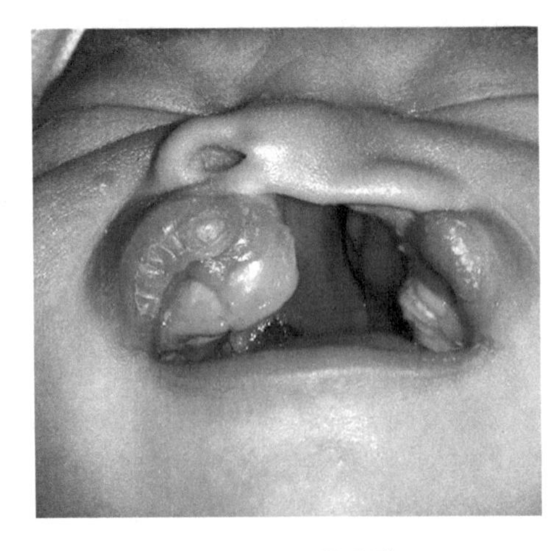

图12-5-2 唇腭裂

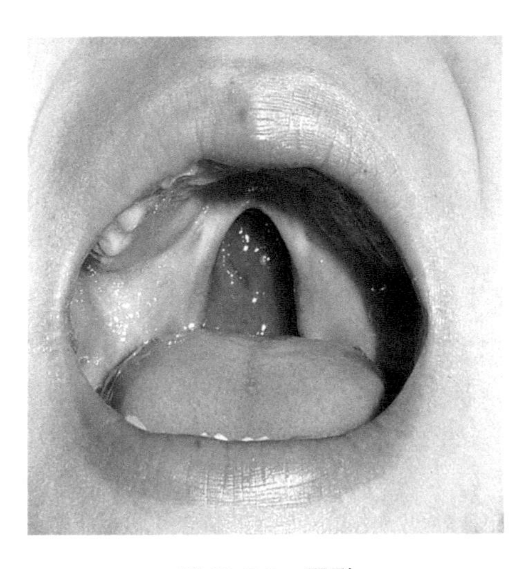

图 12-5-3 腭裂

发宽大的腭部裂隙，可导致气道阻塞，无法吸吮进食。有严重气道堵塞的患儿，需要安置经鼻腔插入的鼻胃管，保证患儿获得充足必要的营养。

1. 吸吮无力　吸吮无力是患儿最常见的喂养和吞咽问题。由于唇部的裂隙，往往无法包裹奶嘴，口唇前部形成空隙，导致吸吮无力。患儿口内上腭的裂隙，无法形成口内密闭，无法产生口内负压，因此无法吮吸。唇腭裂患儿，唇部和口内双重的间隙，可导致不能吸吮。

2. 进食反流　因为口唇的裂隙，吸吮无力，患儿进食的同时会吸入过多空气，因此唇腭裂患儿在进食中和进食后极易出现食物经口鼻反流，导致呛咳、误吸。

3. 进食量少　因为吸吮费力和进食反流，唇腭裂患儿每次进食量低于正常婴幼儿，导致患儿营养不良，从而影响身体发育，甚至影响手术时机。

4. 进食疲劳　为了对抗无法形成口腔负压的影响，每次进食时通过增加吮吸的频率和时间，以获得相应的进食量，造成进食疲劳。

（二）治疗策略

1. 奶嘴放置方向应该朝向完整的唇侧、上腭方向。

2. 可借口内辅助物，如牙盖板盖住小儿上腭裂缝处，协助完成吸吮动作。

3. 避免平躺喂奶，尽量采用直立姿势喂食。

4. 选择可挤压的、塑料制的奶瓶，帮助吸吮力量较差的小儿。也可以选择材质较柔软，并带有排气孔及节流器的唇腭裂专用奶瓶奶嘴，以方便喂食（图 12-5-4）。原则上奶水流出的速度以一秒一滴为标准。

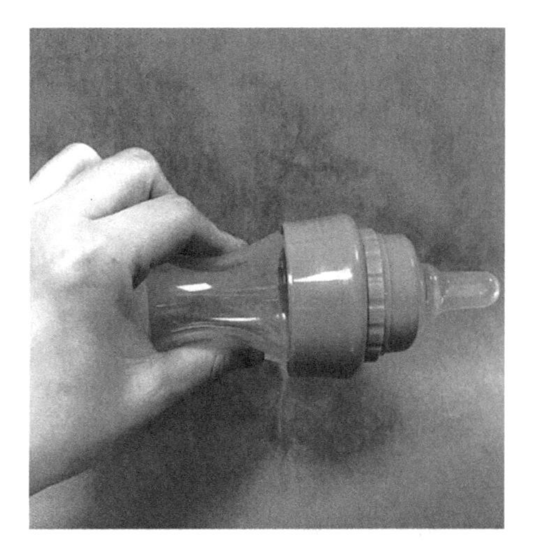

图 12-5-4 唇腭裂专用硅胶奶瓶

5. 分次喂奶，在中间暂停的时候，轻拍小儿背部，帮助打嗝，以避免吐奶。

6. 喂奶完毕可再喂开水清洁口腔，亦可使用棉花棒蘸开水清洗鼻孔、腭部、舌及牙床。

三、早产儿

胎龄在 37 足周以前出生的活产婴儿称为早产儿（premature child）。出生体重大部分在 2 500g 以下，身长在 46cm 以下，头围在 33cm 以下。

（一）临床特征

早产儿神经系统的发育尚不成熟，会影响其口腔肌肉的控制功能和吸吮 - 吞咽 - 呼吸间的协调度，在进食时容易出现以下症状：吸吮力量较弱、持续度短、吸吮 - 吞咽 - 呼吸不协调、下颌控制不稳定、双唇闭合不佳、两颊吸吮垫不成熟、舌力量不足或稳定度差、咽喉部肌肉发展不成熟、呼吸急促、皮肤或脸色由红变紫、血氧下降、心跳加速、容易疲累、容易呛咳等。

（二）治疗策略

1. 进食前的预备　必须先确认小儿的状态，通常在安静清醒期是比较利于喂食的，并做适度的环境调整。

2. 妥当的喂食姿势　须配合肌肉发展的成熟度或其肌肉张力状态（高张、低下）决定喂食姿势。

3. 练习吸吮 - 吞咽 - 呼吸的节奏　选择合适奶嘴，然后可用手将正在吸吮的奶嘴拉出口或转个角度，帮助小儿协调吸吮 - 吞咽 - 呼吸的节奏，并且把口内的奶水分次吞下，避免呛咳。

4. 非营养性吸吮的训练　如果小儿尚无法进展到喂食奶水的阶段，可以让小儿先练习非营养性的吸吮。

四、唐氏综合征

唐氏综合征于 1974 年由 Nievuhr 发现，是 21 号染色体长臂的某一个部位，即 q22 的部位重复造成。唐氏综合征患儿具有明显的特殊面容体征，例如扁平头型、眼裂往外上扬、全身肌肉张力低、张嘴吐舌、第一及第二趾间加大、断掌纹等。

（一）临床特征

唐氏综合征患儿嘴唇、舌、双颊等口腔肌肉张力较低，影响吸吮能力，而且较小的口腔和外吐的舌无法紧密包裹奶头，影响小儿的吸吮效率，并影响小儿的进食能力和发音清晰度，例如舌翻转食物的能力减弱、双唇闭合力量较弱导致食物容易溢出，合并口腔感知觉较迟钝容易造成流口水、说话清晰度不佳、咀嚼活动不成熟等。

（二）治疗策略

1. 正确的进食姿势　小儿因为肌肉张力较低，较难维持良好的姿势，婴幼儿时需给予稳定的扶抱姿势。

2. 提供良好的口腔探索经验　通过对不同形状、质地、味道等的学习，可增加小儿口腔感知觉的正常化，协助小儿顺利地诱导出成熟的吸吮能力、汤匙喂食、杯子喝水、咀嚼等技能。

3. 养成良好的口腔清洁习惯　进食后使用洁牙手指套或牙双棒帮小儿清洁口腔，并可按摩小儿的牙龈、舌、脸颊内部和双唇，协助口腔感知觉发展正常化。

4. 提供口腔活动的练习　唐氏综合征患儿的口腔活动练习应和正常小儿是一样的发展程序，即喂食辅食，并且使用汤匙和杯子喂食，以增加小儿学习进食的技巧的机会。

5. 控制体重　研究发现约有 25% 的唐氏综合征患儿过度肥胖，需要留意小儿的生长曲线，过度肥胖、活动力不足等，这些不利患儿身体健康。

五、喉软骨发育不良

先天性喉软骨发育不良指喉部组织（会厌，杓状软骨和杓会厌皱襞）过度柔软，松弛吸气时组织塌陷，堵塞喉腔上口而发生喉鸣。以吸气时声门上组织脱垂至呼吸道产生吸气性喉喘鸣和上呼吸道梗阻为主要特点，是新生儿及婴幼儿喉喘鸣最常见的原因。

（一）临床特征

1. 喉鸣　婴幼儿因喉部组织软弱松弛，吸气时候组织塌陷，喉腔变小可引起喉鸣。婴儿出生时呼吸尚正常，于出生后 1~2 个月逐渐发生喉鸣，多为持续性或呈间歇性加重。喉鸣仅发生在吸气期，可伴有吸气性呼吸困难，亦有平时喉鸣不明显，稍受刺激后立即发生者。有的与体位有关，仰卧时加重，俯卧或侧卧时轻。

2. 严重程度　本病一般出生后几天到几周发病，常见于出生两周发病，出生 6 个月症状最为严重，随后逐渐缓解。中度患儿还可伴有喂食困难，胃食管反流，生长停滞，发绀，间隙性完全性呼吸道阻塞或心力衰竭，极重者可窒息死亡。

（二）治疗原则

1. 出生 1 个月左右，可仅补充钙剂　补钙的同时要补充维生素 A 和维生素 D，以促进钙的吸收。

2. 切断感染源、保证营养供应及育儿宣教　做好排痰工作，给予手动吸痰器、体位排痰等。留置鼻胃管，加强鼻胃管注奶管理及宣教，控制及预防反流，在半坐卧位下注奶，注奶量 50~100ml，以不引起反流为宜，注奶后并保持该体位，避免剧烈运动。

3. 加强口部感觉及肌力训练　口部感觉及肌力训练可进行口腔感觉训练、口部按摩、仿真安慰奶嘴吸吮练习、下颌咬合及控制训练等。

4. 电刺激　采用低频吞咽治疗仪电刺激治疗，主要用于辅助强化肌力，帮助喉提升，增加咽肌收缩力量与速度，增加感觉反馈和时序性。

六、Pierre Ronbin 综合征

Pierre Robin 综合征（pierre robin syndrome，PRS）在 1923 年首先由法国口腔科医师 Pierre Robin 报道。主要表现为下颌发育不全、舌后坠和腭裂等，可导致新生儿喂食困难，甚至可危及个体生命的阻塞性呼吸暂停，是先天性颌面畸形中较为常见的一种综合征。

（一）临床特征

1. 小下颌　本病所有患儿都表现为小下颌，是一出生就可以被发现的客观标志。PRS 下颌骨发育不良，无论在垂直方向还是前后向都是短小的，以颏部最明显，导致下颌后退，但左右对称，呈特殊侧貌，即“鸟啄”状嘴（图 12-5-5）。

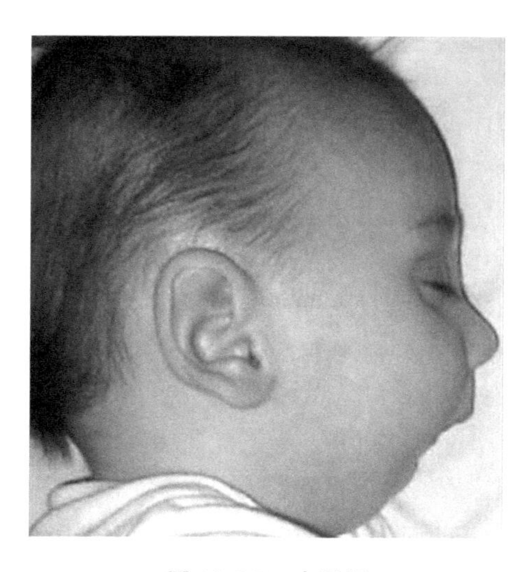

图 12-5-5　小下颌

2. 舌后坠　由于下颌骨发育不足，下颌后退畸形，颏舌肌牵引无力，造成舌后坠。而口腔空间较小，舌体的位置相对靠向咽腔，占用了过多的咽部空间，导致口咽气道梗阻，引起上呼吸道狭窄，表现为吸气性呼吸困难，阵发性青紫及喂养困难，严重时可窒息死亡。

3. 呼吸障碍　PRS 的气道梗阻常常表现为上呼吸道吸气性梗阻，吸气时喉部发出响亮鼾鸣，可出现明显的三凹征：胸骨上、胸骨下和肋间组织凹陷。临床上可以通过非手术及手术治疗的方式解除呼吸道梗阻。

4. 腭裂　50% 以上病例伴腭裂或腭部形态异常，但一般不伴唇裂。通常，PRS 患儿典型的腭裂

为不完全性腭裂，呈宽的U形或者马蹄形，而不是单纯性腭裂常见的V形。

5. 喂养困难　呼吸窘迫、吸吮能力差、吞咽不协调三者协调作用，导致PRS婴幼儿喂养困难。

6. 其他　如先天性青光眼、舌系带短缩、耳畸形、先天性心血管畸形（15%~20%）等。约20%患儿有智力发育障碍，可能继发于呼吸困难引起长时间脑缺氧，或为先天愚型。

（二）治疗策略

1. 手术治疗　常用的手术方法有气管切开术、唇舌粘连术及下颌骨牵引成骨术等，可解除舌后坠引起的气道梗阻，改善患儿的睡眠呼吸状况以及吞咽功能。

2. 口肌训练　基于口部肌肉活动和神经支配的基本原理，采用层次式训练方式，锻炼患儿口部肌肉的自我控制能力。

3. 低频电刺激　经电刺激产生的肌肉力量、耐力和协调性均表现出明确的正向训练效应。

4. 球囊扩张技术　用适当号数球囊导管经鼻孔或口腔插入食管，在食管入口处，用分级注水或注气的方式充盈球囊，通过间歇性牵拉环咽肌，激活脑干与大脑的神经网络调控，恢复吞咽功能。

5. 间歇插管技术　采用直径为2.0mm（F6）的一次性鼻胃管，将鼻胃管经口插进至咽后壁位置（6~8cm）。采用5ml一次性使用无菌注射器抽取冰水或冰冻酸奶，缓慢均匀地将冰水或冰冻酸奶注射进鼻胃管中，从而诱导吞咽动作的产生。

6. 直接摄食训练　采取相应的措施直接经口进食。措施包括进食环境选择、食物选择及调配、餐具选择、一口量及食团入口位置、进食体位及姿势调整等，并做好观察与记录。

7. 采取适当的体位和合理喂养，保证营养，注意气道分泌物的清除，给予对症支持，加强护理。

8. 患儿经口腔喂养困难，严重时可并发吸入性肺炎，故予鼻饲奶加强营养，以免生长发育迟滞，待呼吸困难解决后，可尝试正常喂养，应少量多次，以减少患儿进食时的能量消耗。

9. 父母应对患儿的生长发育进行动态的监测，必要的时候可进行基因检测，长期的随访必不可少。

参考文献

[1] Koichiro Matsuo, Jeffrey BP. Anatomy and physiology of feeding and swallowing: normal and abnormal[J]. Physical Medicine and Rehabilitation Clinics of North America, 2008, 19: 691-707.

[2] 黎海芪. 实用儿童保健学[M]. 北京：人民卫生出版社，2016.

[3] 徐秀. 加拿大安大略省0~6岁儿童分阶段喂养指南[J]. 中国循证儿科杂志，2013，8(04)：308-312.

[4] 杨月欣，苏宜香，汪之顼，等. 7~24月龄婴幼儿喂养指南[J]. 临床儿科杂志，2016，34(05)：381-387.

[5] 汪之顼，盛晓阳，苏宜香.《中国0~2岁婴幼儿喂养指南》及解读[J]. 营养学报，2016，38(02)：105-109.

[6] Dewey KG. Guiding principles for complementary feeding of the breastfed child[J]. Washington DC: PAHO/WHO, 2003.

[7] 程英升，尚克中. 儿童的喂食和吞咽障碍问题[J]. 世界华人消化杂志，2002，10(11)：1314-1319.

[8] Mirmiran M, Maas YG, Ariagno RL. Development of fetal and neonatal sleep and circadia rhythms[J]. Sleep Medicine Reviews, 2003, 7: 321-334.

[9] Lehtonen L, Martin RJ. Ontogeny of sleep and awake states in relation to breathing in pretern infants[J]. Seminars in Neonatology, 2004, 9: 229-238.

[10] 彭文涛. 早产儿经口喂养准备的临床研究 [D]. 北京: 清华大学医学部; 北京协和医学院; 中国医学科学院, 2010.

[11] 赵职卫, 徐海青, 戴 琼, 等. 喂养人喂养行为对婴幼儿喂养困难影响的研究 [J]. 中国儿童保健杂志, 2013, 21(3): 262-265.

[12] Bernard B A C. Feeding problem of infants and toddlers[J]. Canadian Family Physician, 2006, 52(10): 1247-1251.

[13] Wright C M, Parkinson K N, Drewett R F. How does maternal and child feeding behavior relate to weight gain and failure to thrive? Data from aprospective birth cohort[J]. Pediatrics, 2006, 117(4): 1262-1269.

[14] Wright C M, Parkinson K N, Shipton D, et a1. How do toddler eating problems relate to their eating behavior, food preferences, and growth[J]. Pediatrics, 2007, 120(4): 1069-1075.

[15] Joan CA. Swallowing and feeding in infants and young children[J]. GI Motility, 2006, 10(38): 17-23.

[16] Lindberg L. Feeding disorders related to nunition[J]. Aeta Paediatr, 2006, 95(23): 425-429.

[17] Gangopadhyay N, Mendonca DA, Woo AS. Pierre robin sequence[J]. Semin Plast Surg, 2012, 26(2): 76-82.

[18] Brewer FR, Harper LM. Obstetric Imaging: Fetal Diagnosis and Care[M]. 2nd ed. Amsterdam: Elsevier, 2018: 570-572.

[19] Bütow KW, Hoogendijk CF, Zwahlen RA. Pierre Robin sequence: appearances and 25 years of experience with an innovative treatment protocol[J]. Journal of Pediatric Surgery, 2009, 44(11): 2112-2118.

[20] 窦祖林. 吞咽障碍评估与治疗 [M]. 北京: 人民卫生出版社, 2009.

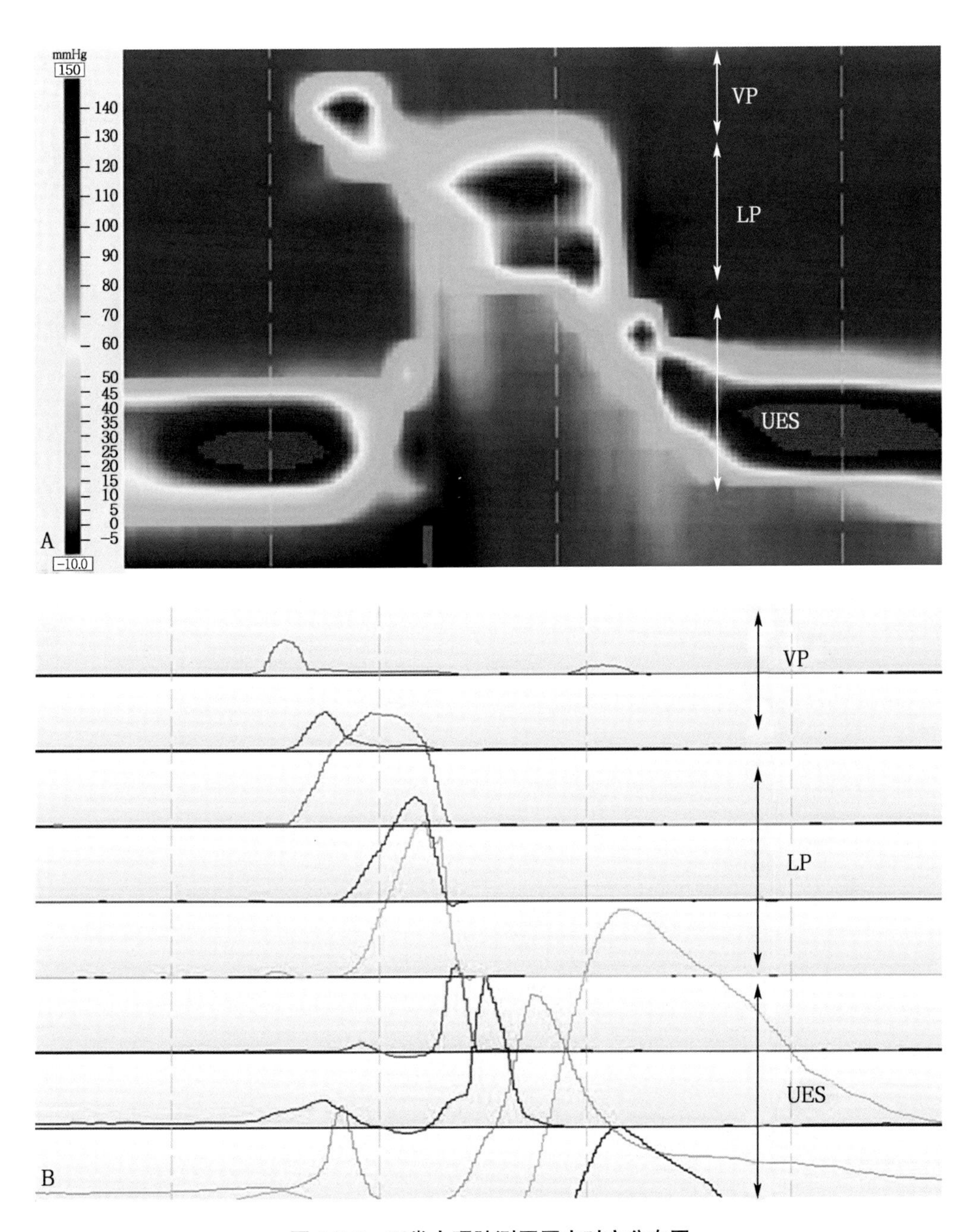

图 4-3-2 正常人咽腔测压压力时空分布图

A. 时空图；B. 波形图，VP：腭咽；LP：下咽；UES：上食管括约肌

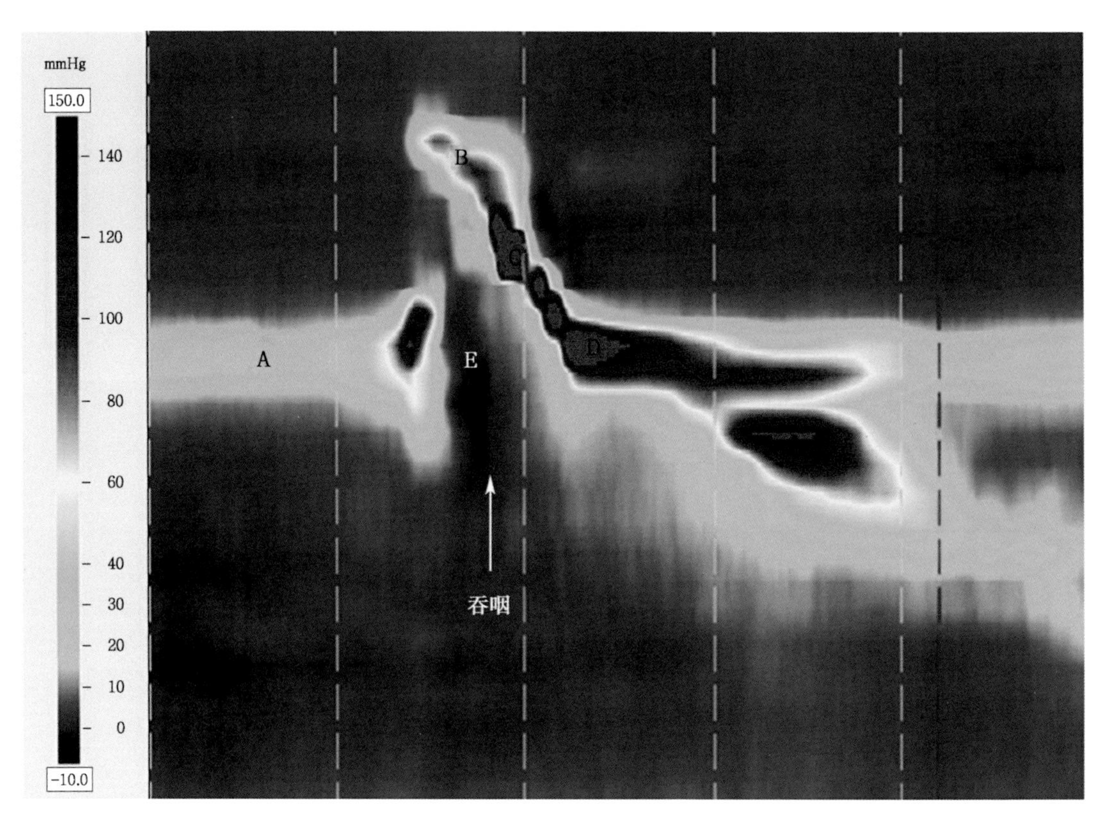

图 4-3-3　正常吞咽活动从鼻咽到上食管的高分辨率测压时空图

横轴表示时间(图中每两条虚线之间间距为 1s),纵轴表示从鼻孔开始的距离。A:UES 静息压;B:腭咽最大压力;C:舌根及下咽收缩峰值;D:吞咽后 UES 最大收缩峰值;E:吞咽后 UES 松弛残余压

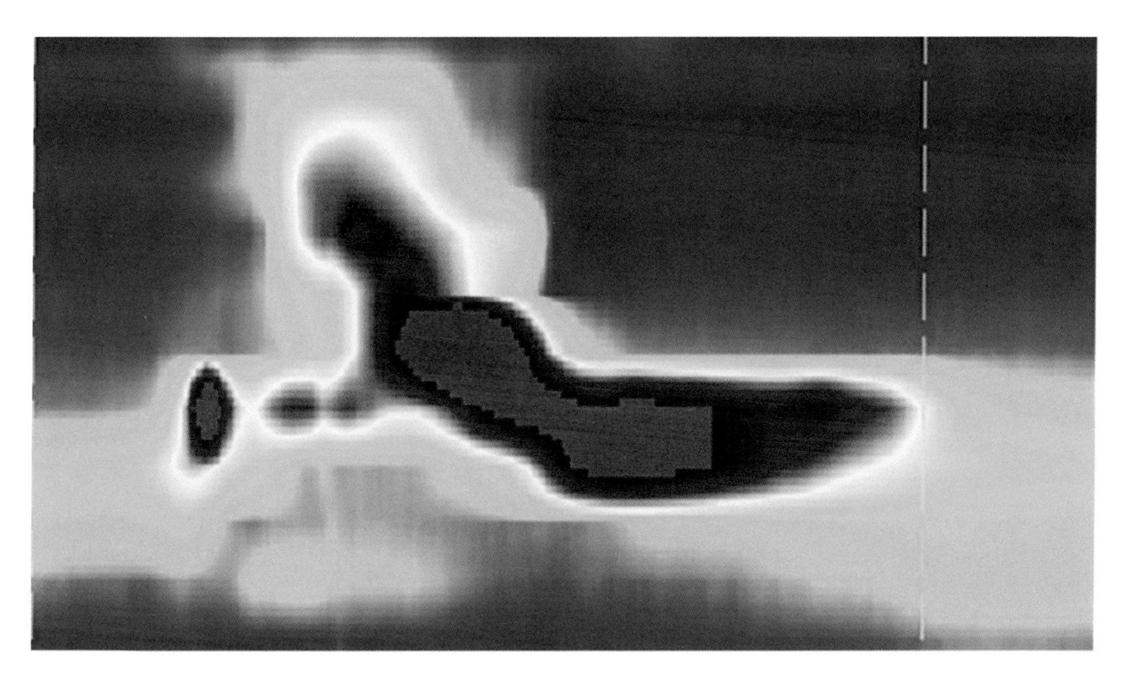

图 4-3-4　帕金森病吞咽困难患者的测压结果

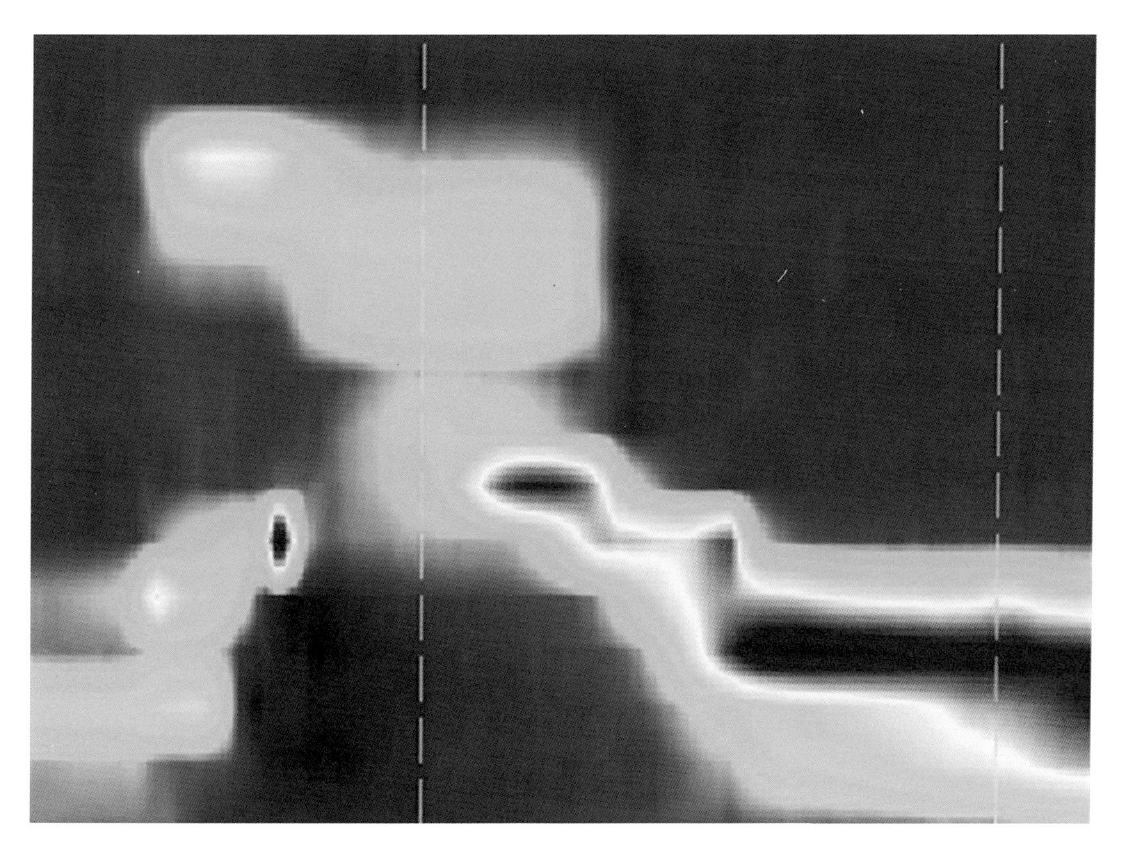

图 4-3-5　鼻咽癌放化疗术后患者的测压结果

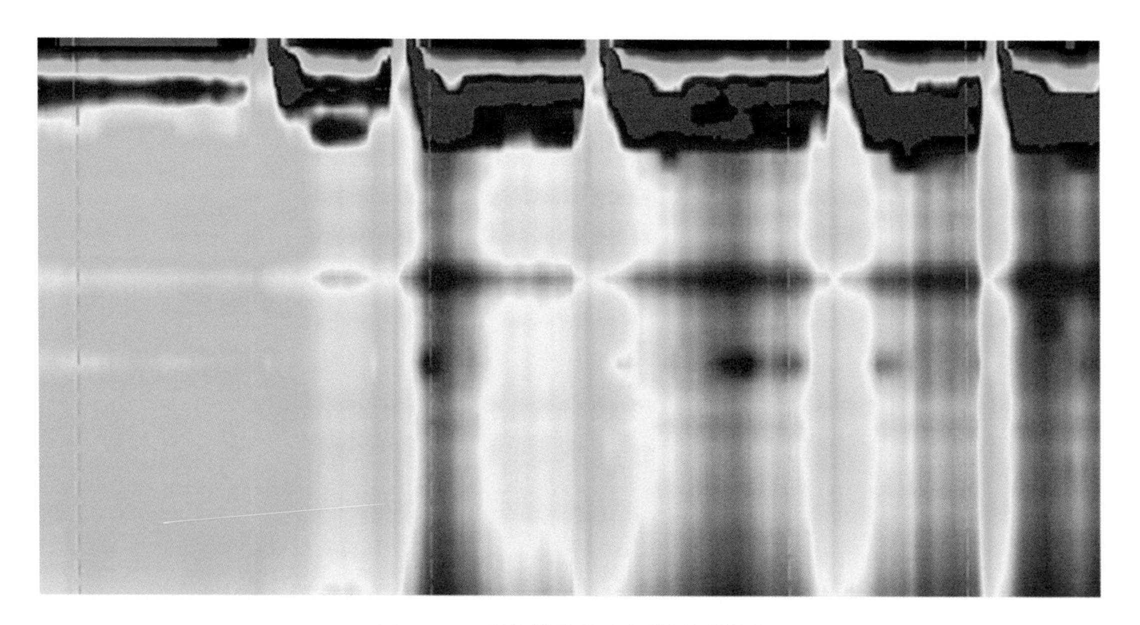

图 4-3-6　咽食管憩室患者的测压结果

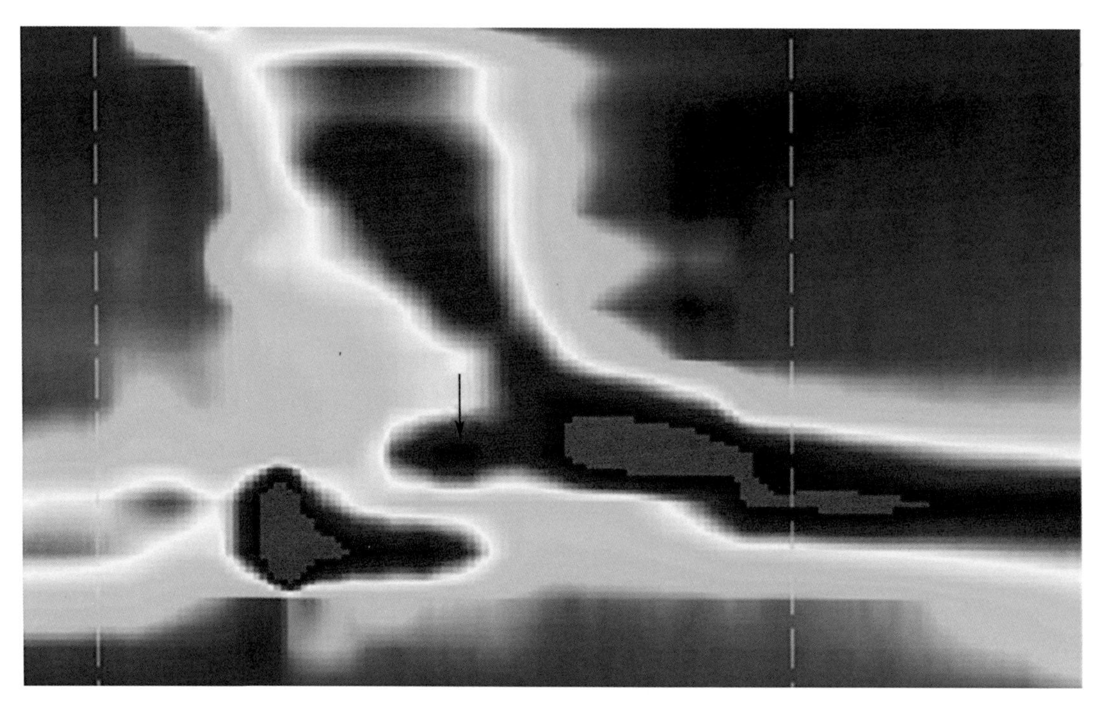

图 4-3-7　咽收缩与 UES 松弛的协调性欠佳的测压表现

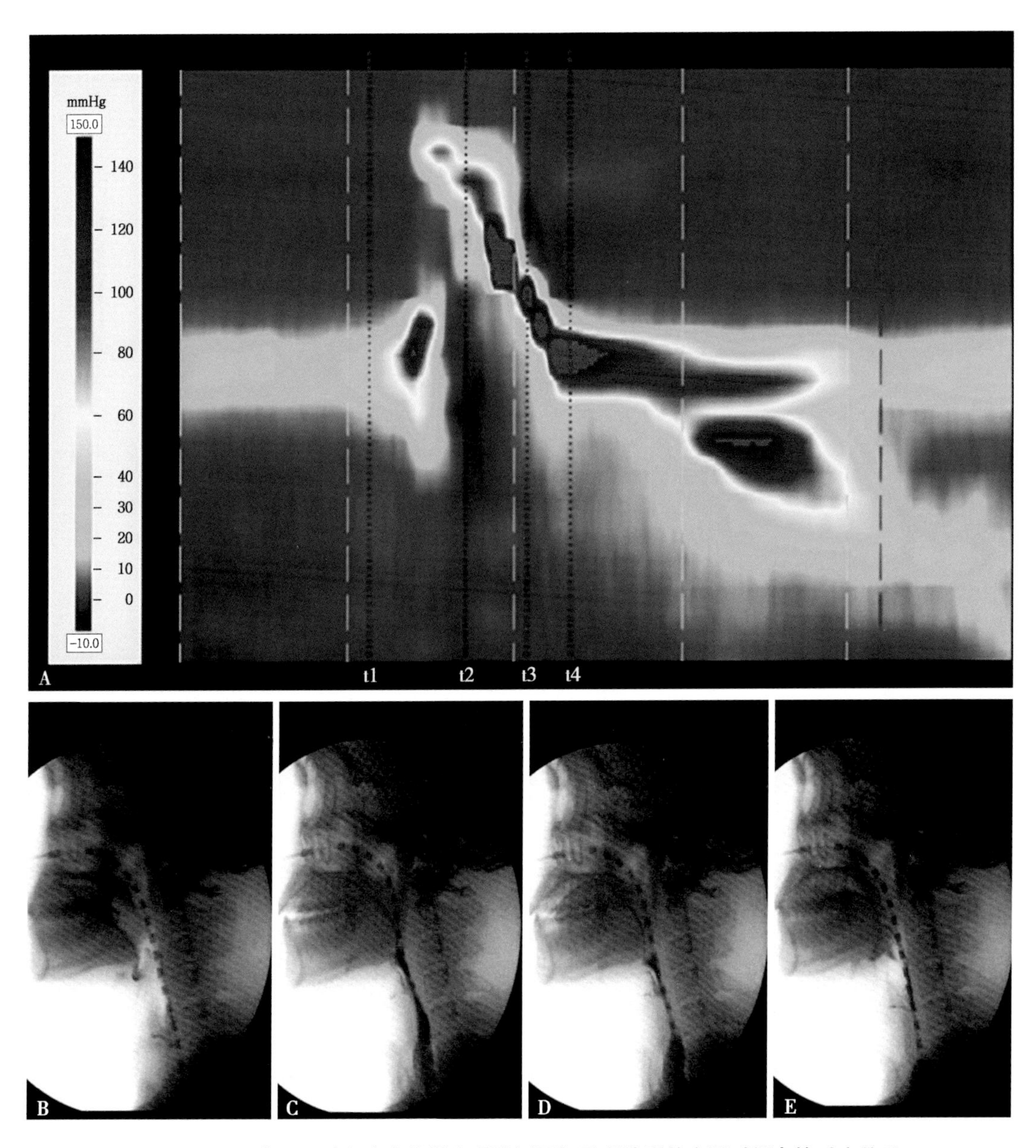

图 4-4-1　正常吞咽过程中高分辨率咽腔测压与吞咽造影的主要时间点的对应关系

A. HRM 时空图；B ~ E. 截取自 VFSS 的四幅特征性图像，分别与 HRM 图中的 t1、t2、t3、t4 四个时间点对应。t1 时，食团含在口中，预备吞咽（图 B），UES 紧张，HRM 显示咽腔压力开始逐渐升高。t2 时，UES 抬升并开放至最大（图 C），HRM 中则显示 UES 压力快速下降。t3 时，咽腔收缩压力达到峰值，在 VFSS 也显示咽腔也收缩至最小（图 D）。t4 时，食团越过 UES 进入食管，UES 关闭（图 E），此时 HRM 显示 UES 有力地闭合，食管出现蠕动波将食团推入胃。

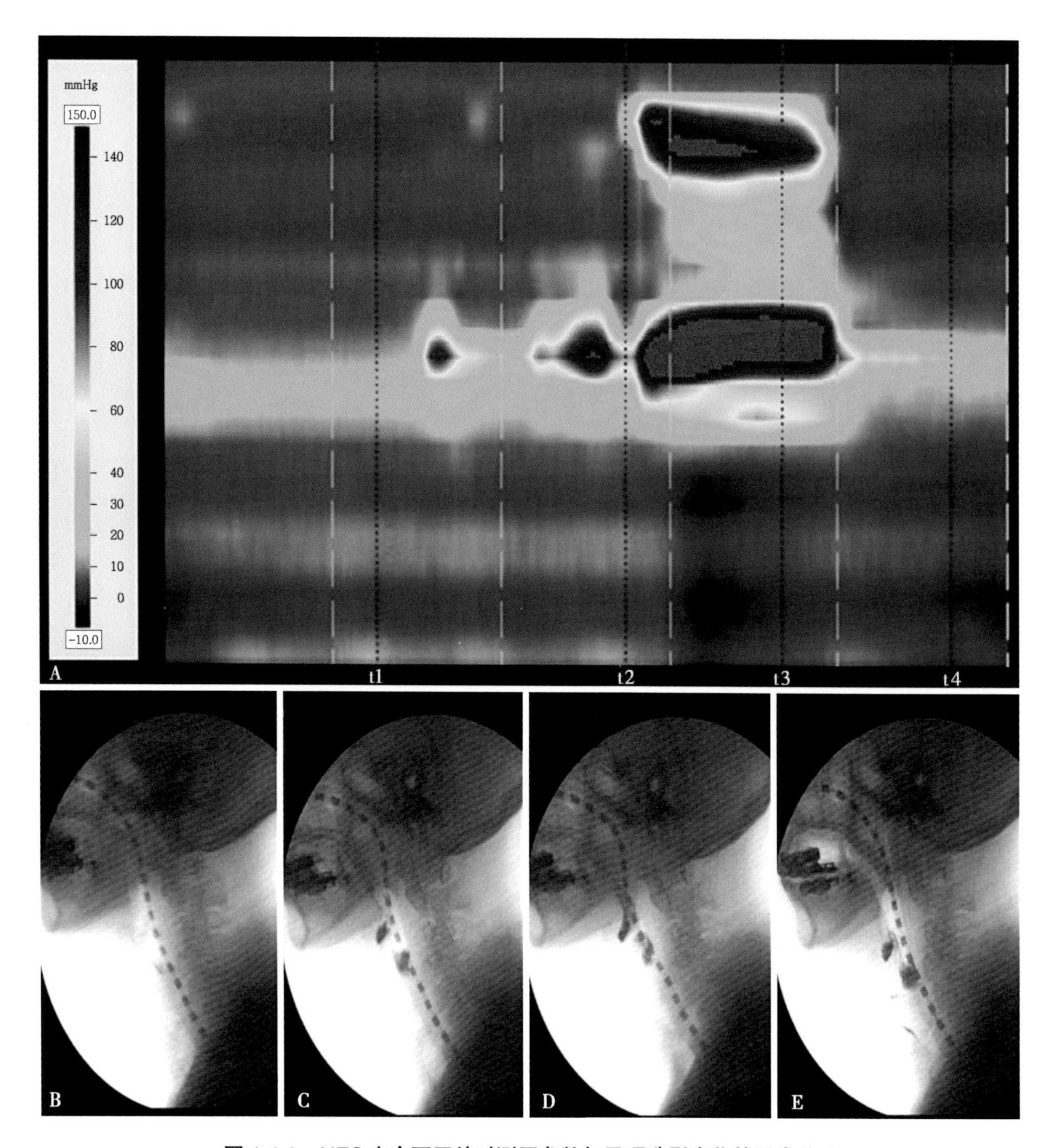

图 4-4-2　UES 完全不开放时测压参数与吞咽造影变化的异常关系

A. HRM 时空图；t1 时，食团包含在口中准备吞咽时，咽部压力为 0mmHg，UES 处于静息态（B 图）；t2 时，UES 松弛残余压最低时，UES 没有开放（C 图）；t3 时，咽部压力达到峰值，此时 D 图中咽部区域面积达到最小，UES 仍然没有开放（D 图）；t4 时，UES 完全不开放，食团无法通过，UES 恢复至静息态时食团仍残留在梨状隐窝及会厌谷（E 图）。

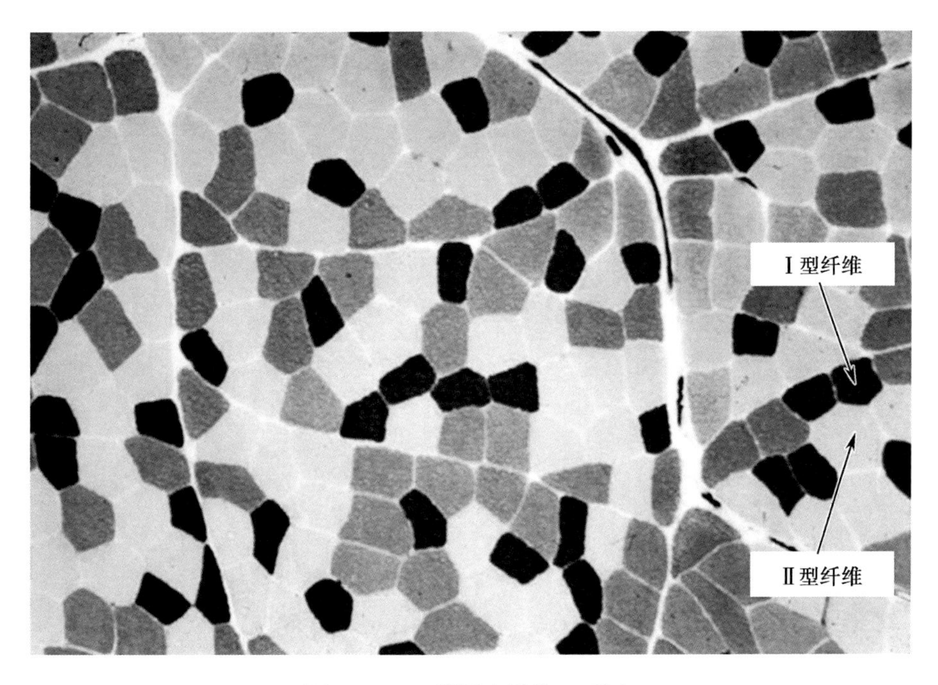

图 6-1-1　正常肌肉活检 pH 染色

Ⅰ型肌纤维深染，Ⅱ型纤维浅染

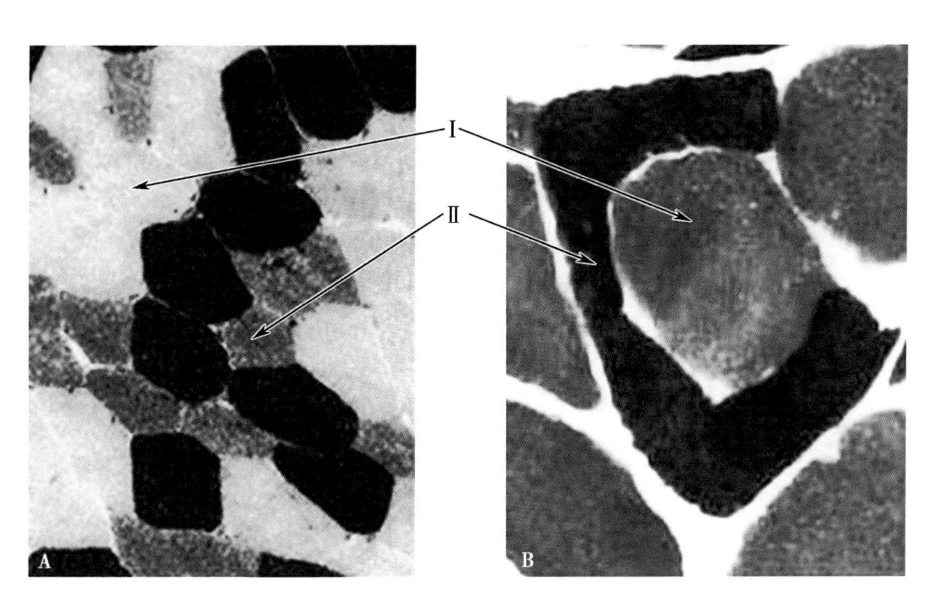

图 6-1-2　失用性萎缩时肌纤维成分的变化

萎缩肌肉活检，Ⅰ型纤维在 A 图染色最浅、B 图呈中度褐色；Ⅱ型纤维在 A 图呈中度褐色、B 图呈深褐色